漢俳

HAN PAI

五・七・五の中国国民詩

今田 述

NOBURU IMADA

東方書店

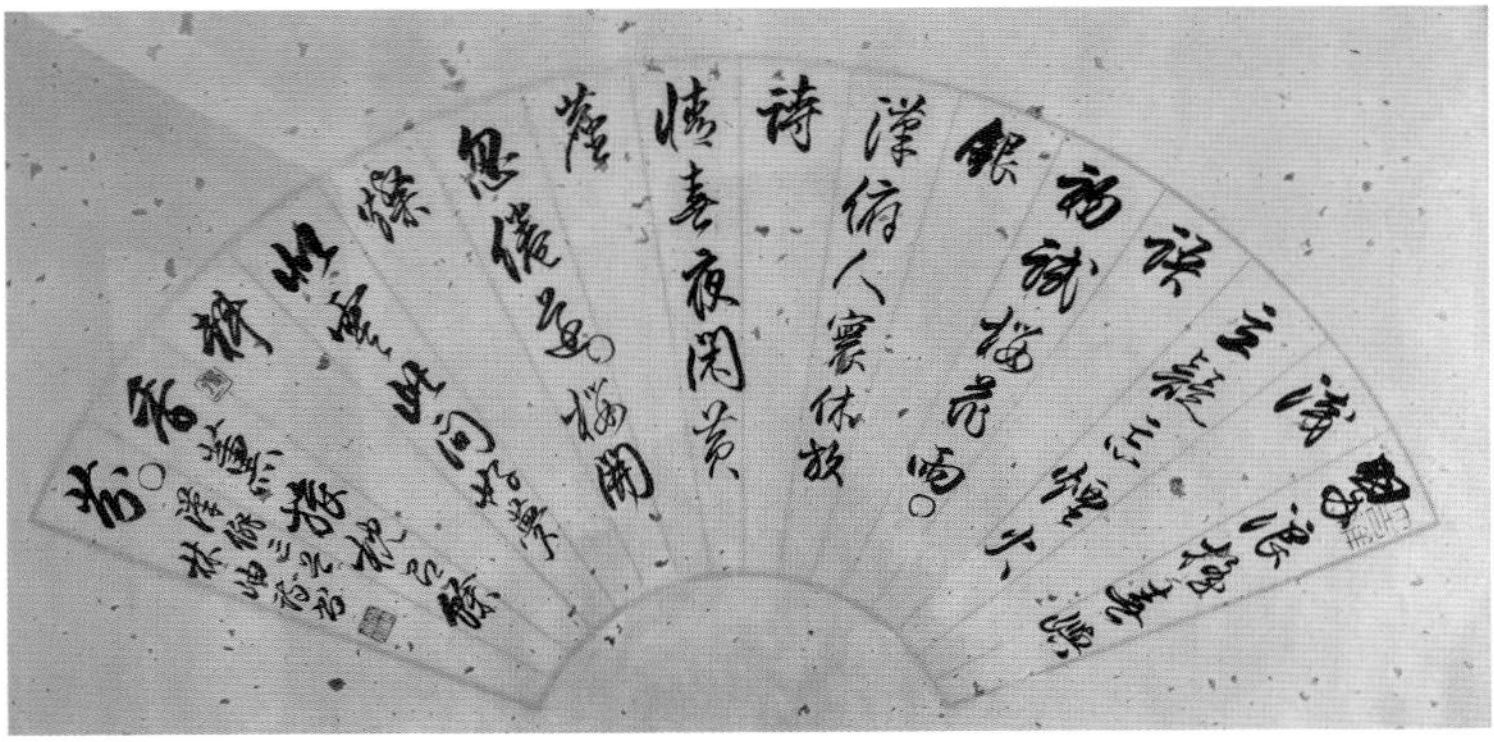

林岫女史から頂戴した「漢俳三首」の扇面額

翠浪揺春嶼
浅立疑忘煙火語
初試桜花雨

銀漢俯人寰
休放詩情春夜閑
黄塵忽倦還

桜開燦似雲
此間好夢料香薫
旅枕有餘芬

漢俳三首林岫詩書

翠浪春嶼（しゅんしょ）を揺する
浅（しばら）く立ちて煙火の語は忘れしかと疑う
初めて試（あ）いし桜花の雨

銀漢人寰（じんかん）を俯（みおろ）す
詩情を春夜の閑に放ちおく休（なか）れ
黄塵（こうじん）忽ち倦（う）みて還る

桜は開けば燦として雲に似たり
此の間の好夢香薫を料（はか）り
旅枕餘芬（よふん）を有す

はじめに

「漢俳」とは日本の文芸「俳句」の五七五に倣った中国の短詩である。この「漢俳」という詩型が初めて登場したのは一九八〇年である。今世紀に入り、「漢俳」が大きく成長したのに鑑み、中国政府は二〇〇五年、これを統括する国家機関「中国漢俳学会」を成立させ、詩詞の統括機関「中華詩詞学会」から分離独立させた。その理由は、漢俳が中日両国の詩文交流と協力の結果生まれたものであり、その国際的協力の性格からいって、これまでの中華詩詞と区別すべきカテゴリーであると認識したからである。日本人サイドからいえば、五七五の詩型とはいえ、漢字の羅列から成る短詩は、俳句と同類には見えないと思うかも知れない。しかし一九八〇年に趙樸初が漢俳第一号を世に送って以来、夥しい中国詩人が漢俳を創作し、俳句を研究してきたことは特筆に値する。漢俳を中国の国民詩に育てる。これが長く中国人民対外友好協会を率いてきた林林の念願であった。そして終世支援し続けた金子兜太は、その熱意に感銘し協力しつつも、国民詩までは無理ではないかと疑問を持ったという。しかし二〇一三年北京の綫装書局から刊行された『中国漢俳百家詩選』の「祝辞に代えて」の中で、それが杞憂であったと述懐している。

その『中国漢俳百家詩選』は中国漢俳学会副会長の林岫女史が主編となり、劉徳有（中国漢俳学会会長）、林岫、袁鷹、屠牛、鄭民欽、李佩雲、呉瑞鈞、胡星光の諸氏が編纂委員を務めた。「あとがき」の中で、林岫女史は中国における漢俳作者の数が、ネットに登録されただけで、十万人に迫ることを報告している。無論登録などに関心が無く、個人的に楽しむ漢俳人の数は、俳句と同様、何人居るのか分からない。

これは『詩経』以来三千年の詩詞の歴史を誇る中国にとっても、過去に例を見ない出来事である。第一に十万人という漢俳詩人の数だが、これはもう中国古典詩の愛好者にも匹敵する数と言っていい。第二に漢俳が日本という外国の短詩「俳句」から強い刺激を受けて作られたことである。第三に従来の中国の古典詩詞に比べて簡易に作ることが出来る。古典詩詞は世界の文芸史の中でも無類の層の厚さを誇るが、中国の人口に占める詩人の数から言えば、ごく限られた文化的支配階級に絞られて比率は低かった。これに対して漢俳は手機（ケータイ）で手軽にやり取りできる簡便さがある。第四に制作は簡便であるにも拘わらず盛られる詩情は古典詩のレベルを下回ることが無い。寧ろ短詩特有の省略手法など、新しい表現手法の開発が求められ、日本の俳句の研究が一層進んできている。これが正に林林の目指した「国民詩」の性格を如実に備えた証拠と言える。

日本ではカンパイ（中国語ではハンパイ）と言っても知る人は極めて少ない。俳人ですら殆ど知らない。曽て同じ銀行の支店でともに働いた友人のSさんが、近時奇しくも葉書をくれたが、彼は趣味の書道で漢字十七字の漢俳を書いてみたいと思い、国会図書館まで足を運んだが、彼地にも「漢俳」に関する蔵書は一冊も無かったのだそうだ。

そう言われてみると、日本語で書かれた「漢俳」の解説書はまだ無いかも知れぬ。私の識る限り、漢俳の普及に最も貢献された日本人は金子兜太さんである。但し漢俳は飽くまで中国詩詞の一つだから、中国詩詞を理解しないと作れない。一方、日本で所謂「漢詩」を書く人々は、漢俳などに手を出すのは沽券に関わると思っている。だが実は「漢詩」という言葉は大正時代にマスコミによって作られたと考えられる日本語で、中国では昔も今も単に「詩」であって「漢詩」等とは言わない。

詩の本国中国ではポエムを「詩詞」という。これを統括する機関を「中華詩詞学会」という。唐宋の昔から現代に到るまで、詩と詞は車の両輪である。この二つの違いを説明すると長くなるが、端的に言えば、詩は五言なら五言、七言なら七言が連続する。詞は長句、短句が入り交じる。だから長短句ともいう。初見では自由詩と見まがう人もいるかも知れない。しかし詞牌という形式が決まっている。つまり楽譜があるのだ。「汽笛一声新橋を」で始まる『鉄道唱歌』という唱歌があった。新線が出来ると次々と歌詞が作られた。あれに似ている。詞牌は何百もあって、詠みたい内容により詞牌を選ぶ。楽譜に嵌めて替え歌を詠むのに近い。李白も書いているが、唐後の五代十国時代を経て宋代になると全盛を極めた。しかし日本では何故か殆ど詠む人がいなかった。実は「漢俳」も七と五の長短句である。詞に親しまない日本人だから漢俳にも接近しないのだろうか？　詞は詩よりも歌謡性に富む。
漢俳はこの四十年を通じて、中国三千年の詩詞の歴史に一大エポックを築いた。「国民詩」としてさらに発展しつつあるにも関わらず、俳人も漢詩人も見て見ぬふりをし続けるのは何故か。日本人が詞に親しまないこととは関係があるのだろうか。いずれにせよ誕生から四十年、漢俳に関する日本語の解説書が無いのが現実である。

偶々先般、現代俳句協会多摩支部の機関誌に「俳句から漢俳まで」という小文を載せたところ、読後感として礼状や感想を頂いた。だが何せ小文で漢俳作品を紹介できる紙数が無く、沿革を述べたに過ぎなかった。だから本書では、作品の紹介に重点を置いた。

私がこれまでにお会い出来た中国詩人の数は数え切れない。林林先生をはじめ、多くの時代を代表する詩人の謦咳に接し得た幸運を無にしないように、老骨に鞭打ってパソコンのキーを叩いた。

漢俳が経験したこの四十年の歴史は、中国詩史に大きな足跡を残した。それは恐らく俳句の母国日本にとっても大きな文芸エポックだった筈である。

温家宝首相以来、来日する中国の要人は、俳句の母国に敬意を表して歓迎の席で「漢俳」を奉呈している。献詩を受けたら同韻の返詩を返すのが漢字文化圏の礼儀である。「作れない」等と言わず、誰かに準備させれば良い。中国の対外友好協会には比較すべくも無いが、日本にも文化庁程度の官庁がある。この位のプロトコールが出来ないことはあるまい。

日本の国民も、来日中国人から漢俳について訊かれて「そんなものは知りません」で通して良いのだろうか？　相当恥ずかしいことだと自覚すべきではなかろうか。そして次の四十年、この国民詩は如何なる足取りを見せるだろうか。

目次

一、漢俳誕生に到る背景

「漢俳」という五七五の十七文字の中国詩が、国家的規模で認識され、「中国漢俳学会」という国家機関が誕生したのは、二〇〇五年三月のことである。中国は詩の国として自他共に許してきた。何しろ孔子によって編纂されたとも言われる『詩経』には、三千年前の詩が記録されており、綿々として現代に到っている。その影響は周辺国、殊に戦前まで「漢字文化圏」と称された各国の間で著しい文化を築いてきた。近現代で言えば、ベトナム戦争でアメリカに勝った独立の指導者ホー・チ・ミンは、曽ての中国国民党に逮捕されて漢字の獄中詠を数多く書き残してきた。日本文化への影響については一書では尽くせないほどと言ってもいい。

現代の日本人に日本最古のアンソロジー（合同詩集）は何か？と問えば、九割を超える人が『万葉集』と答えるに違いない。だが事実は違う。『万葉集』が大伴家持の編纂で刊行されるのに先だって、『懐風藻』というアンソロジーが刊行されているのだ。その内容は全て漢字詩である。文字を持たなかった我々の祖先は、歌謡を口ずさんでも記録には残せなかった。出来たのは口伝だけであった。だから文化国家を築く為には、まず文字を学ぶことが急務だった。政府が遣隋使、遣唐使を次々と中国へ送り込んだのは、高度な文明文化を広く輸入するためであり、記録手段としての文字の輸入のためであった。こうして学ばれた文字が漢字であることは当然である。文字の面から見れば、日本は漢字文化圏の一国であることは言うまでも無い。

後半で取り上げる「漢俳」普及の有力な貢献者である金子兜太は、常に「わが国の祖先は中国の文明文化を吸収してきたが、その恩顧の一端でもお返しするための努力を払うのは当然である」と語っていた。そういう発言は大きな意味を持つのであるが、その割には日本人で漢俳の存在を識る人は多くない。俳句を嗜む俳人ですら殆ど知らないのが実状なのだろう。

二十世紀末頃から、俳句は国際化の波に洗われ始めた。当時、欧米諸国を中心に俳句への関心が急に高まり、俳句に関する疑問・質問が日本の俳句協会に寄せられるようになった。世界的な「ハイク・ブーム」が軌を一にして起こり、彼らはその質問を何処に投げれば良いか解らず、Haiku Association とあれば、何処へでも弾を打ち込んできた。「俳句は四季を持つ日本人だけにしか書けない。外国人に理解できる筈が無い」と殆どの俳人が考えてきた。だから協会はビックリ仰天したのである。弾を打たれた協会は三つである。最も歴史が古いのは、戦後間もなく作られた現代俳句協会だ。戦後不自由な生活を送っていた俳人達を相互に支援することも目的の一つだった。この協会が後に分裂して俳人協会が生まれた。分裂のきっかけを先導したのは中村草田男で、事の発端は毎年行われる「現代俳句賞」の選考で自らが主宰する結社の受賞候補者が外されたことへの不満からだという。俳句界が結社という日本独特の師弟組織を基盤にしているため起こるべくして起きた事件で、外国人に説明することは極めて難しい。一方この分裂に続いて、今度は俳句の家元は子規・虚子の系列にあることを主張して「ホトトギス」を中心とする結社のグループが日本伝統俳句協会なる協会を設立した。この結果協会は三つになった。三つの協会は、設立の経緯から、互いに不和が続いてきた。

そこへ外国から三協会へお構いなしに鉄砲玉が飛んできたのだ。慣れない担当者たちは日頃仲の悪い他の協会へ恐る恐る事情を探ってみた。すると、いずれの協会でも同様の現象が起きていることが分かったのである。そこで三協会は俄に日頃の不仲を越えて一堂に会し対策を協議した。そして、それぞれの協会から人と資金を持ち寄って窓口を一つにするべきだということになった。この結果、三者共同で作ったのが国際俳句交流協会である。俳句協会は四つになった。

国際俳句交流協会の初代会長には、物理学者で元東大総長、元文部科学大臣の有馬朗人氏が選任された。この協会を核として、日本ではハイクをユネスコの国際無形文化財に推す動きが進展していった。一方、中国では日本の俳句を研究する短詩人が増加していた。なぜそのような運動が生じたのであろうか？　次のような理由が考えられる。第一に詩作の大衆化がある。確かに中国は世界に冠たる詩の歴史を持つ。だが古典詩を詠む詩人の数は極めて限られている。現在でも六万人程度といわれている。十四億の人口から見れば〇・〇〇四パーセントに過ぎない。それは隋の時代に高級官僚を選ぶ科挙制度が生まれ、近過去まで継続されてきたが、その最終段階で詩作が重視されたため、詩は男子の教養とする傾向が強かった。唐代の魚玄機、宋代の李清照など僅かな女流がいるが例外的であり、額田王の如き存在ではない。これでは真の国民詩とはいえない。だから詩作の民主化、大衆化は避けては通れない課題であった。第二に文革時代に多くの詩人が反革命の理由で犠牲になった。しかし実際は政争に用いられた傾向が強く、国民は真相を知らされていない。日本では最近はどこの句会でも女流が主力になりつつある。

かかる状況下、日本の俳句を研究する詩人や学者が増えていったのは当然だった。俳句の研究に手をつけた最初の人物は、一九一九年の五・四運動の頃、兄の魯迅を追って日本に留学していた弟の周作人である。彼は俳句の口語訳を行っていたが、忠実な翻訳を試みたため、俳句の持つ形式やリズムは無視されてしまった。日中戦争後は日本短詩の研究が精度を深め、勝れた解説書が生まれていく。中でもちょっと時代は下るが、二〇〇〇年に刊行された鄭民欽の『日本俳句史』(京華出版社)の如き、勝れた俳句文学研究書が刊行されるに到る。このような俳句への関心は、必然的に中国国民の解放された国民詩制作への関心に影響を及ぼし始めていたといえる。

だが、国民詩の誕生にはきっかけが必要であった。北京の中央詩壇が企画した一九八〇年の「日本俳人訪中団」の北京招聘がそれを実現させるエポックを生むのである。

二、中国人の俳句への接近

中国人は一体いつ頃から俳句に興味を持っていただろうか。

鄭民欽の『日本俳句史』（京華出版社、二〇〇〇年）によると、康熙十五年（一六七六）渡日した禅僧東皐心越（とうこうしんえつ）（一六三九～一六九五）が嚆矢だという。一六七六年といえば、一六四四年生まれの芭蕉はこの年三十三歳であった筈である。すでに故郷の伊賀上野を出て江戸に居たと思われるが、何をしていたのか詳細は分からない。まだ俳諧師として名を挙げてはいない。東皐心越についても資料は残されていない。だが芭蕉の時代を生きた禅僧がすでに俳諧に携わっていたらしい。

中国人俳人で資料が残っているのはずっと後年で、正岡子規に入門した蘇山人（一八八一～一九〇二）になる。蘇山人は本名羅朝斌。父は羅庚齢で駐日清国公使館付通訳官として初代公使何如璋から三代公使徐承祖まで勤務、蘇山人は横浜で育ち、長崎・東京の生活の後、日清戦争が起き、父が公使汪鳳藻に随って帰国したので、それに伴い蘇州に住んだ。羅庚齢は戦後、裕庚公使に随行して再び赴日し主席通訳官として李盛鐸公使の時期まで東京に滞在した。羅朝斌の母は小島氏という日本人だったというが詳細は不明。羅朝斌の生地は日本とも蘇州ともいうが、これも詳細は不明である。生後間もなく東遊したので、故郷蘇州を懐って俳号を蘇山人とした。

蘇山人は日本文芸を色々試したが、やがて俳句に興味を見いだし、『文華』や『文庫』に投稿するようになる。当時『文庫』の選者は高浜虚子だったが、虚子が蘇山人の投句「土手八丁空に朧の月夜かな」を「土手八丁柳依依たる月夜かな」に改作した記録が残されている。投稿を通じ機縁を得た蘇山人は巌谷小波、尾崎紅葉らと相知るようになり、巖谷小波の文学団体木曜会に入り、泉鏡花、小栗風葉、柳川春葉、星野麦人等と交わり、秋声会でも角田竹冷、戸川残花、大野酒竹、松居松葉、さらに永井荷風を知るに到る。そして一八九九年、子規の門下に入る。二月二十四日根岸庵例会に参加。さらに十月の例会で「水瓶に秋の夕陽や台所」が記録されている。二十二月二十四日に根岸子規庵で催された蕪村忌辰に参加したときのことを、虚子が『柿二つ』の中に綴っている。

其の年の蕪村忌には五十人近くの人が集まって、Nの草庵は空前の盛会であった。其の中に一人の支那人が美しい絹の支那服を着て交わっていた。母は日本人であるとの事であったが、父は公使館の一等書記官に相当する人だとかで、品格のいい美少年だった。其れに俳句も上手であった。

文中いうところの支那人とは蘇山人である。当日の出席は、子規、虚子の他、内藤鳴雪、梅沢墨水、青木月斗、河東碧梧桐、原抱琴、大谷繞石、松瀬青青、阪本四方太、中村不折、佐藤肋骨等の著名人たちである。山口誓子の著書『蘇山人』によると、客は庭に入ってきて、梶の木の繁った蔭の西側で子規とともに写真を撮ったとある。虚子の『俳句の五十年』（中央公論社、一九四七年）の中にはその日の蘇山人の写真が載っている。恐らくこれは、彼のこの世に残された唯一の写真ではなかろうか。

こうして俳壇の中核に進み出た蘇山人はどんな俳句を記録に留めたのだろうか。鄭民欽は次の様な作品を拾い集めている。

朝寒や首をちぢめて汽車の窓
火燵して小説に泣く女かな
月寒うして妙国寺の蘇鉄泣く
寒夜史に泣くや灯火豆のごと
こほる灯に英書黙読す机かな
夜毎夜毎日誌書く手の凍えけり
野の茶屋に草鞋一足春の風

これらの作品から、我々は明治二十年代の日本の生活を彷彿とすることが出来る。と同時に、弱冠二十歳そこそこの清国人がこのような作品を書いていたことに驚きを感じないわけにいかない。蘇山人が子規や虚子、碧梧桐に人気があったことも頷ける。

蘇山人は明治三十三年に社会人となる。彼の就職先は湖北省農務局であった。日本への別れに際して「瀛州別語」と称する一文を草していて、その中で次のように語っている。「庚子の初夏、公務により顎に赴任しました。この間東遊十四年。その首都の人士と、契りを結ぶことが多かった」。庚子は即ち光緒二十六年、西暦一九〇〇年であった。多感な青春時代を外交官の子として日本で学び、一流俳人に並ぶまで頭角を現した蘇山人にとって、俳句を身につけたことは帰国後も作品を綴り、日本の俳壇との紐帯を強めていける希望があったに違いない。その証左として世に残された事実がある。

それは帰国の前、彼が子規に別れの挨拶をするため子規庵を訪ねた時のことである。彼はこの時果物の画を描き始めた画帳を持参し、記念に子規の一筆を所望したのである。子規は快く画帳を置いて行くように命じたものと思われる。だが蘇山人は帰国後、病に倒れてしまう。結核だったらしい。彼は公務を辞して来日し、日本の病院で療養に努めたが、一九〇二年三月二十四日赤坂寓所で死去した。

一方、子規の病状も日に日に彼の生活から行動の自由を奪っていった。しかしまだ病床で画筆を揮うことは出来た。むしろカリエスの苦痛を画筆を握ることで紛らわそうとしたのである。明治三十五年（一九〇二）七月二十六日、子規は蘇山人が残していった画帳を広げこう記した。「コレハ蘇山人ガ支那ニ赴ク中持チ来リテ何カ書ケト言ヒテ残シ置キシ帖ナリ其後蘇山人逝キテ此帖ニ主ナシ乃チ取リテ病牀イタヅラガキノ用ニ供ス名ヅケテ菓物帖トイフ中ニ為山子ノ筆ニ成レル者二枚アルハ初メヨリ画キアリシ也」。そして画帳には、青梅、南瓜、桃、茄子、李、梨等をスケッチして、病痛軽減のための些かの慰めにしていた。この「菓物帖」のスケッチは子規全集に収録されている。子規の絵筆の非凡な表現に驚かされる。

こうして子規が愛して止まなかった清国の青年はまるで子規の先導を果たすが如く世を去ってしまったのである。蘇山人は誰からも愛される性格であった。若手で年齢が近い友人には、永井荷風や山口誓子がいた。蘇山人は東京を去るにあたり、荷風に「行春の富士も拝まんわかれかな」の一句を示した。

荷風は一九一四年『書かでもの記』の中で、蘇山人の別れの一句を回想し、「君は今鶴にや乗らん富士の雪」の一句を寄せている。山口誓子は自著『蘇山人』の中で蘇山人の写真に対して無限の感懐をこめてこう言っている。「あたかも白玉の如き感じであった」と。

蘇山人はまことに短い一生を送ったが、蘇山人の六年後に生まれた葛祖蘭（かつそらん）（一八八七〜一九八七）は蘇山人の短命を埋め合わすが如く、百歳まで長生きして俳句を詠み続け「中華俳聖」と呼ばれていた。葛祖蘭は浙江省寧波の人である。字は錫祺（しやくき）、筆名は当帰、老拙祖蘭と称した。

一九〇五年、日本の早稲田大学師範研究科に留学した。一九一九年に帰国してからは、上海澄衷中学、新陸師範学校、復旦大学さらに広州の高等工業学校で教鞭を執った。一九三五年に中国銀行上海総行聘の求めに応じて奉天（現瀋陽）分行襄理に就任、吉林支店経理、長春中国銀行管轄所副経理、奉天中国銀行分行総経理等を歴任した。晩年は上海に住み、中国翻訳工作者協会名誉理事、上海文史館館員等に任じられた。彼は曽て菊池寛の長編小説を翻訳し、日本語教材や辞典も何冊か編纂した。

俳句の分野では一九三〇年代から日本語を用いた俳句を作り始め、日本の俳句雑誌に発表していた。中国語の著作としては『日本俳諧史』『俳句困学史』『正岡子規俳句選訳』等がある。句集としては一九七九年刊行の『祖蘭俳存』がある。中国人初の俳句集である。葛祖蘭が俳句を始めるに到った経緯を、王勇が『中華俳聖葛祖蘭』の中で次のように述べている。

一九三九年（昭和十四）葛祖蘭は五十三歳の若さで愛妻を喪ったので悲しみのどん底にいた。丁度その頃、虚子の高弟の一人、三木朱城と相知ることとなり、彼は朱城の一句「一人去り二人去り佛と二人」の句に接し、朱城の心情に心を打たれた。その幽新にして淡然たる境地に引かれ俳句に心を入れるに到ったという。爾来、葛祖蘭は生涯で九百首あまりの作品を書いたのである。その多くは俳誌『ホトトギス』と五十嵐播水が主宰する俳誌『九年母』に掲載された。それらは、後に彼の俳句集『祖蘭俳存』に収められた。発刊にあたって播水は、「その人事の句の諷詠は実像が活きているようである」と絶賛している。葛祖蘭は『ホトトギス』の同人に列せられ、一九八四年、西日本新聞は表彰盃と賞状を授け、葛祖蘭の俳句を通じての日中文化交流の功労を賞賛した。兵庫県の西山小子氏邸内には、葛祖蘭の句碑が建立された。

国際文化交流に尽力した人物の中には、外国では知られながら、却って母国では疎んじられるケースがある。葛祖蘭の場合も正にそうであったが、一九八〇年に刊行された中国の雑誌『日語学習与研究』が、初めて彼の『俳句十一句』を発表し、母国内でも関心が高まっていった。その中から作品を見てみよう。

秋空の碧さも碧し国慶節
黄河澄み蜀道通じ国の春
紫陽花や今日の涙は昨日の涙にあらず
春空を来し大和尚の遺像かな
花植えて誼み深むる和上かな

最後の二句は、戦後唐招提寺から鑑真和上坐像が中国揚州の大明寺へお里帰りした時の作である。鑑真和上坐像に同行した森本孝順長老に献呈された。時に葛祖蘭は九十三歳。まだ矍鑠としてその歓迎の任に当たった。彼はまた中国で正岡子規の作品を翻訳した著名な翻訳者の一人でもある。それには杜宣が序文を寄せており、その中で葛祖蘭を「著名な俳句詩人」「駐日友好俳句の創始者」と述べている。

三、詩詞の変遷

この章では『詩経（しきょう）』に始まる中国古典詩三千年の流れを辿る。『詩経』は合同詩集だが詩の作者の名前は分からない。孔子によって編纂されたと言われるが、孔子が活躍したのは紀元前五百年頃のことだから、そこから見ても更に五百年ほど前の作品であろう。それ程古い詩が記録に遺されていること自体驚くべきことだが、それが『詩経』というアンソロジーであることに感嘆する他はない。三千年前の詩とはどんなものだろうか？　まずは作品を見てみよう。

桃夭　　国風周南

桃之夭夭　　桃の夭夭たる
灼灼其華　　灼灼たる其の華
之子于帰　　之の子 于に帰（とつ）がば
宜其室家　　その室家に宜しからん

桃之夭夭　　桃の夭夭たる
有蕡其實　　蕡たる其の実
之子于帰　　之の子 于に帰がば
宜其家室　　その家室に宜しからん

桃之夭夭　　桃の夭夭たる
其葉蓁蓁　　其の葉蓁蓁たり
之子于帰　　之の子 于に帰がば
宜其家人　　その家人に宜しからん

この詩は日本でも結婚式のスピーチによく使われる。恐らく周南の民が、嫁入りする娘を祝い、手を叩き声を合わせて歌ったものであろう。

作者の分かっている最古の記録となると、戦国時代の末に楚の国に現れた屈原（前三四〇？〜前二七八？）の長編詩『離騒』がある。屈原は貴族の家に生まれ、楚の要職についていたが讒訴によって追放され、洞庭湖の畔を放浪しつつ『楚辞』の代表作である二千五百字に及ぶ長編詩『離騒』を詠み、最後は汨羅江（べきら）に身を投じた。この詩はその後の中国の詩に大きな影響を及ぼした。

俳句の季語を集録した『俳句歳時記』には「競渡（けいと）」という季語が載っていて、「中国伝来の行事で、銅鑼や太鼓で囃しながら、龍の形をした小舟で競漕する」とあるが、日本では長崎のペーロンが有名だ。この習慣はもともと汨羅に身を投じた屈原の魂を祀る行事で、東アジアの諸国にも同様の風習が残る。また端午の節句に粽を作るのは、屈原の遺体が魚に食われないように、魚には粽を流して食べさせる風習であると言われている。

以後、中国の詩は時代とともに変容していく。『詩経』の詩は「桃夭」で見たとおり四字句が並ぶ形式であった。これは中国語が漢字二字を連ねて基本の言語単位とし、これを綴り合わせていく性格の言語であることと密接に関係している。ところが後世になると、四字の後に一字を足す五字句が出現する。この一字は単位以下の存在だから不安定な性格を持つ。その不安定性が読者に、次の句への期待を抱かせる効果を生む。この心理的連続性を生んだことは、その後の詩詞に大きな影響を及ぼした。即ち四言から五言が生まれ、六言から七言が生まれていく。五言と七言は唐代になると安定した八行詩型「律詩」を完成させる。「律詩」はそれぞれ二句の起聯、頷聯、頸聯、結聯の構造を持つ。その一例を杜甫の「春望」に見ておこう。

春望　　杜甫

国破山河在、　　国破れて山河在り、

城春草木深。　城春にして草木深し。　（起聯）
感時花濺涙、　時に感じて花にも涙を濺ぎ、
恨別鳥驚心。　別れを恨んで鳥にも心を驚かす。　（頷聯）
烽火連三月、　烽火三月に連り、
家書抵万金。　家書万金に抵たる。　（頸聯）
白頭掻更短、　白頭掻けば更に短く、
渾欲不勝簪。　渾（すべ）て簪に勝えざらんと欲す。　（結聯）

この律詩という形式は、第三句と第四句、第五句と第六句が対句になっている。対句は中国詩法の華であるが、敢えてこれを切り捨てて四行詩の絶句が生まれた。日本では七言絶句しか詠まない人が多いが、それでは古典詩のほんの一部分しか味わっていないことになる。

さてここでは著名な孟浩然の五言絶句を見ておこう。

春暁　　孟浩然

春眠不覚暁　　春眠暁を覚えず
処処聞啼鳥　　処処鳥の啼くのを聞く
夜来風雨声　　夜来風雨の声

花落知多少　　花落つること知る多少ぞ

この二十字の形式が唐詩の最小形式である。短い詩には短い魅力があることがよく分かる名作だ。

このように四言でも五言でも七言でも、同じ長さの句を並べていくのが「詩」であるが、唐が滅び五代十国時代を経て次の宋代に向かうと、中国古典詩の歴史に大きな変革が訪れる。「詩（し）」に代わって「詞（つ）」の時代が繁栄を迎える。「唐詩宋詞」と言われるように、宋代以降になると、この二つの流れが中国詩史を二分して現在に到っている。現在はこれを統括する機関があるが、その名を「中華詩詞学会」という。つまり現代でも詩と詞は中国の古典詩を代表する二大潮流なのである。

詞（つ）とは如何なるものだろうか？　詩と違って長短の句により構成されているので長短句とも呼ばれる。唐代からすでに作品例があり、李白も手掛けている。しかし隆盛を極めるのは五代から宋へかけてであり、勝れた詞人が陸続として生まれた。詩のように同じ長さの句を並べる形式に、堅苦しさを感じる詩人が増えたのであろう。例えば蘇東坡は日本では詩しか紹介されないきらいがあるが、中国では詞人としての実績が上回ると評価する向きもある。

詞は長短があるので、一見自由詩のように見えるが、詞牌と呼ばれる曲譜がありこれに当てはめて詠む。詩よりも一段と音楽的要素が充実していて、現代でも宴会で歌うのは詩ではなく詞である。詞牌は主要なものだけでも長短何百とあり、これに嵌めて作るので塡詩(てんし)とも呼ばれる。最も長いものとしては、「鶯啼序」の二百四十字から最も短いのは「十六字令」の十六字や「竹枝」の十四字まで多様を極める。ここでは「十六字令」の作品例を紹介する。

十六字令　蔡伸

天！
休使圓蟾照客眠
人何在
桂影自嬋娟

天よ！
圓蟾をして客の眠りを照すを休めよ
人は何れに在りや
桂影自ら嬋娟たり

月には圓蟾（ひきがえる）がいて光を照らすと信じられていた。だがあまりの明るさに客は眠れない。人はどこにいるのか、桂の影が美し過ぎる。

詩と詞について筆者にはこんな経験がある。一九九九年の十一月、当時長女の一家がシンガポールに滞在していたので久しぶりに同地を訪ねた。一夜中華街へ夕餉を楽しむため、京劇が演じられている野外の劇場を通り抜けてレストランへ着いた。食事を終わってアーケードを歩いたら、一軒の柱に「新声詩社」という小さな門札が懸かっていた。シャッターが下りているので「シンガポールにも詩壇があるんだ」と思って通り過ぎた。翌日スケッチブックを携えて、昨夜の中華街付近を画き昨日の「新声詩社」の前を通ったが、やはりシャッターは下りたままだった。そこでスケッチブックから一枚の紙を外し、数年ぶりにシンガポールを訪れた感慨を即興で次の七絶一首にして書き、余白に英語で某日までここに滞在していることと、電話番号を記してポストに入れて帰った。

高楼林立月中天　　高楼林立 月は中天
京劇群人野外筵　　京劇人を群れさす野外の筵
再訪星都伸燦燦　　再訪の星都 伸びて燦燦
両旬回顧想陶然　　両旬回顧すれば想い陶然

娘の家に帰ると娘が「パパ、また変なことしたでしょう」と言う。訳を聞くと、ドクター・羅という人から電話があり、ミスター・イマダはいるかという問いに、「外出中」と答えると、明日オーチャードロードの龍珠酒家で、ミスター・イマダの歓迎宴をする。貴女は誰ですか?と訊かれたから、娘だと言ったら、貴女も一緒に来て下さいと言われたという。長女には小学生の娘と幼稚園の息子がいるから、置いて行くわけにいかない。同行四人で出かけることになった。

龍珠酒家に到着すると、「や、これでは大テーブルでないとダメだ」とテーブルを取り替えて歓迎会をやってくれた。このレストランの女将林坤遠さんが詩人で、ここが新声詩社のアジトになっているらしい。ドクター・羅という人は、英国で医学を学んだ医師で、達者な英語を話すが、詩社の会長張済川氏は英語は分からず全て羅先生の通訳で歓迎してくれた。

即興の腰折れ絶句一首だけで、これだけ歓迎されたことに感動した筆者は帰国後、籍を置く葛飾吟社の月例会でこの話を報告した。そして一度お返しの宴をしなくてはなるまいと話すと、葛飾吟社の中山栄造主宰、理事の小畑節朗氏が賛同し、三人でシンガポールを訪問することになった。そして同じ龍珠酒家を拝借してお返しの宴を開いた。今回は準備が出来たので、三人の作品を冊子にして会場で参加者に配布した。この日は日本人の詩人が来るというのは珍しいと現地の新聞記者まで同席する盛会になった。酒が回って宴もたけなわになると、その冊子の中にあった小畑氏の「満江紅」という詞を見つけた一人が歌い出し皆が同調し、延々とメロディーが沸き返った。つまりこういう宴席で唱われるのは、詩では無く詞であることが良く分かった。その詞は「満江紅」という詞牌の作だが、田旭翠こと小畑節朗氏のパソコンに残されていた。

寄調満江紅　　　調 満江紅に寄せる　　　小畑節朗

萬朶桜花、　　　萬朶の桜花、

乍謝了、　　　乍ち謝り、

空庭如雪。　空庭は雪の如し。
春夢断、　春夢断たれ、
正花蔭携手、　正に花蔭は手を携え、
酔花時節。　酔花の時節。
翠袖不知郎子去、　翠袖は郎子去るを知らず、
凝妝又覚残香絶。　凝妝して又残香絶つを覚る。
嘆如今、　嘆きは今の如く、
更有幾多春、　更に有り幾多の春も、
相思切。　相思切らる。

芙蓉雨、　芙蓉の雨、
明眸瞀。　明眸瞀(とが)む。
梧桐影、　梧桐の影、
花顔潔。　花顔潔し。
莫帰来重問、　帰り来りて重ねて問う莫れ、
欲言還吶。　言わんと欲して吶(ども)り還す。
朝去酒朋何足道、　朝去って酒朋(しゅほう)何ぞ道(い)うを足る、

晩来鷗鷺誰能悅。　晩来りて鷗鷺(おうろ)誰をか悦ぶ能わん。
想疇時、　疇(ともがら)を想う時、
愛至望甚深、　愛至り甚だ深きを望み、
秋風冽。　秋風冽(さむ)し。

このような異性への思いを朗々と唱うのを目の当たりにすると、唐から五代十国を経て宋に到り、詞(つ)が詩に代わって人気絶頂に達したことが実感される。ここには日本語への読み下しを敢えて付したが、吟詠は中国語だから素晴らしいのであって、殊に詞(つ)の歌謡性が高いことが分かる。

四、人の世は好い短詩が要る

中国の詩人は詩人同士お互いに認め合う手段を持っている。それが「次韻」という手段だ。すなわち「貴方の詩に感心しました」というメッセージを送る返詩である。それは原詩と同じ韻字を用いて詠まれる。返詩を受け取った詩人は、それが気に入ればさらに別の詩を贈る。こうして二人の詩人は詩友になり、更に別の詩人と贈詩・返詩を重ねて交際を拡げてゆく。中国の詩には詩人の憂国の志が込められることが多いから、それが誤解を受けて糾弾を受けることもある。厳しい時は投獄の憂き目に遭うこともある。

一九六〇年代から七〇年代にかけて、文化大革命が起こり多くの詩人が犠牲になった。精しいことは闇の中で判然としないが、文革が終わり長年の獄中生活から解放され、名誉を回復されたケースもある。木山英雄氏の『人は歌い人は哭く大旗の前』(岩波書店、二〇〇五年)は、そういう冤罪詩人の獄中詩を紹介している。どんなものであろうか。

「潘漢年・揚帆事件」を通して潘漢年が揚帆に贈った冤罪詩を見てみよう。潘漢年は上海市副市長、党にあっては中央華東局、上海市委員会で社会部と統一戦線部のトップだった。伏魔殿と謳われる最大級国際都市の社会主義的再生の陣頭に立っていた潘漢年がスパイの容疑で逮捕されたのは一九五五年。八二年の名誉回復まで、容疑の詳細は謎に包まれたままだったという。炎は揚帆の実名である。

　慰炎于獄中
面壁高歌字字真
江郎豈肯作狂僧
無端屈辱無端恨
巨眼何人識書生

　炎を獄中に慰む　　潘漢年
壁に面いて高歌し　字字真あり
江郎豈に狂僧と作るを肯わんや
端無くも屈辱にあい端無くも恨む
巨眼 何人か書生を識る

この潘漢年の場合は彼の死後ではあるが、名誉を回復されたからまだ良かったが、不幸にも犠牲となった詩人は多かったのだ。「詩は志」という位だから、誤解を受けたまま落命するケースも少なくなかったと考えられる。

文革が終わると、詩壇の伝統に対する見直しの空気が生じた。詩人が政争の犠牲にされるという悲劇を繰り返さないためには、詩が長年文化的支配階級に独占されてきたことへの改革が必要だ。もっと一般市民に参加する道が検討されても良いのではないか？　という発想が生まれつつあったのである。

中国の現代詩は、一九一五年の五・四運動により大きな影響を受けた。五・四運動は第一次世界大戦で戦勝国となった日本が、パリ講和会議で山東省の領有を主張し、さらに二十一カ条の要求を中国に求めたことに対する反発から始まり、講和会議における清国代表の不甲斐無い態度への批判から起こった。文芸の世界では魯迅たちの主張した白文（口語）主義が中心をなし、詩も白文化への傾斜が急速に進んでいた。因みに日本に留学せんとして来日した周恩来が、受験に失敗し帰国する寸前、気に入った嵐山を見納めに詠んだ詩は、現在渡月橋の上手に詩碑として建てられ中国人観光のスポットになっているが、これも新体詩（白文詩）である。不遇の周は五・四運動の最中、本国に帰り留学先をフランスに切り替える。

かくして中国の詩は新体詩と旧体詩のいずれを選択すべきかが論争の中心となり、これは現代まで尾を引いてきた。木山氏の『人は歌い人は哭く大旗の前』の巻末には、「付録二　現代中国の旧体詩詞問題――日本からの見方」が収録されている。この一文は「二〇〇四年十月二十七日、北京大学中文系講」となっているが、漢俳については全く触れていない。中国漢俳学会が成立するのは翌年であるが、すでに漢俳を書く詩人が増え、『中華詩詞』『詩刊』『九州詩文』等の誌上に登場していた。

さらに言うならば、二〇〇〇年九月十六日には、北京好苑建国商務酒店で「迎接新世紀中日短詩交流会」にて（開催の経緯については第八章を参照）、袁鷹先生が已に漢俳の性格や短詩の必要性について分かりやすく述べておられるので、以下それを紹介しよう。

袁鷹：この世紀の交わりに際し、また丁度中国の伝統的団円の佳節、中秋節の時期に遠来の日本の詩友と会話を共にしようと大ホールへ来つつ、私は唐人の詩句「海上生名月、天涯共此時」を想い起こし、心中一種描写し難き温馨が自然と湧き出て来ました。

我々世代の詩人は幸運に恵まれました。というのは、我々はわが目で世紀の交替と変革を看ました。また我が身で民族の苦難、奮起および振興を、さらに動乱、変革および繁栄を経験しました。詩人は作詩にあたり、自己の良識に基づいて歴史的使命感を持ち過去と現在に対して自分の詩編を正面から又は側面から使って歴史の足跡を記し、さらに自分の経歴と感受性を反映させて、我が民族と社会のために一分の力量で貢献し、これによって深い感銘を自らの筆で起こすのです。我々はたかが短詩を作るのでありますが、しかしながら浩々たる大海は小さな川の流れを排斥するでしょうか？　清徹な渓流は能く大海の一滴の水となるのです。生い茂る密林は一片の繊弱な柳葉を拒絶するでしょうか？　青翠の柳葉は能く森林の一分の緑を増援するのです。私たちの短詩は気力の漲る交響曲の中の一個の音符であり、すなわちそれが交響曲を作るに欠くべからざるものとして使われるのです。

無論中国にも日本にも、短詩の悠久の伝統があり、漢から現代に到るまで、短詩は一気に詩人を長じさせる種類の詩体であり、また人民群衆が容易に受け入れ、聞いて喜び看て楽しめる形式なのです。

この十乃至二十年来、両国の詩人、歌人、俳人の共同の努力、今日のこの盛会を含めた頻繁なる交流によって、日本の俳句・短歌は過去にくらべて一層多く一層集中して中国に紹介され、これを中国詩人が受け入れたため中国漢俳の発展をさらに促進し、中国詩歌の花園に新たな草花を添えました。漢俳の作者は増加の一途を辿り『中華詩詞』『詩刊』『九州詩文』の誌上には優美な漢俳が何時も掲載され、山西の省都市にまで漢俳研究会が発足し、漢俳専集が続々と出版されました。かくして二十世紀末葉には中国詩壇は高い興趣を持ち始めました。私は覚りました。短詩はその極端に制限された容量のために、中身の凝煉による的確な表現すなわち、作者の心境、感情、自然風景の描写によって作者の内部に反応を引き起こす。中国と日本の作者は少なからぬ独自の特色ある流儀を有するが、一方では我々両国民族が同文同種で、風月をともにする生きた例証もあります。山川草木、風花雪月の謳歌、郷土を憶う心、親しい人への離別の抒情、人生の生態、悲観離合の感情等について、我々は両国の短詩の中からまことに容易に身近なものを、或いは相似の詩句を見るのです。たとえば『万葉集』の中の与謝女王の歌「ながらふる妻吹く風の寒き夜に我が夫（せ）の君はひとりか寝らむ」は、曽て識っているものに似ていると思ったら、中国の古詩の中に似た詩句がありました。遠方の友人に梅の花の一枝を贈るのは、これまたまことに生活の中の情趣の小事でありますが、中国の四世紀の詩人陸凱にこんな短詩があります。「折梅逢駅使、寄与隴頭人。江南無所有、聊贈一枝春」。一方日本の『古今和歌集』には紀友則の次の和歌があります。「君ならでだれにか見せむ梅の花いろをも香をも知る人ぞ知る」。さらに元の雑劇『西廂記』には「待月西廂下、迎風戸半開、隔檣花影動、疑是玉人来」がありますが、『万葉集』には額田王が近江天皇を思う短歌「君待つとわが恋をればわが宿のすだれ動かし秋の風吹く」があります。このような例はいくらでもあり意境に到ることができ、手法といい用詞といいすべて相似ているのです。もしどこかの気が利いた人が両国の短詩から題材と内容が似たものを選んで、比較文学の方法を用いて比較分類と評価を行い、彼らのそれぞれの特色を比較したならば、已にあるかも知れないけれど、必ずや審美と興趣とさらに学術的価値をもつ書物になり、詩人にも読者にも歓迎されることでありましょう。

世界の発展の速度は日ましに劇的になっており、人の世の生活のリズムはますます快くなっています。人々は早いリズムの生活にあって次第に形式の短い、しかも心を満たし眼を悦ばせる短詩を渇望しており、白居易が曽て「人の世には好い詩が要る」と言ったのに対して、私は「人の世は好い短詩が要る」とちょっと改めたいと想うのです。短詩はさらに膨大な読者の群れと文化市場を合わせようとしており、前途は無限に広く、等しく我々と開拓をともにしたいと待っているのです。私はここに出席の中国と日本の詩友たち、それに詩界の多くの同行者たちに衷心より祝意を述べたい。すなわち吉日の風景、素晴らしい時光にそむかず、新世紀に新たなる短詩の春を迎え、そして渓流をいつまでも清らかに、柳葉を何時までも新鮮にあらしめよと！

（『迎接新世紀中日短詩集』葛飾吟社、二〇〇一年）

「迎接新世紀中日短詩交流会」では、出席の小畑節朗氏からの典故についての質疑があり、これを巡って林岫女史が説明、さらに袁鷹氏の発言があった。典故は故人の表現を借りて読者に時間の経過を呼び起こし、詩情の盛り上げを作る有効な手段である。この質疑の一節は例示を含めて、極めて的確なものであった。短詩の詩人にとって頗る参考になる下りなので転載しておく。

小畑節朗：私は中国詩における典故の問題についての質問をしたいと思っております。典故は詩の内容を深くするものですが、これを用いるにはどのような注意が必要でしょうか。この機会を借りてお教え頂ければ幸いです。

林岫：典故は史典、詩典、事典の三種があります。典を用いると詩の「色孕量」すなわち含蓄が生じます。典を用いて成功すると少を以て多に勝れ、あたかも画を看るようであり、有限の画面の外の無限の画面を看ることができます。

袁鷹：典故はただ入れればいいというものではありません。そこに新しい意味を持たせることが大切です。ひとつの例だが、上海にある「新民晩報」という新聞は「旧時王謝堂前燕、飛入尋常百姓家」の傍記があります。これは劉禹錫の『烏衣巷』の詩に新しい意味を持たせたのです。

（註。劉禹錫の『烏衣巷』は「朱雀橋辺野草花、烏衣巷口夕陽斜。旧時王謝堂前燕、飛入尋常百姓家」）

（前掲書）

袁鷹先生は一九二四年の生まれである。作家としても詩人としても人気があるとともに、古典詩における日本人と中国人の詩情の類似性について、しばしば作例を引いて述べられている。『万葉集』を始めとする日本の詩歌集についても驚くほどの精通ぶりを示し読者を感嘆させる。確かに秋の虫の声は、両国の詩歌人にとって重要な詩材となっているが、西欧人にとってはノイズでしかない。このような東洋詩と西洋詩の感覚的基盤の相違を強調される袁鷹氏の発言には、長年の日中詩情研究のエキスが屢々登場する。そしてこの両国短詩詩人が新世紀を迎える時点で開いた交流会で、漢俳が両民族の詩情の近似性を代表する短詩型として確認されたのである。

木山氏が陳べた新体詩と旧体詩との比較論は、中国古典詩史が抱える大きな問題には違いないが、それとともに新たに出現した漢俳は、日中両国の詩人の持つ詩情の共通性と、国民詩としての基盤の拡大という意味で注目されるべき存在である。袁鷹氏が白居易の「人の世には好い詩が要る」という句を捉えて、現代は「人の世には好い短詩が要る」と指摘したのは、実りある発言であった。漢俳の行く手には或いはまだ賛否の声が起きるかも知れない。かかるとき、この白居易と袁鷹の発言比較は、詩人の短詩制作に確信を与えてくれるのではなかろうか。

五、鄧麗君（テレサ・テン）の執念

これまで述べた通り、詞は中国古典詩詞の一翼を代表するものであるが、日本では詞について知る人は極めて少なく、詠む人にいたっては殆どいないのが実情である。従って一般の日本人に詞を知って貰うのは至難の業になってしまう。それは日本人が中国の詩詞を眼で追うからという面もある。一度耳で聴いてみてはどうか。簡単にそれが出来てしまう方法がある。

千年も昔の詞をそのまま使ってポップスに仕立て、現代の若者に詞の魅力を知って貰おうという雄大な野心を起こし、実践し続けた歌手がいた。それが鄧麗君（テレサ・テン）だ。そこで彼女の畢生の名盤『淡淡幽情』について語っていきたい。

テレサの父親は国民政府軍の軍人で、共産党軍に敗れ家族を伴って台湾に移ったため、テレサは台湾で生まれた。彼女は成長するに従い、無類の歌唱力を発揮すると同時に、漢民族の歴史的文芸へ目覚めていく。その結果香港で漢民族の国民的歌手として名声を博するようになると、五代十国時代から宋代にかけて唱われた詞に高い関心を抱くに到る。これに目を付けた香港のプロデューサーの謝宏中が、詞にポップスのメロディーを配した歌唱集の制作を企画しテレサに提案したところ、彼女はこの企画に賛同し、『淡淡幽情』が生まれたのである。『淡淡幽情』が作られたことは、音楽による古典文芸の復活を世に示した快挙であった。

当時は中国本国と台湾は交流が禁じられていたから、これらの曲のテープを風船に結び、台湾海峡を越えて台湾から中国本国へ飛ばした。その一部が中国本国の学生たちに拾われ、絶大な人気を博したのである。当時は鄧小平時代だが、学生は鄧小平を大鄧（タータン）、テレサを小鄧（シャオタン）と呼んでいた。若者に人気があったのは小鄧だったことは言うまでも無い。

彼女の本質は漢民族の民族的歌手とするのが正しい。いずれ中国の雪解けが始まり、中国本国で詞（つ）のポップスを唱う。それがテレサの夢であった。事実大陸には五億のテレサのファンが居ると言われる。彼女は二十世紀を代表する民族的大歌手である。筆者は九十年代、中国を何度も訪問した。北京、上海、西安、蘇州、無錫、揚州、青島、済南、南京、曲阜、承徳等々、当時これらの都市を結ぶ高速道路が整備されると、訪問は年々便利になっていった。そして高速道路の休憩所の売店は、何処も『淡淡幽情』のカセットを鳴らし販売していた。テレサは生涯をかけてこの千年前の詞（つ）を、中国本国で唱うことを夢見てきたが、惜しくも一九九五年、旅先のタイのチェンマイにて四十二歳の若さで亡くなってしまった。

さて、詞（つ）をポップスにする企画は、テレサが謝宏中とともに自ら作曲家を選びディスク化したのである。このディスクに収められた詞（つ）は南唐の李煜（りいく）の「独上西楼」（独り西楼に上る）に始まり宋の李之儀の「思君」（君を思う）に終わる全十二曲で、どれも限りない余情を残す名曲揃いだ。

その十二曲の編成は次の通りである。

①独上西楼（詞牌・相見歓）李煜（南唐）　作曲劉家昌
②但願人長久（詞牌・水調歌頭）蘇軾（宋）　作曲梁弘志
③幾多愁（詞牌・虞美人）李煜（南唐）　作曲譚健常
④芳草無情（詞牌・蘇幕遮）范中淹（宋）　作曲鍾肇峯
⑤清夜悠悠（詞牌・桃源憶故人）秦観（宋）　作曲古月
⑥有誰知我此時情（詞牌・鷓鴣天）聶勝瓊（宋）　作曲黄霑
⑦臙脂涙（詞牌・烏夜啼）李煜（南唐）　作曲奥金寶
⑧萬葉千声（詞牌・玉楼春）欧陽修（宋）　作曲劉家昌
⑨人約黄昏後（詞牌・生査子）朱淑真（宋）　作曲翁清渓
⑩相看涙眼（詞牌・雨霖鈴）柳永（宋）　作曲古月
⑪欲説還休（詞牌・醜奴児）辛棄疾（宋）　作曲鍾肇峯
⑫思君（詞牌・卜算子）李之儀（宋）　作曲陳揚

これを見ると厳密な人選を経た一流プロジェクトであったことが推察出来る。詞は南唐の李煜が三回登場、あとは宋代の九人が一首づつ。作曲は劉家昌、鍾肇峯、古月が二回登場して六曲、あとの六曲は梁弘志、譚健常、黄霑、奥金寶、翁清渓、陳揚がそれぞれ分担している。

この名盤の冒頭を飾る「独上西楼」（独り西楼に上る）の詞（つ）を紹介しておく。

独上西楼（相見歓）
無言独上西楼
月如鈎
寂寞梧桐
深院鎖清秋
剪不断
理還乱
是離愁
別是一般滋味在心頭

独り西楼に上る　南唐　李煜
言無く独り西楼に上る
月は鈎の如し
寂寞たり梧桐
深院の清秋を鎖す
剪れども断てず
理しても還（ま）た乱る
是れ離愁
別に是一般の滋味は心頭に在り

大唐帝国が滅ぶと、世は小国分立の五代十国時代に入る。南唐はその一つで、南京を都とする小国であった。文化程度は極めて高く、今日でも南唐時代の硯は極上品だという。だが軍事力は弱く国防は覚束ない。李煜はその三代目の国主であったが、侵入した宋軍に捕まり宋に拉致軟禁された。三年を経て結局殺害される。その間、敵地に捕獲されたまま少なからぬ詞（つ）を詠んでいる。防衛力の弱い国の末路を象徴する一首である。

もう一つ巻末を飾る李之儀の「思君」（君を思う）も見ておこう。

思君（卜算子）　　君を思う　宋　李之儀
我住長江頭　　我は長江の頭に住み
君住長江尾　　君は長江の尾に住む
日日思君不見君　　日日君を思えど君を見ず
共飲長江水　　共に飲む長江の水
此水幾時休？　　此の水 幾時休む？
此恨何時已？　　此の恨み 何時已む？
只願君心似我心　　只願う君の心我が心に似て
定不負相思意　　定めて相思の意に負かざることを

さてここで我々は偶然面白い現象に出合った。それはこの八行詞の第二行から第四行を取り出してみる実験である。

君住長江尾　　君は長江の尾に住む
日日思君不見君　　日日君を思えど君を見ず
共飲長江水　　共に飲む長江の水

この三行がすでに「漢俳」を形成している。この漢俳を元の詞と比べると説明不足になるだろうか？　日本人の読者なら、消された部分を自らの想像によって補い楽しめるのではなかろうか。空想する余地が白紙で残されているほうが詩情を感じるのではなかろうか。第一、この三行にしても長江が二度、君が三度も出てくる。俳句人から見たら随分間延びした表現としか写らないかも知れない。漢俳が独立したジャンルを築くに到ったのは、一九八〇年のことである。中国人はこの間俳句についていろいろ学ぶ所があったが、俳句の省略技法もその一つであった。詞は漢俳を生むための要素ともなった。

以上、歌によって詞の魅力を広めようとしたテレサ・テンの試みを紹介した。興味の出た人は、ぜひその歌を聴いてみて詞の素晴らしさを知ってほしい。

六、和風漢俳を起こす

漢俳が生まれたのは、一九八〇年五月三十日のことである。この日、北京の中央詩壇の有志によって日本から俳人訪中団が招かれていた。北京の有志は鍾敬文、趙樸初、林林らの知日人達であった。この訪中団を招聘するに到った経緯は、七十年代半ばに文革が終熄し、詩壇の再興を進める中で、中国詩詞の世界に新風を吹き込むことが望まれたからだといわれている。

中国は、「詩の国」として自他共に認められてきた。けれども数から言うと詩が詠める人は文化的支配層の中のごく一部に過ぎなかった。清末、世界各国の近代化に比べて中国の近代化の遅れは著しく、西欧列強による植民地化の攻勢に押しきられアヘン戦争を招くまでに凋落していた。そもそも識字率が極めて低く、日清戦争が起きた一八九四年でも清国軍の兵卒は殆ど文盲で、情報伝達は口頭によるしか無く、これに比して日本軍の兵卒は全員識字者であり、これが決定的に彼我の戦力の差を形成していた。晩唐の大詩人白居易は、自分が書く詩を飯炊きの老婦に見せて、読めない字は書き換えたと伝えられるが、大衆の状態は唐代から千年を経ても大きな変化がなかったとも言える。

一方で、隋の時代に開始された科挙制度による人材登用が続けられ、その最終段階では作詩能力も問われてきたから、高級官吏になれるような文化的支配階級と比べて大衆の間から詩人が生まれることは稀だった。辛亥革命以後、流石に科挙は廃止されたが、科挙に代わる人材登用制度にも、悪しき伝統の影が残されていたとも見ることが出来る。そこへ文革が起きたから、政争の犠牲になる詩人の数は少なくなかったのである。

そもそも詩が詠める人は、全体から見れば極めて少ない。政争の犠牲になったといっても、何故糾弾されたのかさえ分からないケースもあったらしい。記録に残らない犠牲者が多数あった可能性もある。

そこで詩壇復興に際して、詩人が社会のごく一部に限定されている現状から、もっと多数の市井人が参加出来る姿に変化させる手段が求められたのは当然である。そしてその時知日派の詩人たちから、日本で盛んな民衆文芸である俳句の話が持ち上がったのは自然の成り行きだっただろう。そして日本の俳人へ訪中の打診が届き、大野林火を団長とする俳人訪中団の北京訪問が実現したのである。

ホスト側の重要メンバーとして、曽て日本へ留学して、日本人が俳句に親しむ生活を熟知していた鍾敬文（しょうけいぶん）（一九〇三年生）や林林（りんりん）（一九一〇年生）、それに中国仏教協会会長だった趙樸初（ちょうぼくしょ）（一九〇七年生）が主導的役割を果たした。鍾敬文、趙樸初、林林は漢俳創設の三羽烏である。

五月三十日の夕刻、到着した訪中団の一行を迎えての歓迎会が北京の北海公園にある宮廷料理レストラン「仿膳」で開催され、三十余名の客と会食が持たれた。席上、ホスト側を代表して趙樸初翁が立ち、折から降り出した五月雨を入れて次のような即興の一首を開陳したのである。

贈日本俳人訪華団其三　　日本俳人訪華団に贈るその三　　趙樸初

緑陰今雨来　　緑陰今雨来る
山花枝接海花開　　山花の枝海花に接ぎて開き
和風起漢俳　　和風漢俳を起こさん

これが漢俳第一号となった。「和風」とは和やかな風の意であるが、同時に日本の風をも想像させる見事な挨拶句である。そしてこの句から、この短い新短詩を「漢俳」と呼ぶに到ったのである。思えば、日本と中国が協力した新しい時代の文芸が一歩を踏み出した歴史的瞬間であった。

趙樸初翁は中国仏教協会会長で、日本の仏教界との交流が多かった。一九八〇年、唐招提寺の鑑真和上坐像が初めて揚州の大明寺に里帰りしたが、このイベントでも大役を果たした。その時も漢俳で鑑真和上の生涯に敬意を捧げた。

送鑑真和上像返奈良（三首之一）　　鑑真和上像奈良に返るを送る　　趙樸初

看尽杜鵑花　　看尽す杜鵑（つつじ）の花

不因隔海怨天涯　　海を隔つるに因って天涯を怨まず
東西都是家　　東西都(すべて)是家なり

鍾敬文は曽て早稲田大学に学び、帰国後は北京師範大学はじめ教育職で過ごした。漢俳は口語を用いて詠んだ。

錯過　　錯過(おくれた)　　鍾敬文
花事到荼蘼　　花見に来たがすでに荼蘼(だま)
又錯過賞春時節　　又春を賞でる時節におくれた
且待来年罷　　まあ来年を待つか

林林はこのあと百一歳まで長寿を伸ばし漢俳の普及に最も大きく貢献する。林林は当時から日本文化人との多くの接触を通して、両国の文化交流に多大の貢献を行った。例えば、当時外国人が行くことが困難だったシルクロードを取材する井上靖や平山郁夫の旅を支援した。その平山の敦煌での作品を讃仰している。

平山郁夫画賛（五首之三）　　林林

敦煌快意行
窟中佛面笑相迎
故旧倍多情

敦煌快意たる行
窟中の佛 面笑いて相迎う
故旧倍(ひとしお) 情多し

日本からの俳人訪中団は、このあと中国各地を訪れた。上海では杜宣が待っていた。杜宣は日本大学に学んだ文化人で上海大学教授である。六月七日、上海での歓迎会席上で杜宣は自作を披露した。

与日本俳句代表団同遊西湖　　杜宣
湖水青如染
柳綫軽揚払画船
詩意出天然

日本俳句代表団と同(とも)に西湖に遊ぶ
湖水青きこと染むるが如し
柳綫軽やかに揚がり画船を払う
詩意天然より出づ

漢俳の創立は、外国の詩芸が影響して新たな文芸を生んだ中国史上初の出来事である。言うまでも無く、これまで詩芸は中国から日本への一方通行で渡って来た。文芸の世界ではすでに魯迅をはじめとする作家が日本へ留学し、夏目漱石や森鷗外の小説から啓発を受けて白話体が生まれた。蘇山人や葛祖蘭が俳句を詠んだことも事実あった。しかしそれらは個人的な影響の域を出ないと見るべきであろう。国家間の文芸交流から見れば、俳句が影響して中国で漢俳が生まれたという事実は画期的な事件と言わねばなるまい。恐らく世界の文芸史上でも画期的事件であろう。このストーリーは今世紀に入りさらに大きくなる。中国政府が「中国漢俳学会」という機関を設立するにまで到ったのである。これに対して輸出者である日本での反応は皆無に近い。なぜ日本はこの国家間の文化的友誼のエポックを祝おうとしなかったのか？　本書はその経緯をさらに紐解いていくことにする。

七、林林と兜太・肝胆相照らす

一九八〇年の俳人訪中団は大野林火を団長とする一群で、俳人協会を中心にしていたが、関心があれば他の協会からも自由に参加出来た。現代俳句協会の金子兜太も、中国詩壇の俳句に関する訪中者を募る企画に強く共鳴し参加したのであった。兜太は当時六十歳、殊に林林と意気投合したのである。

この三年後の一九八三年、現代俳句協会会長の横山白虹が他界し、金子兜太が会長に就任した。兜太は直ちに現代俳句協会の総力を挙げて、中国で生まれた漢俳の普及に協力の手を差し伸べる。それは九三年と九七年の二度にわたる『現代俳句・漢俳作品選集』の出版として結実した。ここに収録された両国の参加者数、作品数は次の通りである。

	中国側漢俳作家（作品数）	日本側俳句作家（作品数）
一九九三年版	二一人（六六）	二〇三人（二〇三）
一九九七年版	一一一人（一六〇）	二一〇人（二一〇）

この数字を見ても分かる通り、日本人の俳句投句者数は、九三年版と九七年版を比べてもあまり変わらないが、中国側の漢俳投句者数は二十一人から百十一人へと五倍も増加している。作品数では約二・五倍に増加しており、漢俳を書いてみようとする意識が急激に伸びたことが分かる。

一方、日本人の俳句作品数は、一人一句に限定したから殆ど変化が無い。この企画は、漢俳を普及させる対象を中国の詩人に絞って実行したことが成功のカギであった。日本の俳句界は結社主義で成立しているため、このように国際的支援に協会員を動員する等という行為が実現するとは思えなかった。しかしこの兜太の判断は、その後の中国での漢俳普及に大きな効果を生んだ。その的確な判断と統率力が、見事に成果を挙げたことが分かる。それは参加した日本人にとっても、視野を広げて国際的な眼で俳句を再確認する機会に恵まれたのであった。俳句は鄭民欽によって漢訳され、漢俳は俳人によって俳句に書き下されている。鄭民欽による漢訳は流石だが、漢俳を俳句に書き下した日本人のプロセスには限界を感じるものが多かった。

一方、九三年版に載った俳人・秋山牧車は、牧車自身が俳句と漢俳両方を詠んでいる。

菜種梅雨江南の黄も細雨どき

眼前菜花霖　　　　眼前菜花の霖

九十三歳莫遠近
江南細雨黄

九十三歳に遠近は莫し
江南細雨の黄

牧車は職業軍人として中国に滞在した経験があった上に、彼のような戦中派にはこのようなことが出来る東洋詩の教養があった。牧車自身「少年時代から唐宋の詩文を読みふけった」と記している。その後の日本の文芸を見渡してみると、戦後漢文の授業が縮小されるにつれて、詩文の教養も急速に衰えていったように見える。

この二度にわたる『現代俳句・漢俳作品選集』の刊行イベントの先頭に立った小宅容義氏にいろいろ苦心談を聞く機会があったが、中国側にも日本側にも両国の短詩文芸研究の掘り下げに大きな活性化効果をもたらしたと言っていた。序文は二度とも、金子兜太と林林が書いている。そのうち林林のものを掲載しておく。

（九三年版）

中日文化交流のたまものとして、一九八〇年、中国において誕生した漢俳が伝統的な詩壇にひとつの新しい詩体を添えたことは大変喜ばしいことである。十年このかた、漢俳は内包の深化や題材、形式の多様化などの面において豊作の季節を迎えるようになった。この度多くの人の漢俳の作品をはじめて本にしてまとめることはひとつの盛大な事柄だと言えよう。

人間自身の生存空間に対する心のひびきの現れによるものとしての漢俳は気高く、活力に充ちた詩藝術と独特の詩情を持つ。それが多くの人に理解され、作者層の拡大につながった。

私たちは漢俳が言葉の練りにより、もっと後味を豊かにし、象徴性に富み、すべてのすぐれた文学作品とおなじように鐘の音の悠然たる余韻を響かせることを期待するものである。

（一九九二年十二月一日北京にて　林林）

（九七年版）

一九九三年版（現代俳句・漢俳作品選集）が刊行されて後、去年もまた中日俳句漢俳交流会が開催された。このように十数年にわたって創作に励み積極的に普及するおかげで、漢俳というこの新しい詩形式はすでにわが国においてしっかりと根をおろし、花が咲いて、盛んになる勢いを大いに現している。これから刊行される第二集はまさに明らかにこれを物語っていると思う。第一集に較べて、第二集は作者が大いに増え、地域がかなり広くわたるばかりでなく、作品の質も長足の進歩を見せている。作者の真の感情をこめ、多姿多彩の創作手法に富んだ作品はその芸術性が日ましに成熟し、豊かな感受性に溢れている。これは大変喜ばしいことである。

言うまでもなく、漢俳が今日のようにますます向上し、発展していく機運が燃え上がることは日本友人の力強い協力のおかげであり、それに対し、私は心から感謝の意を表す。

この短い詩形式の中で、もっと色とりどりの豊饒な文学世界を構築するように、有志諸君の努力を期待する。

（一九九七年四月二十五日　林林）

一九一〇年生まれの林林はすでに八十代半ばにあったが、日本の俳句にヒントを得て趙樸初が書いた「漢俳」第一号を、漢民族の国民詩にまで発展させたいという熱意を燃やし続けた。そのためには、中国詩人たちの日本の超短詩「俳句」についての知識を育てねばならない。それには、俳句文芸の基礎を築いた三人の天才、松尾芭蕉、与謝蕪村、小林一茶の主要作品の漢訳書を造る必要があった。そこで一九八三年『日本古典俳句選』（松尾芭蕉・与謝蕪村・小林一茶）を湖南人民出版社から刊行する。

対象となった原句は、芭蕉が二〇六、蕪村が一〇一、一茶が一一九、計四二六句である。その中から一句ずつ選んでみる。

春なれや名もなき山の薄霞　　芭蕉

春日已来矣　　春の日已に来れり
此山何名未得知　　此の山名を何というか未だ知り得ず
薄靄透明媚　　薄靄明媚を透く（林林訳）

菜の花や鯨もよらず海暮ぬ　蕪村

菜花黄似金　　菜花の黄金に似て
鯨魚離岸不靠近　　鯨魚岸を離れて近くに靠(よ)らず
海上正黄昏　　海上正に黄昏

けふの日も棒ふり虫よ翌もまた　一茶

今天是這様　　今日是這の様
像孑子游游蕩蕩　　孑孑(ぼうふら)に像(に)て游游蕩蕩
明天也這様　　明日也(また)這の様

俳句の翻訳は極めて難しいと嘆いていた林林が、満身のエネルギーを込めてトライしたこの小冊子の評判は極めて高く、一九八三年暮に発売すると一万数千冊が瞬く間に売れたという。

一方で、金子兜太と彼の率いる現代俳句協会のバックアップを受け、漢民族の中での俳句文芸への関心は大きな高まりを生み始めていたことが分かる。この『日本古典俳句選』（松尾芭蕉・与謝蕪村・小林一茶）には、鍾敬文が序文を寄せているが、林林にとっては青年期に留学先の早稲田で相知り、その後対日戦争でそれぞれ苦難を味わった仲である。漢俳の創設を協力し合うに到る人生の推移が分かる。

なお二度にわたる『現代俳句・漢俳作品選集』の刊行を実現させた日中両サイドの編集スタッフは、次の通りであった。

《九三年版》（日本側）阿部完市、小宅容義、大坪重治、倉橋羊村、竹下流彩、津根元潮、牧石剛明、松澤昭、村井和一
（中国側）李芒、袁鷹、陳大遠、鄭民欽
《九七年版》（日本側）小宅容義、阿部完市、牧石剛明、津根元潮、倉橋羊村、竹下流彩、大坪重治、前田吐実男
（中国側）李芒、袁鷹、林岫、鄭民欽、呉瑞鈞

これだけ多くの俳人が、この事業のために動員された。ことに一度目の作業は、この前代未聞の案件に取り組む困難を身を以て経験したに違いない。中国語と日本語は、同じく漢字を用いるが、言語的にはかなり相違したものであり、果たしてこのような合同アンソロジーを作る意義が理解されたのであろうか。資金的にも実現見込みがあっただろうか。現代俳句協会の中でも、実

現を懸念する人もいたかも知れない。しかし、この計画を考えた金子兜太と林林は国際協力の夢を信じて協力をして来た。

兜太は晩年の二〇一三年、『中国漢俳百家詩選』が完成した時、序文の中で当時を振り返って、林林が「新しい国民詩を設立させる」と語っていたことに対して、半信半疑だったことを述懐している。漢俳は知識層には受け入れられるであろうが、国民詩になれるだろうか？　兜太でさえも懸念を抱いていたのである。しかしそれは杞憂であった。林林の見通しは狂いの無いものであった。二十世紀の末には中国で「漢俳」が日本の俳句同様に、誰でも書ける国民詩という地位を獲得するのに最早疑問を差し挟む余地は無くなった。

この時点で漢俳を中国詩歌の重要な新ジャンルにしようとする運動は、林林の情熱によって頂点にまで引き上げられたとも言える。林林は長く国務院直轄の対外友好協会を率いて、日本との友好活動を手掛けてきたから、漢俳を直轄する国家機関の創設が意中にあった。二〇〇五年、中国漢俳学会が誕生したことによって、林林の夢はついに実現したのだ。

ところで、この林林という希有な人物は如何なる生涯を辿って来たのであろうか。彼は八十八歳に達したとき、『八八流金』なる自叙伝を書いている。それによると日本との因縁は青年時代から誠に深く、東京留学から日中戦争へと続く十年間を通じて、日本への愛憎に身を浸す半生であったことが良く分かる。

八、林林の日本への愛憎

林林の自叙伝『八八流金』は次の巻首詞「踏莎行」に始まる。

踏莎行　　林林

点水蜻蜓、
上天白鷺、
功夫差異千千数。
若無価値献人間、
豈非正是堪悲処？

※

別葉辞風、
帰花萎露、
青春怎得長長駐？

水に点(しる)す蜻蜓、
天に上る白鷺、
功夫の差異 千々の数。
若し人間(じんかん)に献ずる価値無くんば、
豈正に是悲しむ処に堪うに非ずや？

※

葉を別つ風を辞し、
花を帰す露に萎み、
青春怎(いかで)か長々の駐(とど)まりを得たる？

光陽昼夜在流金、
奈何力竭哀誇父。

光陽昼夜に金を流す在れど、
奈何ぞ力竭きて哀しく父を誇る。

青春の気概に燃え留学した日本を、日中戦争勃発によって追われ、直ちに郭沫若の配下に加わり日本と戦った青春時代。手分けして海外華僑から戦費を調達するため、特命を帯びてフィリピンに渡り、日本軍の上陸から敗残に到るまで、身の危険に耐えつつ「長々の駐」を過ごした憶いが綴られている。

林林の本名は林仰山。林林は、元々日本へ留学して詩を詠むに到り用いた詩号である。柳宗元の貞符「総総而生、林林而群、（総総として生じ、林林として群る）」から採ったという。一九一〇年福建省詔安県橋園村に生まれた。父の文化水準は記録が出来る程度で、母は文盲。幼くして養子に出されたという。幼時は多病で通学もままならず、私塾に入り古文を読む生活を送ったらしい。一九二九年、縁あって北京の中国大学に入学した。この大学は孫文が創立した大学である。ここで河上肇の『経済学大綱』に眼を開かれ、同じ著者の『貧乏物語』を読み日本語を独学習得した。日本留学は河上の講義に憧れて決意した。当時日本への留学はビザ無しで認められていたので、一九三三年に来日し日本語の予備校を経て翌年早稲田大学に入学した。だが尊敬する河上は已に獄中の人であり、早大の経済学はブルジョア経済学で林林の興味を引かず、講義から遠ざかるとともに文学活動を深めることとなった。

林林は文学活動に精を出す中で、市川市に住む郭沫若に近づく。『八八流金』にはこの時代の中国の現状に批判的な若者が次々と登場して来る。その中で最も印象的だったのが三五年の春に上海から来日した新進気鋭の作曲家聶耳(じょうじ)だった。彼は現在中国の国歌となった『義勇軍進行曲』の作曲者だ。初対面の挨拶で「耳を四つ持つ私が、木を四本持つ貴方を訪ねて来ました」と笑って上海の同志からの紹介状を示した。そして「日本へ来るのは容易ではなかった」と述懐した。当時中国は国民党の支配下にあり、左派の行動には特に厳しかったのである。仲間達は神保町の喫茶店の二階に集まって会食し、作曲界の情報交換を行った。そして東京在住の仲間が、聶耳を歓迎して江ノ島へ連れて行き、当時まだ中国人の間にその習慣が無かった海水浴を楽しんだ。ところが聶耳は引き潮に流され、溺死してしまった。後に仲間が遺骨を神保町に運び、悲しみの葬儀を行った。聶耳の曲に歌詞を提供して来た作家の田漢は、この訃報を南京で聞いて律詩を書いている。

一系金陵五月更
故交零落幾呑声
高歌正待驚天地
小別何期隔死生
郷国只今淪巨浸

一系の金陵五月更け
故交零落し幾たび声を呑む
高歌正に待ち天地を驚かす
小別何ぞ期せん死生隔つを
郷国只今巨浸に淪(しず)み

辺疆次第懐長城　　辺疆次第に長城を懐う
英魂応化狂濤返　　英魂応化して狂濤を返し
好与吾民訴不平　　好く吾が民に与え不平を訴えん

一九三六年、林林は日本の警察につけられる事態となり、遂に便船龍田丸を手配して上海に引き揚げる。船が神戸に寄ったとき臨検に遭い、長年神保町で買い求めた書籍類を没収される。林林にとって痛恨の出来事であった。

こうして帰国すると、前後して引き揚げてきた郭沫若の配下に入り、対日戦の報道活動に組み込まれていく。『救亡日報』という戦闘広報紙による人民の士気鼓舞を続けるが戦線情勢利あらず、日本軍の強攻に押されて次第に南下し桂林での抵抗活動となる。『救亡日報』の発行継続は次第に困難となり、メンバーは離散し林林は香港に逃れ、ここで廖承志と会い周恩来の指図を聞かされる。林林と張敏思は『救亡日報』における経験を活かし、フィリピンへ潜行して工作活動せよというものだった。廖承志はすでに胡愈之がシンガポールに、王任叔がインドネシアに先行し業績を上げていることや、フィリピンの華僑は漳州人と泉州人が多いからお前が選ばれた。潮州人、汕人もタイと同様多いと思われるので、兎に角閩南人であるお前が行って郷老に逢い助けを求めよということを伝えた。中国はアジア諸国に住む華僑社会から軍資金を調達する必要に迫られていたのである。

だがフィリピンの華僑は国民政府との結び付きが強かったため、工作は困難を極める。そして四一年、日本が太平洋戦争に走り、日本軍がフィリピンに上陸すると事態は急激に緊迫した。四二年にはマニラが陥落し、中国人社会も抗日戦争の苦難に突入する。抗日ゲリラは南ルソンのアラヤット山中に籠もったが、フィリピン在住の中国人で抗日組織連絡工作員の責任者尤鴻源が日本軍の捜索で逮捕され、身を軍刀で割く拷問を受ける。林林は四四年十二月十八日に起きたこの事件に、絶句一首を捧げている。

英年不幸遇屠刀
壮烈犠牲人格高
激発中菲同義憤
芟除暴虐更堅牢

英年不幸にも屠刀に遇い
壮烈犠牲として人格高し
激発の中菲同じく義憤
暴虐を芟除（さんじょ）し更に牢を堅む

四四年後半になると、米軍の反攻が始まる。戦争終結まではまだ多事多難があったが、四五年日本の降伏を以て大戦は終わり、林林はマニラを去る。林林すでに三十四歳、留学のため東京へ向かったのが二十三歳。彼の壮年期は動乱の中にあり、既にその半生が過ぎていた。

『八八流金』は戦後の一九四七年以後は、日記スタイルになり、読み物としてはそれほど感懐を誘うものではない。一九八〇年の俳人訪中団の項を覗いても、次の通りメモ調に書かれているだけである。

五月二九日、在京接待以日本俳人協会会長大野林火為首的日本俳人代表団、団員都著名的俳人。大野先生主張俳句応是抒情詩、植根于大地吟詠人生的詩。宴席上、趙樸初先生即席作漢俳「緑陰今雨来、山花枝接海花開、和風起漢俳」這是日本俳句与我国漢俳的開端。

五月二九日、日本の俳人協会会長大野林火を団長とする俳人代表団のため北京にて接待、団員全て著名な俳人。大野先生は俳句が抒情詩であり、大地に根を下ろして詠む人生の詩であると主張された。宴席では趙樸初先生が即席の漢俳「緑陰今雨来、山花枝接海花開、和風起漢俳」を詠まれた。これ正に日本の俳句とわが国の漢俳の最初の出会いであった。

ここまでは日本の読者に「漢俳」とは何か、を説明するために、俳人が理解しやすいことを念頭に書いてきたが、「漢俳」は所詮、中国詩詞の一つである。よって俳人と交流して、意見を聞いても一定の線から先は、中国詩の形式や歴史、作詩理論を知る日本人と膝を交えた研究が必要だ、という認識が、中国側に芽生えたのは自然なことであった。

ところが日本の漢詩人は殆ど中国詩壇と交流しようとしないのである。ほぼ唯一の例外的存在が、中山栄造が創立した「葛飾吟社」である。そして同社が初めて中国詩壇と交流を持った場が

「中山栄造新短詩研討会」であった。以後、同社は研討会や講演会を、次のように開催して来た。

		（場所）
一九九七年	中山栄造新短詩研討会	北京協商会議所
二〇〇〇年	新声詩社・葛飾吟社詩詞交流会	シンガポール龍珠酒家
二〇〇〇年	迎接新世紀中日短詩交流会	北京好苑建国商務酒店
二〇〇二年	林岫講演会（俳文化誌『遊星』と共催）	成城大学
二〇〇四年	二〇〇四年中日短詩研討会	北京首都大酒店

私が林林先生に最初にお目にかかったのは、一九九七年、日中国交正常化二十五周年記念事業として葛飾吟社が中日友好協会の招聘を受け、北京協商会議所で開催された「中山栄造新短詩研討会」の席上である。当日は林林を筆頭に李芒、徐放、林岫、屠岸、紀鵬ら、すでに漢俳を手掛け始めた錚々たる詩人の面々が、代わる代わる詩詞について述べた。さらに一行の中に傅雪漪という音韻学者が参加されていて、この老学者が発言すると、全員が粛然として聞き耳を立てるのが感じられた。この先生からは『中国古典詩詞曲譜選釈』なる詞の楽譜集をお土産に頂いた。この本は詞牌の中から、まず姜白石歌曲のドレミ音階解読に成功し、その後同一手法で魏氏楽譜、太古伝譜、九宮大成南北譜、納書楹曲譜、碎金詞譜、琴歌、明清詞譜まで八曲のドレミ音階化を収録したものである。やはり詞は楽譜が存在することが分かり、日本語読み下しでは詞本来の美

しさが減ずることが分かった。

夕刻の宴席となった。冒頭林林先生が立たれ、中山栄造先生が持参し献呈した『詩詞譜』を絶賛された。『詩詞譜』とは何百とある詞の形式、即ち詞牌の「格律表一覧」である。林林先生は「『詩詞譜』は中国でも沢山出ています。それぞれの詞牌による代表作も例示されているが、その殆どは五代や宋代の詞人の作品です。ところが中山先生の『詩詞譜』の例示は、古典もあるが殆どが、私達の時代の作者の作品であることに感心しました」と述べられた。林林先生にしてみれば、日本の詩壇がここまで中国の格律詩研究を進めている事実に驚かれたのであった。

即興で漢俳か俳句を書くこととなった。三十分で提出。出来ない人は一曲唱うか、それもダメな人は飲酒の罰盃を仰ぐと司会の説明があった。その直後、林林先生に電話が掛かって離席された。戻って来たときにはすでに時間切れ。すると林林先生が、盃を上げる仕草をされた。林林の高邁な人格とさりげないユーモアを持つ性格の一面を知ったのである。

この三年後の二〇〇〇年、前回中国側の招待で行われた「中山栄造新短詩研討会」へのお礼を兼ね、葛飾吟社主催による「迎接新世紀中日短詩交流会」が、北京好苑建国商務酒店で開催された。この会は林林先生をはじめ袁鷹、紀鵬、林岫、董耀章、李佩雲、沈宗奎、劉順利、王元慶、牛伯忱、楊平、黄振華といった重鎮が参加し発言した。

林林先生は冒頭、こう述べられた。

短詩の交流は中日両国詩人の友誼に欠くべからざる道の一つであります。中日の文化交流の歴史を看るに、漢詩が日本に伝えられ早い段階から伝播した種類は、すべて五言・七言の短詩でありました。最近一九八〇年代の初め、中国に新体短詩が出現しました。これが漢俳です。漢俳は新たな歴史を画する両国文化交流の証しであります。「漢俳」とは趙樸初先生の命名です。先生は亡くなられましたが、皆様はみな先生を懐かしんでいます。「漢俳」は新短詩体であり、わが伝統の五言・七言の絶句等旧短詩体と同様、現在では国内に広く伝播しただけでなく、日本やシンガポールといった国のすべてで少なからぬ人が漢俳を作っています。このように充分に新短詩の生命力を顕示しているのです。趙樸初先生が世を去られて四ヶ月たった今日、中日両国の短詩詩人が一堂に集まり、先生の文化功績を追慕するのは、非情に意義の深いことであります。

漢俳の創作形式と翻訳問題について云えば、漢俳は漢言語を用い創作する俳詩であり、五七五の句式であり、韻や季語を用いるなど創作問題上は漢詩創作の一般的規律によるもので、日本の俳句にならうことは不可能であります。日本の俳句は著しい精彩を有し、翻訳すると、その原語の情韻が失われてしまい、原作とは異なってしまって面白くない。同様に漢俳の十七字音は日本の俳句の十七音よりずっと重い量を孕み、翻訳によって日本人が細部に達したからといって、原作を語ることにはならず煩瑣の病に就くだけです。だから両国の詩人は互いに意思を通じ合い、相互理解することが必要なのです。漢俳は現在格律体と自由体

（散体）の二つに分かれていて、趙樸初老は格律体を、袁鷹、林岫先生等は基本的には格律体だが、時と場合によっては自由体を作っている。鍾敬文先生は口語体を用い大変面白い。私は口語体を主張したが、ここしばらくは静かにしている。私の漢俳の創作は私のこのような観点で表現している。それからこんな風にも思っている。現在短詩が流行しているが、今後は小令詞なども中日両国詞人の交流に広げていきたい。文化の往来は一体でも、友誼の橋はだんだん増えてひろがることでしょう。

（『迎接新世紀中日短詩集』葛飾吟社、二〇〇一年）

この林林先生の談話によって、漢俳の説明は語り尽くされている。これが「漢俳」の定義と言っていい。この二〇〇〇年の迎接新世紀中日短詩交流会は、出席者全員が中日交互に発言したが、中山先生からの厳命で先生を差し置いて日本側のトップバッターを筆者が仰せつかり、この完璧な林林先生の論説の直後に烏滸がましくも駄弁を弄することになってしまった。汗顔の至りながら、その一部を紹介する。

今春、私は俳文学界の碩学尾形仂先生のお勧めで『遊星』という雑誌に「漢俳誕生の周辺」という小論を書きました。漢俳は一九八〇年、日本俳人訪中団の歓迎会の即興として、今年亡くなられた趙樸初先生によって初めて作られました。その後現代中国詩壇が従来の伝統的格律詩に加えてこの詩型を発展させたのは何故でしょうか。「漢俳は新時代を担う新体

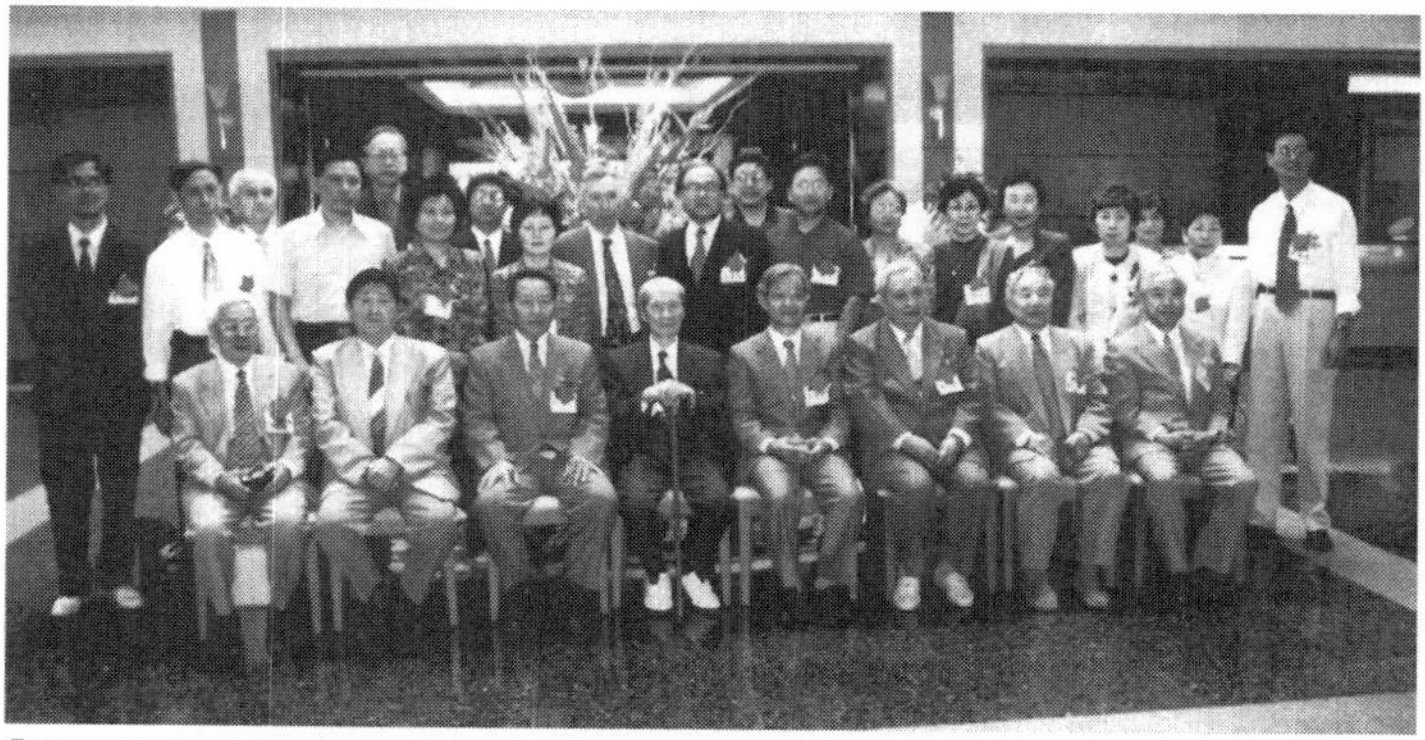

「迎接新世紀中日短詩交流会」記念写真（『陸』2003 年 5 月号より転載）
前列・左から順に、高勇・李仲玉・中山栄造・林林・今田述・袁鷹・紀鵬・小畑節朗。後列・左から順に、王元慶・沈宗奎・斎川正二・鄭民欽・石倉秀樹・林岫・牛伯忱・石塚万李子・楠野修・黄振華・劉順利・楊平・李佩雲・小林玲子・高野暁子・高橋かつ・○・岩淵正子・董耀章（敬称略）

詩運動である」というのが小論の結論です。今回の交流会の詩稿翻訳を通じ、皆様のすぐれた「漢俳」や「漢歌」を拝見し、一段とその感を強くしました。「漢俳」という名称から日本人は日本の俳句に対応した詩型と単純に捉えがちです。しかしそれは正確とは言えません。十七字の漢字の叙述ボリュームからすると、日本の短歌に近いものを持っています。今回私も試みに林林先生の『西湖四語』の連作四首を、敢えて短歌連作のかたちに置き換えてみました。現代日本の大半の短詩人にとって、漢詩は馴染みにくい存在になっています。しかしこうして短歌に置き換えてみると、このすぐれた連作四首の短詩文学が俄に現代日本人に親近感を持って来るのです。

十七字の漢字を用いる「漢俳」が「短歌」のボリュームに近いとすると、三十一文字の漢字で構成される「漢歌」は何に近いでしょうか。それは萩原朔太郎あるいは三好達治の短詩作品に近いと言えるかも知れません。たとえば李芒先生や劉征先生の「漢歌」は短歌のボリュームに較べてずっと豊穣であります。李芒先生の『垂柳』は素晴らしい作品です。「人生易老情難老」の一句は、中国詩人の伝統を踏まえていながら、一方では「奉献無端寿有端」とこまやかな現代的詩情を加えています。また劉征先生の『銀灘』や『鸚鵡螺』は中国人の詩としては珍しい海の作品です。今までの漢詩の世界では見たことの無い新鮮さを感じました。これらは新体詩運動と呼ぶのに相応しいものであると思います。（以下略）

この交流会の翌日、葛飾吟社の労を労って、メンバーは中国側から昼餐会に招かれた。私は晴れがましくも林林先生の近くに席を頂き、いろいろとご質問を受けた。「神保町は今どうなっていますか？」と。私は思わず息をのみ込む思いでそれを聴いた。林林先生は日本に留学して以来、神保町に下宿して本を買うのが楽しみだったのである。前述の通り、身の危険を感じて上海に引き揚げる途上、神戸港で臨検に遭い、宝物の書籍は全て没収されたのである。「神田も空襲に遭ったけれど、神保町は奇跡的に無傷でした」と答えると、懐かしそうに回想に耽っておられた。又、「葛飾吟社の葛飾と葛飾北斎は関係がありますか」とも訊かれた。「北斎が葛飾に住んだかどうか存じません。しかし住んだ可能性はあると思います。明治の廃藩置県で、葛飾は最初葛飾県となりました。後に県の統合が全国的に進み、葛飾県は東京都と千葉県に分割吸収されました。現在葛飾吟社がある松戸市は、千葉県になったのです」とご説明すると、興味深げに聞いておられた。並々ならぬ日本への関心に頭が下がる思いがあった。そしてこれが林林先生にお会い出来た最後になった。次の交流会は二〇〇四年に開催されたが、もう林林先生に出席する体力は残されていなかった。

林林は閣僚級の人物である。曽て廖承志は周恩来に、林林を閣僚か駐日大使に任命することを進言したところ、周恩来は「閣僚や大使は出来る人がまだ他にもいるが、彼にしか出来ないもっと重要な役割がある」と語ったという。それが対外友好協会であったのだろう。この協会は世界各国の事情に熟達した人物が任されるポジションで、日本には同類の役所は無い。日本では対外的な事項は全て外務省と思われている。中国ではこれに相当する役所は外交部である。しかし現在中国では、公費留学帰りの最も優れた人材は対外友好協会に迎えられ、その次のランクの者が外交部へ行くようだ。

第二次大戦の終結に遅れて、中国の内戦に決着がつくと、中華人民共和国は内政を管轄する行政機関を整備した。この時、対外友好協会なる機関を国務院直轄に設けたのは、世界の国々との息の長い友好関係を保つため、それぞれの文化や歴史に精通した要人を配置し研究を重ねることの重要性を深く認識したからであろう。

それが如何なるものか、対日関係で言えば如何なる体制が敷かれ、如何なる研究が為されているのか、一般の日本人に理解が進んでいるか甚だ疑わしい。後に第十二章「中国漢俳学会の成立」で再度説明することになるが、その前に俳句への理解に示した林林の文章を垣間見ることにする。それは一九八八年に書かれた『扶桑雑記』（鄭民欽日訳・日中短詩研究会）に収められた「鐘声の余韻を尋ねる・俳句学習雑記」の冒頭部分である。

中日両国は近隣で、古くから詩文の交流がある。同文とは言うが、日本の語文と中国の語文とでは、やはり違いがある。日本独特の短詩体の俳句についての私の理解は、一人の中国人の門外漢の俳談にすぎない。

私が俳句に注意し、興味を持つようになったのは、三つの要因がある。その一は、俳句は日本文学史に重要な位置を占めていること、二は、現代に到ってもなお広い大衆的基盤があること、三は、世界の詩歌にも影響があることである。私は俳句を研究するのは大変むずかしいとは知りながらも、あえてそれを学び、かじってきた。

俳句についての心得とは言えないが、俳句は短いものなのに、写景、抒情が可能で、かつ表現力があるのに感じ入っている。そして、短いものはそれなりの特徴がある。ご承知のように、詩は短ければ短いほど書きにくい。短詩は含蓄を貴び、暗示を重んじ、言外の意、弦外の音を持たせ、かつ余韻をのこし読者に味わわせることができる。「情は内に融けて深く且つ長く、景は外に輝いて遠く且つ大きい」（方東樹『昭味詹言』）。『文心雕龍・神思篇』のいう「寂然として慮(おも)いを凝らし、思いは千載に接す。稍(やや)容を動かし、視は千里に通ずる」ように、短い作品で、時間・空間ともに長くはるかに境地を作り出す。

俳句の芸術的魅力について、小泉八雲は曽て次の様な適切な喩(たと)えをした。「もっとも好い短詩は、あたかもお寺の鐘のひと突きのように、その縷々とした幽かな余韻が、聞くものの心に永く波打つ」と。今私たちが秀逸な俳句を欣賞するのは、鐘声の悠長なたえなる余韻を尋ねるようなものである。（『扶桑雑記』）

俳論はこの冒頭に引き続いて「季語」「意境」「虚実」「通感」「時空」「試訳」と続くが、日本人の俳論と比べてもひけを取らず、日本人が踏み込まない領域にも及ぶ研究成果を披露している。ことに「試訳」は興味深い部分だ。

例えば芭蕉の「鶯や柳のうしろ藪のまへ」に次の漢訳例を挙げている。

黄鸝声声囀　　黄鸝声声囀ず
聴来剛在翠柳後　　聴き来りて剛(しか)と在り翠柳の後
又在竹林前　　又在り竹林の前

言うまでも無く漢訳は漢俳になっている。よく「漢俳」は意が多すぎて俳句とは異なるという日本人がいるが、この例を見ると原句そのままであり、足しも引きもしていない。中国語には日本語のように助詞が殆ど無い。語意の方向性は文字の位置によって決まる。その法則をきちんと守ると、確かに漢字十七字は仮名十七字に拮抗することが多いのである。

林林先生の俳論の一部をご覧に入れたが、俳句への研究熱意に感嘆するばかりである。本章では林林の前半生が、日本文化・日本文芸への愛着に傾きながら不幸にも日中戦争へ巻き込まれていく過程を検証し、後半生では打って変ったように青年時代に果たせなかった課題を類稀な熱意と実践力で克服し、遂に漢俳を国民詩に育てた経緯を辿ってみた。

九、林岫主編『漢俳首選集』

前章で一九九七年の「中山栄造新短詩研討会」の開催について触れたが、その席上で林岫（りんしゅう）女史から出来たばかりの『漢俳首選集』（青島出版社）を頂いた。この年は『現代俳句・漢俳作品選集』第二集（九七年版）が刊行されたので、漢俳にとって実り多い記念すべき年となった。『現代俳句・漢俳作品選集』は日中合作だが、『漢俳首選集』は純粋な中国初の漢俳アンソロジーである。

主編の林岫女史は一九四五年浙江省紹興の生まれ、当時中国新聞学院の中国古典文学の教授であり、中国書法家協会の副会長でもある美貌の女性である。人はどれだけ才能を兼ねることが出来るのか、考えさせられるほど才に恵まれた女性だ。古典詩詞に精しい彼女が、漢俳の意義に賛同したことは、林林にとって若い活力を得た思いがしたことだったであろう。

この『漢俳首選集』の冒頭、林林は次の序を寄せている。

> 十数年このかた、漢俳は詩歌創作の新しい形式として、わが国の詩学界の多くの人に親しまれるようになってきたのである。詩人たちは漢俳を通じて感情を述べ、また創作を通じて

漢俳自身の発展と向上をもはかって来た。詩の花園の中に咲いたあかりの花のような漢俳は、短くて、また読者に思いを馳せさせるほど余韻嫋々たる言外の意、弦外の音が必要であるだけあって、これをつくることは容易ではないと思う。

漢俳は中日文学交流の中で結ばれた果実である。これは中日文化交流史において深遠な意義を持っている。遠く、漢詩は日本に伝わっていったが、いま、中国の詩人は俳句を取り入れて、漢俳を創造したのである。中日友情はさまざまなチャンネルを通じて具現すべきだという点から見れば、漢俳の誕生はまさに両国文化感情の交流ではないかと言えよう。

この度、林岫教授が情熱をこめて編集した『漢俳首選集』の出版は、中国漢詩詞人の長年にわたる共通の願いであった。私は氏に敬意を表し、また卓見の出版を実現された青島出版社社長および編集者諸君に感謝の意を表する次第である。

一九九四年五月十八日　林林

林林が述べた通り、趙樸初が一九八〇年に漢俳第一号を詠んで以来、関心を向けた詩人たちが十数年をかけて漢俳を育て上げ、その初のアンソロジーが日の目を見たことは、日中二国間の文学交流の中に建てられた金字塔である。歴史的快挙と言っても良い。このあと中国政府は対外友好協会を中核として、二〇〇五年の「中国漢俳学会」成立へと歩みを進めるが、それは右で林林が述べた「中日文化交流史における深遠な意義」を未来へつなげるための運動だったと言えるだろう。この運動に対して一方の日本は何をしただろうか？　驚くことに国は何もしなかった。民間の俳人たちはどうであったか？　金子兜太が現代俳句協会会長たりし十余年、兜太個人のリーダーシップによって、中国漢俳詩人の活動を応援したのみが記録に残されている。

『漢俳首選集』には　林岫の慧眼で厳選された次の第一人者三十三名の作品計三百首が年齢順に収録されている（名前の下の数字は首数）。

鍾敬文10　趙樸初12　林林12　公木10　杜宣10　黄樹則9　海棱10　陳大遠8　鄒荻帆8　李芒10　徐放10　藍曼5　屠岸10　趙楽甡10　袁鷹10　瞿麦4　羅洛10　紀鵬10　丘仕俊10　李佩雲10　陳明仙5　劉徳有10　冰夫10　暁帆10　林東海5　顧子欣8　陳明遠10　王大均10　旭宇6　呉瑞鈞8　林岫10　鄭民欽10　葉宗敏10

一人一首を選んでご紹介したい。なお、漢俳の日本語訳、作者略歴も基本的には『漢俳首選集』からの抜粋であることをおことわりしておく。

贈別日本老舎著作愛好者訪中団　日本老舎著作愛好者の訪中団に別るるに贈る　　鍾敬文

街頭紫丁香　　街頭のライラック

比起上野的櫻花　　上野の桜と比べて

風情怎様呢?　　　　風情はいかがでしょうか?

鍾敬文は一九〇三年、広東省海豊県の生まれ。民俗学を専門とし、三十年代早稲田大学に留学したことがある。林林も同時期に早稲田にいたので、一度会う機会があった。鍾敬文の漢俳は白話体（口語）で書かれる。二〇〇二年歿。

游熱海宿蓬萊旅館其二　　熱海の宿蓬萊旅館に游ぶ 其二　　趙樸初

席地試清斎　　　地に席りて清斎を試む
松有茸兮海有苔　　　松に茸有るかな海に苔有るかな
賓主尽無猜　　　賓主尽く猜無し

趙樸初は一九〇七年安徽省太湖生まれ。中国全国協商会議所副主席、中国仏教協会会長等歴任。二〇〇〇年歿。熱海の旅館に招かれた感慨について詠む。松茸と海苔の美味に驚く。趙樸初の名は、日本の仏教界でも広く知られている。殊に戦後、唐招提寺の鑑真像の揚州里帰りを企画・実現したことで日本人にも馴染み深い存在だった。この時葛祖蘭が詠んだ俳句が、第二章「中国人の俳句への接近」にある。

風雨声
秋風秋雨声
千枝万葉如含泪
難言受苦情

風雨の声　林林
秋風秋雨の声
千枝万葉泪を含むが如く
言い難し苦を受けし情を

林林、本名は林仰山。林林は東京留学中、文学活動を開始した時のペンネームだったが、後年実名同様に用いた。一九一〇年福建省詔安の生まれ。生涯日本の文芸文化に心酔しつつも、戦時中はフィリピンで日本軍閥と死闘した。戦後は中国対外友好協会の重鎮として、特に漢俳の普及に尽力する。この「風雨の声」は、金子兜太に郷里秩父を案内され、明治十七年に起きた農民一揆秩父事件の墓地で民衆の悲惨さを詠んだものである。二〇一一年歿。

徳島郊望
鳴門潮浪涌
勝似東家款客情
阡陌草青青

徳島郊望　公木
鳴門の潮浪の涌くは
東家の客を款(もてな)す情にも似て勝る
阡陌(みちみち)は草青青たり

公木は本名は張永年。一九一〇年河北省辛集市生まれ。鳴門の渦潮を、日本人の客をもてなす情に喩えた。一九九八年歿。

月下垂櫻
月下看垂櫻
月色櫻花難両分
朦朧一片雲

月下垂櫻　杜宣
月下垂櫻を看る
月色櫻花両分け難し
朦朧たる一片の雲

杜宣は一九一四年江西省九江の生まれ。日本大学留学。上海対外友好協会副会長を務めた。月光の下の枝垂れ桜の状況を巧みに描いた。二〇〇四年歿。

走訪摯友
出門訪故知
正是初秋涼爽時
談久暮帰遅

走きて摯友を訪ぬ　黄樹則
門を出て故知を訪ぬれば
正に是れ初秋 涼爽の時
談は久しく暮れて帰るは遅し

黄樹則は一九一四年、天津市生まれ。三二年北京大学医学部に学ぶ。北京病院衛生副部長等に勤務。旧友の医師に再会できた寸時の感慨を悦ぶ。二〇〇〇年歿。

接力棒有感　　バトンタッチに感あり　　海棱

達標当有為　　標を達するには当に為す有らん

前人力竭後人追　　前人力を竭(つ)くし後人追う

代代緊相随　　代々緊めて相随う

海棱は一九一五年、四川省西昌生まれ。四川大学外国文学系に学ぶ。新華社通信副社長を務めたが、ジャーナリストらしいバトンタッチを描いた秀作。一九九六年歿。

中日文化交流賛　　中日文化交流への賛　　陳大遠

交往越千年　　交往千年を越ゆ

風騒一脈久同源　　風騒一脈にして久しく同源

再攀新頂巓　　再び攀(のぼ)らん新頂巓(ちょうてん)

陳大遠は一九一六年、河北省豊潤県の生まれ。一九九四年病没。デンマークに長く滞在。対外友好協会常務理事等を歴任したが、久方振りに日本を担当する緊張を詠む。

売花声
小巷売花声
売花女児含笑顰
情暖賽花神

売花の声　鄒荻帆

小巷に売花の声
売花の女児顰笑（ひんしょう）を含め
情暖きこと花神に賽（まさ）る

鄒荻帆は一九一七年、湖北省天門の生まれ。笑顔で花を売る娘の情を、暖かく花神にまさると表現したのが秀逸。一九九五年歿。

憶正岡子規
子規清韻悠
松山響徹碧雲秋
四海尽回眸

正岡子規を憶う　李芒

子規の清韻悠たり
松山響き徹す碧雲の秋
四海尽く眸を回らす

李芒は一九二〇年撫順の生まれ。翻訳や映画脚本家を経て、中国社会科学院研究員。漢俳誕生以前から日本の短詩文学の中文翻訳理論を追究して訪日、京大、東北大、東京外大等で意見交換を行う。林林の片腕として活躍。二〇〇〇年歿。

断橋
古今説鐘情
誰解鐘情到死生
独対断橋亭

断橋　徐放
古今鐘情を説く
誰か解せん鐘情の死生に到るを
独り断橋亭に対す

徐放は一九二一年、遼陽の生まれ。橋が途絶えた残雪断橋は杭州西湖の観光スポット。対岸からの鐘声は、白蛇伝の悲話を想わせる。二〇一一年歿。

紙鳶
紫燕白頭翁
瀟瀟洒洒舞晴空
頸縄限西東

紙鳶　藍曼
紫の燕と白頭の翁
瀟々洒々として晴空に舞うも
頸縄は西東を限る

藍曼は一九二二年、河北省の生まれ。凧は紫の燕や白頭の老人など多彩で瀟洒に舞うが、首の糸の範囲を越えられない。凧を把えた角度が面白い。

画師

画室満春風
筆下桃花万朶紅
身在彩雲中

画師　屠岸

画室春風を満たす
筆下の桃花 万朶(ばんだ)の紅
身は彩雲の中に在り

屠岸は一九二三年、江蘇省常州の生まれ。上海交通大学に学んだ。訳書「ホイットマン詩集鼓の音」「シェイクスピア・ソネット集」が著名。アトリエの画家を詠んだ異色作。描いている桃の花が満開で、彩雲の中にいる心地だという。

故郷遊六首之三

往昔蓬萊閣
海市蜃楼曾幾見
横行螃蟹多

故郷遊六首の三　趙楽甡

往昔の蓬萊閣
海市蜃楼曽て幾たびか見む
横行せる螃蟹多かりき

趙楽甡は一九二四年、山東省蓬萊の生まれ。国立長春大学法学部卒。吉林大学日本研究所に長く勤務。この漢俳に詠まれた蓬萊閣は曽てここに駐屯した国民軍劉珍年の部隊が住民に危害を加えた事件の舞台で、軍人を当地の捕らえにくい小さな蟹に喩えた一首。

嵐山周主席詩碑

詩魂料無恙

漫山紅葉照斜陽

長与伴秋光

嵐山周主席詩碑　袁鷹

詩魂料らくは恙無からん

漫山の紅葉斜陽に照る

長く与に秋光と伴わん

袁鷹は一九二四年、江蘇省淮安の生まれ。散文家、詩人。京都嵐山の渡月橋上流に建つ周恩来の詩碑は、中国人観光客訪問の目玉になっている。周恩来は師範学校等の入学試験に受からず、帰国寸前嵐山に遊び帰国後フランスへ留学した。

波濤

南風競吹鼓

台湾海峡頻変幻

波濤眼下舞

波濤　瞿麦

南風競いて吹鼓し

台湾海峡頻りに変幻す

波濤眼下に舞う

瞿麦は本名瞿未實。一九二六年、台湾彰化生まれ。台湾人としていち早く漢俳を書く。台湾海峡の変幻を懸念する心境を眼前の波濤に託す一首。

春城

春在緑楊城
竹西芳草歩青青
雲軽橋影横

春城　　羅洛
春、緑楊の城に在り
竹西の芳草青々たるを歩けば
雲軽やかに橋影は横たわる

羅洛は一九二七年、四川省成都生まれ。一九九八年歿。中国の春は何と言っても柳の緑だ。草を踏む足取りも軽い。

詠八陣図
呉蜀起干戈
陣石盛伝諸葛謀
興亡任評説

八陣図を詠む　　紀鵬
呉蜀干戈を起す
陣石盛に伝う諸葛の謀
興亡評説に任す

紀鵬は一九二七年、吉林省九台生まれ。二〇〇六年歿。解放軍の文芸出版を介して早くから漢俳制作活動を開始。四川省奉節県を流れている長江の東側には砂州があり、諸葛孔明が八陣図を張ったと伝えられている。それを見る感動。興亡は二の次である。紀鵬『拾貝集』（四川文芸出版社）に、軍人であり詩人であった陸游への想いを詠んだ「剣門梅雨」が見える。

剣門梅雨

梅雨細紛紛　　梅雨は細く紛々たり

蜀魏争雄刻剣門　　蜀魏雄を争うを剣門に刻す

猶念騎驢人　　猶念う驢に騎りし人を

この漢俳は陸游の「剣門道中微雨に遇う」を踏まえている。「驢に騎りし人」は陸游を指す。十二世紀、北方から金の侵攻を受け、首都東京（現在の開封）を奪われた宋は、杭州に撤退し南宋時代に入る。政治は失地奪還の強行派と対金妥協派に分かれ紛糾が続いた。乾道八年（一一七二年）十一月、陸游は四川省首府成都へ安撫司参議官として赴任する途中、『三国志』蜀魏の戦で名高い剣門関を過ぎ次の七絶一首を残した。

剣門道中遇微雨　　剣門道中微雨に遇う　　陸游

衣上征塵雑酒痕　　衣上の征塵 酒痕を雑う

遠遊無処不消魂　　遠遊、処として魂を消さざるは無し

此身合是詩人未　　此の身合に是 詩人なるべきや未や

細雨騎驢入剣門　　細雨、驢に騎りて剣門に入る

「詩人なるべきや未や」の感慨は紀鵬の胸にも去来したのであろうか。想いは更に李白や杜甫に及ぶと、李芒は『拾貝集』序で絶賛を惜しまない。史実は俳句的省略がなされ、軍人詩人である紀鵬の先人への想いが識された味わい深い一首である。

江西道中所見　丘仕俊

山郷暁色遅
五月老牛初試犁
微雨李花飛

江西道中所見

山郷 暁色遅し
五月の老牛初めて犁を試す
微雨 李花は飛ぶ

丘仕俊は一九二八年、広東省南海県生まれ。五月になって、やっと初めての犂を用いる。山里の遅い春の風景が印象的だ。

中日詩人游西湖　李佩雲

竹翠柳青湖上游
詩友泛軽舟
吟唱尽風流

中日詩人西湖に遊ぶ

竹は翠に柳は青く湖上に遊ぶ
詩友 軽舟を泛べ
吟唱して風流を尽す

李佩雲は女性。一九二九年大連の生まれ。漢俳詩人として最古参の、女性らしい細やかな作風。

箱根古道
春陽洒疎影
古樹森森幽曲径
疑似史中行

箱根古道　　陳明仙
春陽 疎影を洒ぎ
古樹森々として曲径を幽くす
疑うらくは史の中を行くに似たり

陳明仙は一九三〇年四川省広安の生まれ。昼なお幽き箱根古道を、歴史の中を歩くと把えた。

初夏返大連
久別返家郷
又是槐花映夕陽
満城風送香

初夏大連に返る　　劉徳有
久しく別れし家郷へ返れば
又た是れ槐の花夕陽に映る
満城 風は香を送る

劉徳有は一九三一年大連生まれ。元文化部副部長。二〇〇五年の漢俳学会発足に伴い、初代会長に就任。青少年期の中学三年まで大連の日本人学校で教育を受けた。終戦と共に「これで日本との縁は切れた」と喜んだが、社会人になると新華社通信の記者として東京に派遣され、十年を超える勤務についた。日本語は大変流暢であり、歌舞伎から寄席に到るまでその知識は日本人より精しい。

秦淮夜泊
疎星綴碧空
欸乃軽舟流彩虹
弦楽怎匆匆

秦淮夜泊　冰夫
星は疎らに碧空を綴る
欸乃(あいだい)と軽舟は彩虹に流る
弦楽怎(いかで)か匆々たる

冰夫は一九三一年江蘇省江寧生まれ。済南軍区前衛歌舞団創作組組長であった。秦淮は南京を流れる河川で烏衣巷に続く歴史的料亭街がその両岸にあった。永井荷風や芥川龍之介もここに遊んだ。

香港時装
時装燦似霞
香港風情染華夏
難辨是哪家

香港ファッション　暁帆
時装燦として霞に似たり
香港の風情 華夏を染め
是哪家(どれ)かを辨け難し

暁帆は一九三五年のマレーシア生まれ。マレーシア華僑にとって香港のファッションは最高。だが香港の魅力は変わりつつある。

簫

尺八作秋声
蕭蕭落木寄愁情
霜鬢暗中生

簫　林東海

尺八は秋声と作りて
蕭々たる落木は愁情を寄す
霜鬢(そうびん)暗中より生ず

林東海は一九三七年、福建省南安生まれ。題名は簫となっているが、本文では尺八と書く。その日本独特の音色が秋声を作ると表現。

訪仙台魯迅旧居

清陰緑到門
千里逍遙問主人
如聞旧語醇

仙台の魯迅旧居を訪う　顧子欣

清陰の緑 門に到る
千里逍遙して主人に問えば
旧語の醇を聞(か)ぐが如し

顧子欣は一九三九年、上海生まれ。仙台に遺る魯迅の史跡への愛着を詠む。東北大学には魯迅が医学を学んだ階段教室も残る。

重逢之二
青渋的果子
一夜之間変紅了
只是為了你

重ねて逢う二　　陳明遠
青く渋い実が
一夜のうちに赤くなったのは
ただ君のためだ

陳明遠は一九四一年重慶生まれ。この世代になると漢俳に新しい主題や表現が生まれる。

夜泛小舟
江上夜行游
月色朦朧伴小舟
臥聞櫓声柔

夜小舟を泛べる　　王大均
江上夜の行游
月色朦朧として小舟に伴う
臥して聞く櫓の声柔かし

王大均は一九四一年江蘇省常熟生まれ。夜、川に小舟を泛べて遊ぶ実感が櫓声の柔らかさで伝わって来る。

読李清照　　李清照を読む　　旭宇

小窓敲夜雨　　小窓　夜雨に敲かる

残燭冥冥燃尽愁　　残燭冥々として愁を燃え尽す

清晨泪不収　　清晨泪収らず

旭宇は一九四一年河北省玉田の生まれ。詩人、書道家。李清照は宋代済南に生まれた女流詞人。その作「声声慢」は現在も高い人気がある。

瘦西湖　　瘦西湖　　呉瑞鈞

莫道西湖瘦　　道う莫れ西湖瘦せしと

淮左名都景如綉　　淮の左に名都　景は綉の如し

千古可銷愁　　千古愁を銷すべきや

呉瑞鈞は女性。一九四三年福建省の生まれ。北京大学東方語学部日本語言学科卒。瘦西湖は揚州市にある。風光明媚な西湖に比べ細長いのでこの名がある。湖の中央に長い島があり橋を渡って歩く景勝地。

呉瑞鈞さんの瘦西湖が出たところで、一寸余談を交えることとしたい。ここは筆者にとって特別な思い出がある。曽て一九八〇年前後、筆者はジャカルタに三年勤務し、大使館や各社の愛好者と男声合唱を楽しんでいた。その指揮者だった原得郎氏が、その後無錫に十年以上勤務しており、それを頼って二十名ほどで中国旅行にくり出した。その時この瘦西湖で屋形船を雇い合唱をやりつつ次々と橋を潜って、両岸の観光客からヤンヤの喝采を浴び、思わぬ感慨に浸った。またとない思い出の地なので詞「蘇幕遮」に詠んだ。

蘇幕遮・雅加多男声合唱団游揚州瘦西湖

蘇幕遮・雅加多（ジャカルタ）男声合唱団揚州の瘦西湖に遊ぶ　　莬庵　今田　述

瘦西湖　　瘦西湖
橋十両　　橋十両
水岸游人　　水岸に游ぶ人
停脚回頭望　　脚を停め頭を回（めぐ）らし望む
流妙曲男声合唱　　流るは妙曲男声合唱
初聴柔情　　初めて聴く柔かき情
観衆群橋上　　観衆橋上に群る

※　　　　　※

覆天舟　　　　天を覆う舟
随鼓掌　　　　鼓掌に随う
旧憶印尼　　　旧き憶いは印尼（インドネシア）
互集和声放　　互いに集り和声放つ
熱帯通年盛夏漲　熱帯は年を通じ盛夏漲る
今訪中華　　　今は中華を訪ね
与友心身養　　友と心身養う

当時（二〇〇二年）、中国観光は旅游局の厳しい管理下にあり、演説や合唱は原則禁止だった。厳しいガイドの注意が痩西湖でやっと解け、思い切り唱った男声合唱に中国の観客も欣んでくれた。余談を閉じ漢俳に戻る。

京都清水寺把勺飲泉　京都清水寺にて勺を把り泉を飲む　　林岫

風柳不勝斜　　風に柳は勝らず斜めなり
竹引山泉清可嘉　竹は山泉を引き清きこと嘉（よみ）すべし
花影入窓紗　　花影 窓の紗（あみど）に入る

林岫は女性、字は蘋中、号は紫竹居士。一九四五年浙江省紹興の生まれ。六七年南開大学中国文学部卒。詩人、書道家、中華詩詞学会理事、中国書道家協会副会長。中国漢俳学会副会長。『林岫漢俳詩選』他多数。浜名湖の花吹雪にあった旅で、引き続き京都を訪ねた時の作。清水寺の樋水は誰もが口にするが、柳と花を伴うこの漢俳には新鮮な発見がある。

登楼　　鄭民欽
我来上危楼
西望蒼茫暮色愁
寒星烟外流

登楼　　鄭民欽
我来りて危楼に上り
西を望めば蒼茫たる暮色の愁い
寒星烟の外を流る

鄭民欽は一九四六年福建省福州の生まれ。北京外国語大学日本語科卒。中国屈指の俳句研究家である。暮色の塔に見る風景。「寒星烟外流」の「烟」は日本語の霞の意。中国語の「霞」は色彩の光であり、日本語のカスミの意はない。

渡輪拾趣　　葉宗敏
清晨汽笛旁

渡輪拾趣　　葉宗敏
清晨(せいしん)汽笛の旁(かたわら)

過夜蜻蜓猶恋夢　　夜を過せし蜻蜓は猶夢を恋し
輪船待啓航　　輪船（フェリー）出航を待つ

葉宗敏は一九五五年江蘇省徐州生まれ。香港島と九龍半島を結ぶフェリーは、十分おき程の間隔で運行されている。だが深夜には終航が出る。それに乗り遅れた蜻蜓は明朝の初航を待たねばならない。手に取れる程近く見える対岸を見ての哀愁が漂う名作だ。その後香港・九龍間には海底トンネルが開通したから、フェリー終航後でもタクシーで帰れるようになった。

『漢俳首選集』（一九九七年）に主編林岫が選んだ漢俳詩人は三十三名。その力量を認め一冊に編輯することは、生易しい話ではない。作品の配列は生年順で、林岫は最後から三人目だ。この若手に一切の仕切りを託した林林にとって、古典詩の教授であり秀れた詩人である林岫の漢俳進出は、僥倖というに相応しいものであったに違いない。後から見れば、漢俳の成功は、時宜を得たこれら三十三名の参加から始まったということが出来る。

十、モバイルの発達と漢俳

前世紀の末、漢俳は飛躍的に発展した。それまでは多少なりとも日本に俳句という民衆文芸があることを知っている人が手を付ける程度だったが、それが一挙に増えるに到った。それは携帯電話の発達のお陰である。

もともと中国全土に電話線を通すのには三十年を要すると言われていたが、携帯電話の発達で何時でも何処でも電話出来るようになった。さらに文字の電送も容易になった。筆者がジャカルタに勤務した八十年代の初め頃、東京本社への文書通信は、日本語をローマ字で綴って、鑽孔テープを作り、それをフレクソライターという機器で電気信号化し、電話線で送信していた。

だが中国語には表音文字が無い。銀行を定年退職した後、日中合弁の小さな商社に二年余り勤務したが、北京本社との電信は、漢字に四桁数字の番号を振って、その四桁数字を羅列して送る。受領側では番号を人力で解読するというものだった。現在は漢字を図と捉えるドット化技術が使用されている。九十年頃、とある若手技術者がこの方法を実用化するのに成功した。これに最も大きな恩恵を蒙ったのが表音文字を持たない中国である。あっと言う間に、手機（日本語で携帯電話）が普及し、津々浦々までメールで漢字を送ることが出来るようになった。だが問題は色々あった。

日本語の場合、日本人は漢字で意味を察知し、仮名で正確に補って読み取る。しかし仮名を持たない中国語ではそれが出来ない。日本語のテニオハ（助詞）は甚だ便利なものだが、中国語には無い。その役目を果たすのは、専ら字の位置である。だが字の位置だけを頼りに読み解くのは決して楽ではない。そこでメッセージのフォーマットが欲しくなる。

当時筆者はさる筋から、中国人は五七五のフォーマットを使っているという情報を得た。半信半疑で無錫で十年も勤務していた友人の原得郎氏に実情を訊いてみた。何と「メッセージは全て五七五です」という返事が返ってきたのである。これはメッセージの話であって、漢俳の話では無い。しかし漢俳の普及に影響するに相違ないと思った。

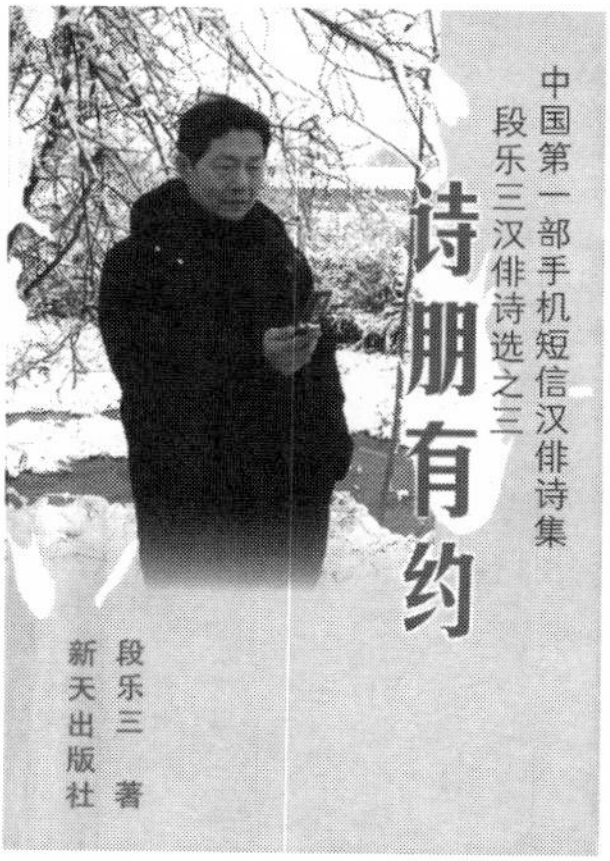

段楽三の漢俳詩選『詩朋有約』の表紙

果たせるかな、湖南省の長沙に住む段楽三という詩人が、これまでの古典詩を放擲して漢俳専門の結社を作った。さらに漢俳の総合雑誌『漢俳詩人』を発刊するに到った。段楽三の漢俳詩選『詩朋有約』という詩集では、段楽三が雪中ケータイを操作している写真が表紙になっていて、「中国第一部手機短信漢俳詩集」と副題が書かれている。内容は林岫主編『漢俳首選集』が古典詩詞をベースにした作品が多かったのに比べ、ほぼ完全な口語スタイルである。

世紀の変わり目に、漢俳は大いに発展して愛好者を増やしたが、質的には玉石混淆の時代に入ったと言えるであろう。この『詩朋有約』の作品を見ると、古典詩の流れの中で捉えきれない現代中国語の世界が広がっており、中国語を完全にマスターしない限り理解は難しい。

二十一世紀に入ると、晩年の林林は公的な催しに顔出しできない状態になるが、依然として文芸への好奇心を燃やし続け、漢俳の連作に挑戦している。それは古戦場や名所旧跡を詠むようなものではなく、驚くことに『早市写真』、即ち町中にあるマーケットで繰り広げられる賑わいを詠んだ「朝市の真相」である。これこそ国民詩「漢俳」の面目躍如たる作だ。日本人読者の一人として、このリズムを活かすには、短歌の連作を用いるしか無いと思った。

早市写真　　　　朝市の真相　　林林　今田述日訳

食品擇両旁　　　食品両わきに択び
顧客擁擠走中央　客は中央わけて行く
総為肚子忙　　　すべては腹のもとめるままに

争売的吆喝　　　売る叫び

高低声調交響楽
反映了生活

忽然夏雨降
忙把五花傘撑開
緊張得够呃

鳥鶏籠里叫
一下熱湯鳴呼了
手快毛抜掉

没有絞肉機
双刀上下肉成泥
価銭還便宜

屠家生意経
双手磨刀斬骨声

高低の声調交響楽
これ生活の反映なるぞ

忽然と夏の雨降り
五花の傘 咲くも忙し
緊張いっぱい

にわとりの籠に叫ぶを
熱湯の一かけに
毛は手早く抜かる

ミンチ機無く
双刀上下 泥と成る
肉の値段は安きにつけり

得意なり肉屋
双手に磨刀もち骨を斬る音

戯台的表情　　ステージの顔

鯉魚活是真　　活きたまま鯉は
還在盤中往外跳　　皿から跳ね出すを
賣時去掉鱗　　売るとき鱗ふるいて落とす

且停方便面　　インスタントラーメン
有魚有肉有鶏蛋　　魚有り肉有り卵有り
由你随心選　　選ぶは君がみ心のまま

嘴攙手也攙　　口賤し手もまた賤し
菜籃子装得満満　　満々の買物籠の
好吃頓美餐　　美食好ろしも

二十世紀から二十一世紀に移り変わる頃、日中両国の短詩人の交流を開拓したのは中山栄造が設立した葛飾吟社である。先の「中山栄造新短詩研討会」（一九九七年・北京協商会議所）に引き続き、「迎接新世紀中日短詩研討会」（二〇〇〇年・北京好苑建国商務酒店）、さらに「二〇〇四年中日短詩研討会」（二〇〇四年・北京首都大酒店）と、三度にわたり北京を訪問し、中国の中央詩壇と親密な交流の成果を挙げたのである。

この頃訪中すると、色々な中国詩人と交流するに到った。それらの詩人から詩集を頂くことも多くなった。何もお返しが出来ないのが心苦しく、遂にこう考えた。これらの皆様は何を期待しているだろうか。日本から来た筆者は詩詞も書くが詩詞集を編むほどのものとは思えない。中国の詩人もむしろ日本人が詠む俳句とはどんなものか知りたいのではないか。そして筆者の俳句を二百句選び、これに漢訳を付して一冊を作れば、些かの参考になるのではないか、という構想が浮かんだ。そこでまず作品を選び、これを漢訳し、鄭民欽先生に送って、まともな中国語になるよう添削をお願いしたのである。鄭先生は快くこれを引き受けて下さった。その結果二百句は次の通りの形式を用いて漢訳された。

漢俳型	一三八
五言双句型	三〇
七言双句型	二九
五七長短句型	三
計	二〇〇

これはなかなか面白い結果である。よく「漢俳は漢字十七字で俳句には似ていない」と言う人がいる。しかし現実に俳句を漢訳してみると、右の如く七割近い作が漢俳型になっていたのである。似ていないように見えるのは日本語と中国語の表現に差があることが原因である。一例を見てみよう。

瞳孔検査眩しき帰宅囀れり　　述

春末査瞳孔
回家眩暈自憐翁
頭上鳥声囀

「囀る」は春の季語だ。しかしそれは季語の約束で「囀」の漢字にそういう意味は無い。だから「春末」と補う必要がある。「自憐翁」の三字も原句には無い。だが言外には確かに自嘲に近い情がある。俳句の翻訳は事実上不可能だ、と語る林林の言葉は核心を衝いている。もちろん五言双句で簡単に訳せることもあるので、一概には言えない。

入院の妻の支度の避暑めける　　述

準備住院妻
聊似避暑装

ここまで漢俳育成の中核を担ってこられた林林先生が、九十代に入って次第に会議に出るのが困難になると、漢俳牽引の責務は林岫女史の双肩にかかってきていた。葛飾吟社では中山栄造主宰から、これまで中国現代詩壇との交流に力を注がれた林岫女史を、一度日本に招待しようという企画が持ち上がった。それには漢俳の普及について、日本で講演会を開くのが最も女史の望むところとの意見があり、俳句の国際化を中心に研究し、俳文学界の中心的存在だった尾形仂教授のご意見を仰いだ。その結果、『遊星』が春秋年二回開いていた集談会に、講師として林岫先生に登壇していただくことになったのである。

十一、林岫女史の漢俳解説講演会

二〇〇二年十一月十日、来日の林岫（りんしゅう）女史による漢俳の解説講演会が成城大学で開催された。これは俳文化誌『遊星』の第三十三回集談会の催しとして行われたもので、日中国交正常化三十周年を記念して葛飾吟社が招いた中国人講師による講演会として記録すべき会合であった。講演の演題は「俳句が中国から学んだこと・中国が俳句から学んだこと――華やかに発展する中国現代新短詩」である。当日は中国の女性教授による講演ということや、題材の「漢俳」は日本で殆ど知る人がいないということもあり、参加者が集まるか懸念されるところもあったが、蓋を開けると八十名を超える参加者が来られ、遠く名古屋や大阪から足を運ばれた参加者もあり、仲介者の葛飾吟社としても面目を施しホッとしたのであった。講演は筆記者によって正確に記録されていて、『遊星』が解散した現在、中国の詩人による最も貴重ともいえる講演内容を保存するため、発言の全てを転記することとする。最初の紹介は筆者が行った。

今田述　良い季節で何かとお忙しい中を、第三十三回遊星談会に大勢お集まり頂き誠に有り難うございます。本日の講師が林岫先生だということもあって、中にはわざわざ大阪や名古屋から上京された方もおられます。ご厚意の程厚く御礼申し上げます。

私は葛飾吟社の今田でございます。本日はピンチヒッターとして司会を仰せつかりました。と申しますのは『遊星』の代表であり、毎回司会を務めておられる関忠雄先生が、本年八月軽い脳出血を起こされ、幸い症状は軽かったのですが、まだ多少の言語障害が残っていて、今回は私に代行するように命じられたからであります。

さて皆様もご存じの通り、今年は日中国交正常化三十周年の記念すべき年であります。十月には旅行会社が企画した万を超える旅行者を人民大講堂に集め、記念式典を挙行するなどの政治的イベントがありました。また小澤征爾さんが指揮して北京でオペラやコンサートが行われ人気を呼んだようです。しかし残念ながら文学の世界では活気ある交流イベントが聞こえて来ないように思えます。

私たち葛飾吟社は、中国の詩詞を制作する小さな団体であります。お手元のパンフレットにありますように、創業者の中山栄造先生が一九八〇年代半ば頃から中国の詩壇との交流をしてまいりました。一九九七年と二〇〇〇年の二回にわたり北京の詩壇と詩詞の交流を致してまいりました。そのお礼ということもあり、国交正常化三十周年イベントを日本で行いたい。それには現代中国を代表する詩人をお迎えしたいと考えました。そして講演会の企画を尾形先生と関先生にご相談したところ、快くその機会をお与えくださいました。葛飾吟社のメンバーを代表しまして、厚く御礼申し上げる次第であります。今日は会員十五名ほどがお邪魔して本会をお手伝いしております。また葛飾吟社でご案内したお客様も二十人以上お出でになっておられます。

というような次第で、一方で葛飾吟社をご存じない方が大勢おられる反面、『遊星』をご存じない方もおられるわけで、ここで簡単にご説明させて頂きます。『遊星』は、一九八七年創刊されたユニークな俳文化誌であり、二十七号まで出版されております。その目玉は春秋、講師を迎えて行うこの集談会でありまして、過去数冊を繙いても内田園生、外山滋比古、尾迫利治、渡辺勝、鳴瀬桜桃子、有馬朗人、佐藤和郎、芳賀徹、星野恒彦、平井照敏、那珂太郎、ハルオ・シラネといった錚々たる講師陣をお迎えして、いわば俳句とその背景の文化を広い視野から探ることを目指して来ております。今回林岫先生をお迎えできたことは、恐らく『遊星』の先生方にとっても喜ばしいことと存じます。今日他の重要案件があって聴けないのが残念とのご回答も、金子兜太、小宅容義、加藤耕子ら多くの皆様から頂いております。

ところで日中両国の詩人は、奈良時代から明治時代まで詩型を共有しておりました。記録を見ても、古くは菅原道真が来日した渤海の大臣と交歓した詩がたくさんあり、近くは伊藤博文らが中国や朝鮮の高官と詩のやりとりをしております。大正以降、両国の詩詞の交歓は失われていきました。と同時に侵略戦争の時代に入りました。中国現代詩壇には日本との文芸交流復活の根強い願望があります。しかし日本の詩壇に往年の面影はありません。が、むしろこの百年ほど前から中国詩壇が日本の俳句文芸に注目するようになりました。大野林火を団長とする俳人の一団が北京に招かれたのは、文革終了間もない一九八〇年でしたが、このとき故趙樸初先生によって漢俳が初めて試されました。漢俳はその後林林、袁鷹、李芒先生等によって普及が図られ、漢俳協会を作ろうというところまで来ております。

本日の講師林岫先生も漢俳主唱者の一人であります。本日通訳をお願いした鄭民欽先生とともに略歴をお手元にプリントしておきましたのでご参照下さい。一九九七年に発行された漢俳初のアンソロジー『漢俳首選集』は林岫先生が編纂され、鄭民欽先生が日訳をされており、互いに阿吽の呼吸を心得た絶妙なお話しが期待されます。

本日、『遊星』側から頂いた課題は「俳句が中国から学んだこと、中国が俳句から学んだこと」となっていますが、むしろ課題を越えて中国の短詩のあり方や漢俳の特色について、日本では聴けないお話しを聴かせて頂けると思います。それでは林岫先生よろしくお願いします。

林岫　尊敬する『遊星』の皆様、また俳句界の重鎮の皆様、私たちは中国から日本に参りまして、日本の俳句界の皆様と漢詩のことについて交流できることを本当に心からうれしく思います。私たちが今日ここに座って、皆さんとこういう交流を行うことは、中日両国の文化の誼の一つのスタートではないかと感じております。中国の漢詩が日本に伝わってきて、日本にも日本の漢詩が生まれ、また最近、日本の俳句の影響を受けて、中国でも漢俳という新しい詩型が生まれるようになりました。詩歌の交流は、中日両国の人民の友情、また両国の文化交流と発展を促進することが出来ると思います。漢俳の生まれと発展は、このことを物語っています。

私の今日の講演のテーマは、「華やかに展開している中国新短詩」というものです。皆さんが日本のそれぞれの地方から、ここにお出でになって私の講演をお聞き下さることに、私は心より感謝の意を申し上げます。今日の話の内容は、大体三つの部分からなっております。その一は中国現代新短詩の勃興であります。

皆様ご存じのように、中国詩歌の歴史は非常に長いもので、もし最初の詩集『詩経』から計算すれば、既に三千年余りの歴史を持っています。その間に、社会、政治の変化や経済改革の大波につれて、半減したり衰退したりしたときもあれば、詩歌、文学自身の発展で、例えば仏教文化、西洋文化などの外来文化の影響によって、複雑に移り変わったりすることもありました。したがいまして、中国現代詩歌を研究すれば、現代アジア詩歌文学の主な状況と、趨勢を知ることが出来ると思います。

中国の古い詩歌は、その殆どが民間の歌謡体です。その内容は多く生産労働や日常生活と密接に結びつき、単純な構成と鮮明な言葉をもって真心を吐露するもので、面と向かって対話するように、素朴で鮮明な庶民の味と郷土色に満ち溢れています。

中国で一番古い短詩らしい詩は、いわゆる二言体、つまり一句に二文字しかない。これは例えば「暖竹」「飛石」とかいうもので、中国で一番古い詩歌の形です。『詩経』になると、大体四言体、四つの文字が一句になるという形になっております。四言体の形は中国語では二つの文字プラス二つの文字、そういう形になっております。勿論『詩経』の四の形は主に四言体、それ以外にも多少の多言体があります。例えば『詩経』の一番最初の詩、「関関雎鳩」ですか、あれも四言体です。漢の時代になると、大体五言体になります。五言体になると、大体二言プラス二言プラス一言という形か、又は二言プラス一言プラス二言、という形になって五言になりました。この五言体の、二言プラス二言に更に一言を加える、このことは、中国の文学史上では一つの偉大な改革と認められています。

漢の時代には五言詩が主流となっていましたが、魏と晋の時代になって、あの有名な曹操が、五言詩を変えて四言詩を書きました。それは立派なすぐれた詩です。だから中国の詩の歴史では曹操は偉大な詩人と評価されております。非常に有名な漢詩です。

対酒詠当、　　酒に対して詠おう

人生幾何。　　人生は幾ばくか

これは四言体ですね。このように民族文学としては、百花繚乱、いろんな形式の文学が必要です。

唐の時代になると、絶句と律詩、古風、古風の中にも歌行、五言体の中にも楽府、いろいろな形のものが生まれました。唐の時代に、中国の詩歌はいろんな形がそろって来たのです。唐代から数えて七百年間、清の時代までの間には、新しい詩型がふえることはありませんでした。

清の時代が終わって中国が近代社会に入ってから、中国では革命が起こりました。西側の詩歌の影響によって、中国でも自由口語体、中国語で新語と言いますが、自由詩が生まれました。しかし、一方で唐代から清代までの七百年間続いて来た古典詩の形は、今に到るまでそのままに生きていて、多くの人がこれを作っています。それを新語に対応して、旧詩と呼びます。これはいわゆる伝統詩です。

中国の歴史を知っている人はみんなご存知だろうと思いますが、この変化は中国の歴史においては、非常に大きな改革です。それ以後、中国の詩は二つの流れに分かれています。ただし、二つの流れになっていますが、伝統詩体（旧詩）の形は、唐代から清代までの七百年の間、そのままで何も変わっていませんでした。一九八〇年代の初めになって、漢俳が生まれたことにより変化が起こりました。漢俳が生まれたことは、中国の詩壇を驚かせた大きな変化です。

漢俳は五・七・五、十七音です。一九八〇年、日本俳人協会の大野林火先生を初めとする、一回目の俳人代表団が中国を訪問したとき、趙樸初先生、林林先生が日本の俳句の形式を模倣して、初めて十七音の五・七・五、三句編成の新体詩が生まれたのです。

作った場所は、中国に行かれた方はよくご存知だと思います。北京の北海公園に「仿膳」というレストランがあります。そこで食事をしているうちに、趙樸初先生が即席で最初の漢俳を作りました。その後間もなく中国で一番大きな新聞『人民日報』が趙樸初先生、林林先生、袁鷹先生、また何人かの先生が作った漢俳作品を、初めて発表したのです。

この変化は、中国の詩壇を非常に驚かせたと申し上げました。というのは、唐代から清代までの七百年の間、伝統詩の形式が全然変わっていなかったからです。先ほど申し上げたように、新詩、自由詩は西側の影響によって生まれましたが、定型詩の世界には変化がなかった。ところが現代になって初めて、定型詩に新しい詩型が生まれたのです。

漢俳を作る人の多くは伝統詩、旧詩を書く詩人たちです。だから、漢俳は多くの場合伝統詩体の形で作られます。しかし、口語体でつくるものもおります。つまり、自由詩を書く詩人と、伝統詩を書く詩人の両方が漢俳を作っているのです。

漢俳詩人は、殆ど北京と上海の両市に集中していますが、最初は三十数人しかいませんでした。間もなく大体千人くらいに発展していって、今は恐らく数千人が全国各地にいるだろうと思っています。今、中国の一部の省では、既に漢俳協会などという、漢俳の団体が成立しています。一番最初に漢俳協会が成立したのは山西省です。北京、上海、広東省、また湖南省の一部の市でも、漢俳協会が成立しました。また、漢俳の刊行物、雑誌も出版されるようになりました。例えば、北京の澄霞詩社、これは漢詩を作る詩社ですが、その刊行物の雑誌に全国各地から寄せられた漢俳の作品が掲載されております。

言うまでもなく、伝統詩を書く詩人より、漢俳を書く詩人の方がずっと少ないです。伝統詩の詩社は、全国で大体六百二十あります。これは今年五月までの統計です。一九八七年五月、北京で中華詩詞学会（政府による公的機関）が成立しました。今申し上げた六百二十くらいの詩社の多くは、中華詩詞学会の団体会員であります。

統計があまり正確でないのですが、六百二十詩社のメンバー、詩人の数は大体六万人くらいです。中華詩詞学会の会員は五千六百人くらい。中華詩詞学会は中国で一番大きな詩詞の団体で、中国ではこのような伝統詩を書く結社としては、一番大きな結社です。ただし、中国十三億の人口と比べれば、この人数は本当にまだまだ少ないのです。中国には最近、「風雅な人は詩を書く。詩を書く人は儲からない」という言い方があります。日本ではどうなのか一寸わかりませんが、中国ではそうなっています。

今、皆様のお手元にある資料に表があります。中国の詩の分類、詩の型のうち伝統的な漢詩の形、それから自由詩、漢俳と漢歌、つまり日本の短歌の形を模倣して作った中国の漢字の歌、これも新しい詩型ですが、それを入れて全部で八種類あります。もともと六種類あったのですが、漢俳と漢歌を加えて八種類になりました。

伝統の詩型には六種類あります。三言四句、五言三句、四言四句、五言四句、これは皆さんよく言われる五言絶句、六言絶句、それから七言絶句ですね。このうち五言絶句、六言絶句、七言絶句は日本の漢詩でもよく作られます。

現代中国の短詩に、漢俳と漢歌という新しい詩型が参加しました。この二つの新詩型は、日本の俳句と短歌の影響の上で生まれたのですから、日本の文化に感謝しなければなりません。これこそ中日両国文化交流の賜物だと思います。

漢歌とは日本の短歌を模倣して漢字だけで作った歌ですね。漢歌も中日文化友好往来の中で生まれたものです。漢歌の起源は、一九八〇年の春です。日本の西園寺公一先生のお招きにより、中国から巴金、謝冰心、林林等著名な作家たちが日本を訪問した際に、林林先生が日中文化交流協会会長だった中島健蔵先生のお墓に参り、日本の短歌の五・七・五の形を借り、中国伝統詩の創作方法を用いた漢歌を一首献上しました。林林先生は中島健蔵先生への深い思慕の念と弔意を寄せたのですが、この漢歌はその後、林林先生の詩集におさめられました。漢歌の創作は一九八八年頃になって初めて多くの中国詩人に受け入れられ、その長短不揃いな句の形式ゆえに、とりわけ伝統詩人に好まれています。

以上が現代中国新短詩の勃興、すなわち現代中国の新短詩の発生の状況です。次は現代中国新短詩の発展についてお話しします。

一九九六年二月、北京で中日歌俳研究センターが成立してから、漢俳と漢歌の発展は一つの高まりを見せていきました。その間に一寸した小さな議論が起こりました。その当時、二人の詩人が、「どうして中国人が漢俳を作らなきゃならないのか」という問題を提起しました。趙樸初先生は今は亡くなられましたけれども、中国で大変有名な方で、中国仏教協会の会長でした。その趙樸初先生が詩無国界、架木橋詩筆先。
（詩に国境無し、木を架けて橋となすは詩筆先ずる。）

という二つの言葉をもって、この質問に答えました。つまり、中日文化交流をしている人たちの中で、詩人は一番先に立たなければならないという意味です。この言葉によって多くの詩人が漢俳と漢歌を作るようになりました。

私個人としては、もともと漢詩を作っていました。漢俳をつくることになったきっかけを皆さんにご紹介したいと思います。私は、子供の頃から伝統詩を書く教育を受けました。私は早くから趙樸初先生や林林先生と付き合っていたとしても、当時は漢俳を作るという考え方は無かったでしょう。けれども、私は常々現代の早いテンポの社会で生活している詩人の感情を表現する、何か新しい詩型はないかと探し続けていたのです。一九八四年四月、日本の浜名湖で花見をしたとき、最初は五言絶句を作りました。その五言絶句を後で漢俳に直しました。それで、私自身も漢俳が出来たことに驚きを感じました。私は遂に現代詩人の感情を表現する、新しい詩型を発見したということを感じたのです。その後、私はたくさんの漢俳を書きました。

皆さんのお手元にある資料に五言絶句がありますが、それは、私が浜名湖で花見をしたとき最初に作ったものです。

初試桜花雨　　初めて試(あ)いし桜花の雨
疑忘煙火語　　煙火の語は忘れしかと疑う
風来一快襟　　風は来たれり一快の襟に
翠浪揺春嶼　　翠浪春嶼を揺する

という五言絶句を作りましたが、その後、これを

翠浪揺春嶼　　翠浪春嶼を揺する
浅立疑忘煙火語　　浅(しばら)く立ちて煙火の語は忘れしかと疑う
初試桜花雨　　初めて試いし桜花の雨

と直して一首の漢俳が生まれました（煙火語＝台所の語、引いては世間）。

中国の伝統詩より漢俳の方が字数が少なく、構成ももっと簡潔になります。中国漢詩の「起承転合」（筆者注。中国では起承転結は文章の場合に用い、絶句では起承転合という）を漢俳に直す場合は「起承合」になってしまう。このような簡潔で飛躍に富んだ変化は、書道で言う「白をもって黒を計算する」といったような効果を短詩の構成に与えます。

字数から見れば、漢歌は漢俳より十四字多い。伝統漢詩の創作過程と同じく十四文字で均整

の取れた七言二句をつくることが出来ます。ところが、上の五・七・五三句は長短句で、形式が不揃いであり、後の十四文字と著しい対象をなしています。一部の詩人は漢俳より漢歌を愛するのですが、それは内容の点で、漢俳より豊かであり、均整と不均整の入り混じった句の形式の変化による、表現効果を得ることができるからだと思います。

皆さんのお手元の資料には、林林先生と私の二つの漢歌が掲載されておりますが、上の三句は漢俳を構成し、七・七の二句が下につけてあります。林林先生の漢歌は「古詩の縁を光大にする」という漢歌ですが、大体こういう内容です。

往事越十年、
人文往還天下先
光大古詩縁
李白晁衡佳話在
和風寒月応同天

往事十年を越え、
人文の往来天下に先がけ
古詩の縁を光大にす
李白晁衡の佳話在りて
和風寒月同天に応ず

私の漢歌は、「富陽（地名）にて朝の鳥の鳴き声を聞く」です。

山雨細如絲

山雨は細く絲の如し

朧上一犁春意満　　朧上の一犁 春意満つ
桃紅三両枝　　桃紅二三の枝
清暁檐前聞鳥語　　清暁檐前に鳥語を聞く
分明昨夜夢中詩　　分明なり昨夜 夢中の詩

ところで八〇年代の初期、漢俳と漢歌は中日文化交流に携わる、ごく一部の文化人にしか作られなかったのですが、中国詩人に受け入れられていくにつれ、抑えがたい溌剌とした精神的な活力をあらわしました。これはあたかも唐の時代の詞が日本に伝わったときの状況に似ております。詞を喜んで受け入れた嵯峨天皇はは大臣たちとともに喜んで詞を模倣して楽しんでいました。漢詩が日本文学史において千年余りたって、今になっても衰えていないことと、現代中国において漢俳、漢歌が生まれたことは、歴史の必然的な道理であり、また中日両国人民の一衣帯水のよしみによる、必然的な結果でもあります。

今、日本の俳人・歌人代表団は毎年中国を訪れ、交流をおこなっていますが、漢俳、漢歌という短詩文学によってかけられた友情の橋は、あたかも趙樸初先生が言われたように、すでに中日両国詩人の相互理解と、友好親善の重要なチャンネルとなっています。新世紀に入ってから、中日両国の詩人の往来・交流はますます多くなり、短詩文学交流を通じて、互いに学び合うことも、新しい話題となって来ました。

去年の五月、北京詩人のある会合で、私が俳句と漢俳のことを紹介した時、ある詩人から「中国の詩人は日本の俳句からどんなことを習うことができるか」と質問を受けました。その時、私は次のように答えました。「中国の詩人は、日本の俳句から簡潔と即興を学ぶことができます」と。「では、日本の詩人は中国の詩からどんなことを学ぶことができるか」との問いに対しては「日本の漢詩人は、漢詩を作るとき、既に中国の漢詩からたくさんのものを習っていましたが、現在では日本の詩人は中国の漢詩から、細部描写と詩の方法、構造とか仕組みとか詩法を学ぶことができると思います」と、このように答えました。

その当時、私は、中国の詩人から贈られた日本俳句の中国語訳の本を読んだのですが、その中国の本を見ると、やや複雑に余計な言葉を入れて俳句を翻訳したのではないかと感じたのです。言葉の問題で、中国の詩人が日本の俳句を学ぶ場合は、やはり少し障害があると思います。日本の俳句は非常に簡潔ですが、そのまま翻訳すると、中国人がそれを読んでもわからないかもしれないと思い、訳者が余計なものを入れたがるからです。私は日本の俳句を勉強するには、まず日本語を勉強しなければならない。そして、日本語を少し分かった上で、俳句を勉強すれば、日本の俳句の余情など、真のものを学ぶことができるというふうに考えております。

例えば芭蕉の句、

枯れ枝に烏のとまりけり秋の暮

これをもし中国語に訳せば、たった一行だけでもその句の意味を表現することができます。

枯枝栖烏秋向暮

ただし、中国人の鑑賞の習慣、また中国の伝統詩の詩法からいうと、この一句だけでは一寸これは詩にはならない。だから中国人はそれを翻訳する場合に、余計なものを入れるのです。日本の俳句は十七音しかなくて内容が限られていて、漢詩一行の分量しかないので、できるかぎり簡潔にしなければならない。したがいまして、俳句の創作はその多くが景に即して趣をなし、ことに即して情を誦する。即ち往々にして即興で詠むのです。だから、俳句の諧謔、ユーモア、からかい、視点的な主張などの特徴も即興性が強くかかわっていると思います。

この芭蕉の一句について、中国の詩人が芭蕉の意味するところを表現する場合、恐らく屈折的な詩法をもって、枯れ枝にとまっている烏の様子とか、又秋の暮れのありさまなどを描かなければならないと思うでしょう。そうすると、その内容は俳句よりずっと多くの言葉を費やし、内容も複雑になるのです。中国人がこの芭蕉の句を書く場合は、こうなるかも知れません。

栖烏秋向暮　　烏栖みて秋は暮に向かい

瘦影苦凄清　　瘦せた影 凄清に苦しむ
寂々枯枝上　　寂々たる枯枝の上
臨風獨自鳴　　風に臨み独り自ら鳴く

芭蕉が一句で表現したことを中国詩人が書く場合は、枯枝がどうなっているとか、秋の模様はどうなっているとか、そのような細かいところまで書くようになります。そうしますと、その内容は芭蕉の句よりずっと複雑になります。枯枝とか、鳥とか、秋とかについてそれぞれ書かなくてはなりません。その面から言えば、中国詩人は日本の俳句に、簡潔ということを学ばなければならないと、私は感じております。一輪の花や、一つの秋山などを描く場合は、中国の詩人がなるべくその特徴を全面的につかもうとするのに比べ、日本の俳人は簡潔に一枚の紅葉、または一筋の煙や一片の雲をとらえて描くだけで十分であると思い、これが日本の俳句の特色だと思います。

北京に来た山東省のある詩人が、私に彼の作った五言絶句を見せてくれました。そして「あなたはどうして漢俳を作るのか」と尋ねました。私は彼の作った五言絶句を、三組漢俳の形に直して、その作品を彼に見せて、「この直したものと、前のあなたの書いた五言絶句の意味は全く同じである。言葉遣いは前よりもっと簡潔になった」と言って、「これで、私が漢俳を作る」という意味を彼に説明しました。

もちろん、すべての五言絶句を漢俳に直すことができるとは限りません。ただし、できる場合は、やはり漢俳のように簡潔に直した方がいいのではないかと思います。それで、この詩人もこれによって漢俳を作り始めたのです。

多くの日本の漢詩人による中国古典詩の学習を通じて、中国詩の豊富多彩な語彙、奇抜な詩法発想、そして千変万化の表現法が、日本漢詩人の創作及び日本民族文学の発展に、大きな影響を与えました。これは書道においても同じです。日本の書道は中国の書道をたくさん学びましたが、日本の仮名書道自身も大変すばらしいものだと思います。

日本文学の中に深く入り込んだ漢詩が、千三百年余りたった現在でも、漢語発音でその意味を表現するという、客体による文学の形式を一貫して保ち続けていることはそれ自体、漢語の魅力を物語っているのです。平安時代の初頭の日本の漢詩、鎌倉時代から室町時代までの四百年間に禅僧、五山を中心とする詩僧たちが作った漢詩は、唐詩を模倣する跡が多少あったとはいえ、やはり、漢音と漢詩詩法で日本詩人の感情を表現する、すぐれた作品を多く残してくれました。文化の交流は双方向なものであり、学び合うことも双方向なものであると私は考えております。今日の日本詩人にとって、文化的因縁を持つ漢詩から、自分に有益なものを学び取ることはまた楽しからずやと私はつくづく思うのです。この面から言えば、俳句を勉強する中国人より、日本の漢詩人の方が道は容易でありましょう。

今、中国では、漢俳を作る人は、ほとんど日本語のわからない人です。日本語がわからない人が俳句を勉強する場合は、これは大変難しいのです。中国人が俳句の漢字を見ただけで、俳句の意味を理解することはとても無理ですが、日本人は漢詩を読んで、日本独特の読み下しの方法で漢詩を鑑賞することができます。ただし漢詩を真に理解することは容易なことではないと思います。漢詩を真に理解するためには、漢詩の詩法、作者の詩を作る方法を理解しなければなりません。もし詩法を理解しなければ、真に漢詩の奥義を理解することは難しいのです。

例えば大変有名な唐詩ですが、

白日依山尽、黄河入海流。（註参照）

この詩を読んだ日本人はたくさんいらっしゃるとおもいますけれども、これを、もし詩法から理解すれば、単なる内容で理解するより、もっと深い意味がわかるだろうと思います。

（註）

登鸛鵲楼　　　　鸛鵲楼に登る　　朱斌
白日依山尽　　白日山に依りて尽き
黄河入海流　　黄河海に入りて流る
欲窮千里目　　窮めんと欲す千里の目

更上一層楼　　更に上る一層の楼

朱斌＝盛唐の詩人。彼の作はこの五言絶句一首だけしか残されていない。

「白日依山」の中の「白日」は詩法によればそれは点です。これは点の運動です。「黄河」というのは線です。これは線の運動です。中国の詩人から見れば、これは点と線の点線経営法。多くの唐詩の中に、この方法が使われています。例えば杜甫の

両個黄鸝鳴翠柳　　両個の黄鸝 翠柳に鳴き
一行白鷺上青天　　一行の白鷺 青天に上る

二羽の鶯が翠の柳の間から鳴いている。二羽の鶯は二つの点です。その次の一行の白鷺は線です。これが点と線。

多くの唐詩では、点、線、面という方法で詩を作ったのです。自覚してこういう方法をつくる詩人もいるし、またそのような自覚を持っていない詩人もいます。自覚を持っていない詩人は、詩を書くときはこういうような字句も出てくるかも知れませんが、理論的には、どうして自分はこんな詩を作るかという原因がわからないわけです。自覚性のある詩人は、詩を書く場合はおのずから大自然の風景から、点、線、面のことを捉えて詩を作るわけです。点、線、面

以外には、まだ何かあるかと問われる方がいらっしゃるかも知れませんが、それ以外はないと思います。

ピカソが言ったように、「世界の万物は全部、点、線、面からなる」ということですね。だから、彼は立体画を作ったわけです。中国の唐詩には、そういう詩がたくさんあります。「春江花月夜」という詩は唐詩の代表ですが、これも点、線、面ですね。「春の川」は線、「月」は点、「川のほとりに花が一面に咲いている」は面です。詩人がこの方法を使って詩を作れば、その詩は成功するだろうと思います。

話が戻りますが、この二句ですね、

白日依山尽
黄河入海流

さっき申し上げましたが、点と線の運動。その次はこうなります。

欲窮千里目
更上一層楼

詩人が高いところに立って点と線を眺めれば、その視野はさらに深いところへ発展していきます。すると、人物や事柄も発展していくわけです。その人物の活動と事柄によって、詩人の哲学思想が生まれてゆくわけです。

子供のころ詩をならったときに、先生から詩の上の二句は「画」である。「画」というのは、自然の風景。その下の二句は説である。「説」というのは、感情であると教えられました。だから、自分の見て描いた画から自分の感情が生まれた。その感情を述べることです。したがいまして、真に漢詩の奥義を知るには、漢詩の表面的な内容ばかりではなく、漢詩の創作、詩法、そして詩人の考え方、哲学思想の面まで理解しなくてはできないだろうと思います。

それでは第三の部分、「未来発展の傾向」について、述べさせて頂きます。和風漢俳を起し、それが発展して漢歌も生まれましたが、両者は単純に移植されたものではなく、日本の俳句と短歌に促進されて生まれた中国の新短詩です。形式から見れば、漢俳と漢歌はそれぞれ俳句と短歌の形を取り入れたと言えますが、押韻が要求され、また音律の点では漢詩の伝統に基づいて平仄による抑揚と音楽美が求められます。

漢俳と漢歌は生まれてから、既に二十二年の時間がたったので、次第に成熟してきたと思います。今後、漢俳と漢歌発展の傾向としては、次第に季語無視と素材多様化という、二つの方向に向かって発展していくだろうと思います。

季語の制限は、漢俳と漢歌が流行したときから始まったのですが、俳句よりずっと緩やかでした。というのも、中国大陸だけでも東西南北で季節の変化の差が大変大きいからです。

例えば梅の花、海南島では冬でも梅の花が咲きます。だから、冬梅とか春梅とか、地方によってどう分けるか、ひとつの問題になっています。したがって、中国でも地域や気候に応じて変わらなければなりません。短詩はそもそも簡潔を求めるから、一首の詩に季語または季感語、つまり季語のかわりに使う言葉を使わなければならないと規定すれば、短詩の内容にきっと影響を及ぼすに違いないと思います。鷹羽狩行先生のエッセイ、『胡桃の部屋』(ふらんす堂、一九九一年)は、この問題に触れていますが、林林先生は鷹羽狩行先生の意見に大いに賛成していました。漢俳と漢歌は、これらの素材の多様化へ発展していき、さまざまな世相、人生、感触、理性的な思考などを内容とするため、季語にこだわらないのは必然の勢いとなっています。

今、青少年、とりわけ大学生の漢俳作者は年々増えつつあります。一九九〇年、日本航空が国際俳句コンクールを催しました。そのとき中国では、上海と北京の二つの都市だけで、一万近い漢俳作品の応募がありました。一九八九年、国際俳句交流協会が生まれました。一九九四年、芭蕉生誕三百年祭に際して、中国の詩人から多くの作品の応募がありました。一九九六年には日本の短詩協会が、タイで国際シンポジウムを行いました。私と鄭民欽、二人の作品も参加しました。一九九〇年から二〇〇一年までの間に、私は北京、忠県(重慶市)、済南、甘粛省の天水、青島などの地方で、九回にわたって短詩創作講座を行いました。そこから多くの青少年の詩作者が、漢俳や漢歌に極めて大きな興味を持っていることを発見しました。私は三回調査をしましたが、その結果、青少年たちが最も好きなのは、自然風物詩よりもむしろ哲理を含み、人生の苦楽を訴え、我が意の喜びと憂いを詠う短詩の方です。青少年のこうした傾向も、ある程度これからの漢俳、漢歌の素材の方向をあらかじめ示していると言えましょう。

現在、中国では一番最初に漢俳研究、漢俳研究会を成立させた山西省に続いて、北京、上海、雲南省などの省が直轄して続々と漢俳研究、または創作の団体を作りました。湖南省益陽市は小さな都市ですが、この市の有志者は、漢俳の雑誌を刊行し、現地の漢俳作者に発表と交流の場所を提供しました。特に喜ばしいことは、黒竜江省、青海省、新疆ウイグル自治区、甘粛省等、中国の辺鄙なところにも漢俳を作る詩人が出て来たことです。

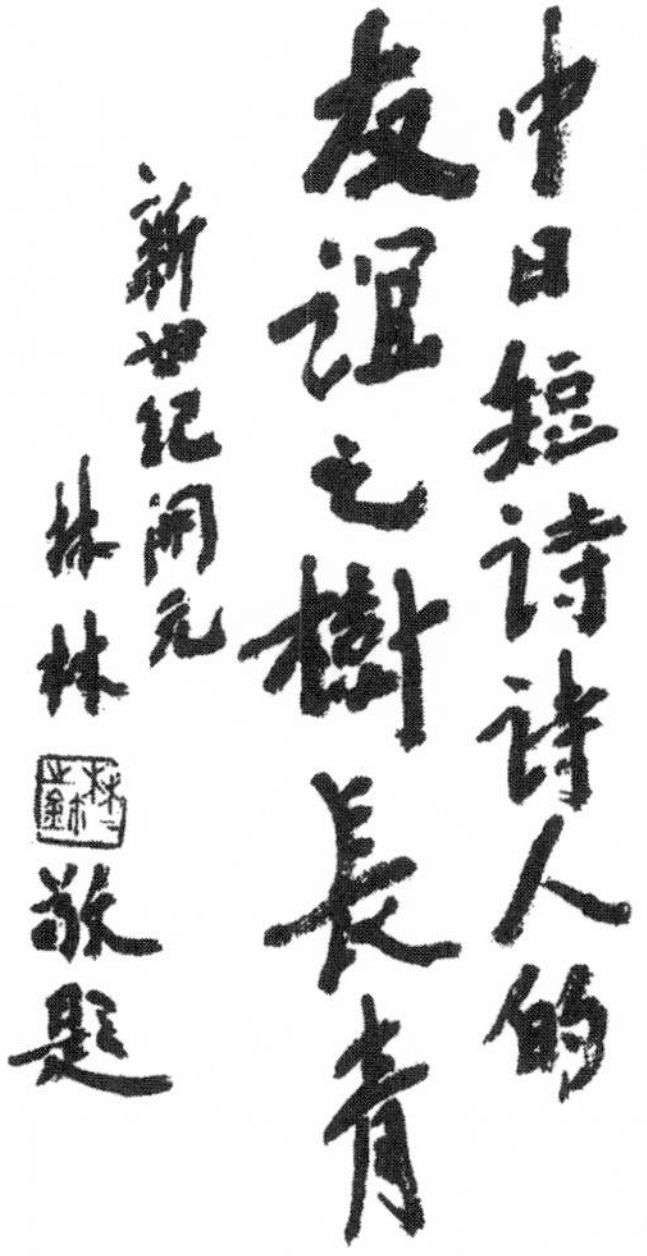

迎接新世紀中日短詩交流大会における林林先生の揮毫

一九九七年九月、私たちは北京で千葉県の中山栄造先生たちと短詩国際シンポジウムを成功裏に導きました。引き続いて去年、北京で行われた「迎接新世紀中日短詩交流大会」は、大きな成功を収めました。林林先生は感激の余り、「中日短詩詩人の友誼の樹は長く青し」と揮毫して、両国詩人の共通の願いを言いあらわしました。

世界はますます小さくなっています。新世紀に入ってから、両国ないしもっと多くの国の文学的特徴を併せ持った多国籍文学は、ますます盛んになっています。短詩は疑いもなく、このような文学の先駆者です。多国籍文学のことを「ファジー文学」と称した人がいますが、これは各国の特徴を曖昧にされたり、融和されたりすることを心配したためだろうと思います。確かにファジー、また各国の本という文学的特徴への融和の問題はありますが、一方、相互融和の結果として、本という文学以外の場で新しい短詩の花が咲き、実を実らせるようになり、H反応で高エネルギー素粒子が生まれるように、文学の進歩でもあるのです。

したがって、中国文学がこうした融和と曖昧さによって、その特徴を失うことを心配する必要はありません。無いばかりではなく、却って外国文学のすぐれた部分を取り入れ吸収した上で、文学をさらに豊かにすることができると思います。エズラ・パウンドは、前世紀の初めごろ、中国唐詩の律格を習い、そして唐詩の一部の句の詩法をもって英文詩を更新しました。日本で有名な小説家紫式部は、『源氏物語』の中で中国の長恨歌など、多くの漢詩の境地をそのまま活用しています。現代中国の詩人は、俳句と短歌を習って漢俳と漢歌を創立したことによって、中国の現代詩歌を潤沢にしました。中国の漢詩、日本の俳句と短歌を、世界各地に流れた人々のことを、歴史は必ず記録するだろうと思います。俳句の国際化は、中国文学に影響をもたらしたことでも立証されます。歴史はまた日本で漢詩を拡げ創作する詩人たちのことを、しっかり記録するだろうと思います。彼らは国際詩壇における火の伝播者プロメテウスです。

私は当然のことながら、中国の漢詩、日本の俳句と短歌を世界各地に拡げた火の伝播者たちのことを、想い巡らすようになりました。彼らは世界文化の交流と進歩、また各国人民間の相互理解、友情促進のために大きく寄与しました。日本の俳句、短歌、自分の民族詩歌を日本国内だけでなくて、世界に拡げたのです。また、日本国内ではお茶の缶にまで俳句が印刷されています。それを見て私は大変感激しました。中国の漢俳は、国際俳句の新しいメンバーです。世界で一番人口の多い、詩歌歴史の一番長い、中国の肥沃な土地に成長していく漢俳は、広々とした発展の空間を備えています。

一昨年（二〇〇〇年）九月二十三日、趙樸初先生が亡くなりました。趙樸初先生が亡くなった後、ある記者から「あなたたちは、まだ引き続き漢俳を書くのか」と聞かれました。しかし実際は現在、漢俳や漢歌を書く詩人は前より多くなっています。これは、漢俳や漢歌が中国で根を下ろしていることを物語っています。したがって、私は新しい世紀に中国の近代化と経済の高度な発展に伴って、より多くの詩人が新短詩創作の高まりに身を投じ、中国では必ずや「漢俳山の如し、漢歌海の如し」といった壮大ですばらしい景観に到るに違いないと確信しています。

最後に、林林先生の「中日短詩詩人の友誼の樹は長く青し」という一句をもって、私の講演を終わらせて頂きたいと思います。ありがとうございました。

（『遊星』29号、二〇〇三年）

以上を以て林岫女史の講演記録の再録を終わる。速記記録をわざわざ再録した理由は、第一にこの講演が「漢俳学会」成立の三年前にあたる二〇〇二年に行われたこと。従って二十一世紀に入った時点の状況が良く分かること。第二に中国古典詩（日本で漢詩と言われる）を作るには何を学ばねばならないか、が良く分かること（日本では太刀掛呂山の『だれにもできる漢詩の作り方』のような基本ルールを書いた本しか無い）。第三に中国において漢俳・漢歌がどのように受け入れられているかを知ることができる。第四に漢俳が今後世界的に取り上げられる可能性について考えられる。その展望の参考になる。第五に、優れた漢俳詩人である林岫女史の名講義は、他に類例が無い貴重なものであること。更にはこの講演から二十年を経た現在、これを収録した『遊星』がすでに廃刊となり、入手困難であることから、記録として再録すべきと思ったからである。この講演はまぎれもなく、中国古典詩を創作してみたい日本人に読まれれば役立つに違いない。ただ筆者の個人的疑問点もある。

それは林岫女史が、「漢俳」を徹頭徹尾「詩」として見ており、「詞」としては見ていないことである。漢俳は五七五の三句から成る長短句である。従って「小詞」と見るのが自然ではなかろうか。事実、鍾敬文は林林の著した『日本古典俳句選』の序文で、「漢俳」を「小詞」と呼んでいる。言うまでも無く「詩」と「詞」は中国短詩文芸の車の両輪であり、これを統括する国家機関を「中華詩詞学会」と呼ぶ所以である。「詞（つ）」には何百と詞牌があり、短いものは小令と呼ばれ、「十六字令」の詞牌は十六字で漢俳の十七字より一字少ない。林岫女史は幼年時代から詩を書くことを鍛えられ、長じて唐代文芸を専攻する学者になられた。最初に日本へ来て浜名湖の花吹雪に逢い、五言絶句を漢俳に直すという経験を持ち、その感動が大きく、唐以来七百年不変だった詩型に新しい詩型が加わった感慨に浸ることができた。しかし、もし漢俳を詞（つ）と見るならば、唐代から現代に至るまで、詞（つ）牌は作られ続けてきたと言うべきかも知れない。このように、漢俳は「詩」と見るか「詞」と見るか、或いはそのどちらでもなく全く新しい国民詩と見るか、評価が定まっていない。

十二、中国漢俳学会の成立

十章で葛飾吟社が三度北京において短詩研討会を開催したことに触れた。その最後の北京首都大酒店で行われた二〇〇四年中日短詩研討会は、この年の十一月に行われ、前二回とかなり様相を異にするものであった。前二回は純粋に詩詞の研究討議で和やかな雰囲気に終始したが、この年は中国側の主催で、冒頭に元文化部副部長たりし劉徳有氏が登場し、中日両国が詩詞を通じて交流することの意義を賞賛された。政府の見解を示す挨拶があったのは初めてのことである。この劉徳有氏は当代きっての知日派で、日本人と全く変わらない日本語を話せる人物である。挨拶はまず日本語で行われ、ついで中国語で同じように語られた。非常に多忙の中、この会合にわざわざ顔を出された重要性が感じられた。

年が明けると中国対外友好協会から、三月二十五日に中国漢俳学会の成立式典を開催する。貴殿を招待するので出席の可否を返事して欲しいとのメールが入った。この新学会の開設については数年にわたり噂があったから、それほど驚かなかったが、そのイベントの盛大さには驚かされた。会場は対外友好協会を全日使用し、来賓のホテルは北京飯店。前夜祭は北京ダックの名舗

「全聚徳」の本店で行われた。招待の窓口は対外友好協会の董振華氏で、招待状は現代俳句協会、俳人協会、日本伝統俳句協会、日本国際俳句交流協会宛に出され、詩詞の団体としては中国詩壇と交流の深い葛飾吟社が招かれた。北京の董振華氏からは再三電話があった。それによると各俳句協会のなかで参加を承諾したのは現代俳句協会だけで、他の協会は回答が無く事実上欠席ということだった。

趙樸初翁が漢俳第一号を詠んでから四半世紀、ついにこの世紀の成立大会を迎えたというのに、日本の俳壇の熱意は冷め切ったことが窺われた。筆者は葛飾吟社の立場で見ていたので、その退潮の早さに驚いたのであるが、実際に汗水垂らして漢俳の普及に尽力したのは金子兜太率いる現代俳句協会だけだったことを思えば仕方が無いのかもしれない。しかし第四の協会たる国際俳句交流協会がこのようなイベントに参加しないのでは、当協会設立の趣旨に反するのではないかと思った。そこで会長の有馬朗人さん宛に「中国は田中角栄氏のケースでも分かるように最初に井戸を掘った人の恩は永久に忘れない。是非人を派遣されることをお薦めします」という趣旨の手紙を書いた。大会への出発が迫った前々日、有馬さんからファックスが届いた。それは私の提言を謝するとともに、「当日は北京に居るので祭典には顔を出します」というものだった。私はすぐ北京の董振華氏に電話し、有馬さんが参加するそうです、と話した。董振華氏は「そうですか。分かりました」と言うので私も安心した。

ところが北京の現場は大変だったらしい。有馬さんは元文部科学大臣、一方漢俳学会初代会長に就任する劉徳有氏は元文化部副部長（文部次官）だから相知る筈だ。有馬さんが来る、来ないでは式次第が違ってくる。董振華氏は北京の外国人用のホテルを全部調べたが予約は無い。「今田先生は有馬さんの訪中をどこから聞いたのですか？」と電話が掛かってきたので、「有馬さんから直接ファックスが来た」と返事すると「そのファックス転送出来ますか？」と言うから送付した。翌日、中山先生等葛飾吟社の参加スタッフと北京へ飛んで、夕方には前夜祭会場の「全聚徳」へ行った。メインテーブルで金子兜太さんに挨拶したが、有馬さんの姿は無い。董振華さんに連絡がついたか訊くと、八方調べたが遂に不明。明日の式次第は「有馬アリ」と「有馬ナシ」と二通り作ったという。「いやーそれは大変だね」とその苦労を労った。

有馬さんはその翌日式典開始の三十分前に飄然と現れたという。司会の董さんは「有馬アリ」の式次第で開会を宣言出来た。有馬さんが何故そんな忍者の如き行動を取られたのかは、ついに分からなかった。察するに国際俳句交流協会に旅費の心配を掛けないように、物理学者としての大学の出張を兼ね、当日午前だけは漢俳学会の式典に出られたのかも知れない。式典終了後は、昼食会には出られたが、午後のシンポジウムは割愛して帰られた。

董さんの式次第はこれで完璧になった。まず初代会長に就任の劉徳有さんからご挨拶があり、次いで日本大使館から書記官が来て大使の祝辞を代読した。これほどの記念すべき祝典に大使が参列しないのも不可解な話である。それだけに元文部科学大臣の有馬さんが参加されたことは、大会を盛り上げるのに相応しかったと思う。かくして祝辞の一番バッターは有馬さんとなったが、これが又驚くべき発言で始まった。

「私が俳句会の大先達金子兜太先生を差し置いて、先にご挨拶するのには理由が二つあります。第一の理由は五十音順で有馬のアは金子のカより先に来ます。第二の理由はアルファベット順ではＡＲＩＭＡのＡはＫＡＮＥＫＯのＫより先に来ます」。司会の董さんがすらすらと中訳し一場の笑いを誘った。ところが次の言葉で絶句する。何と有馬さんはこう述べたのである。「しかし、寄席へ行くと真打ちは後から出ます」。

董さんは「真打ちって何だ？」と慌てて仕舞う。すると会長の劉徳有さんが、待ってましたと立ち上がり中国語で説明、一堂を大きな笑いに誘った。まるで脚本があるかの如き挨拶が続く。真打ちの兜太さん、葛飾吟社の中山主宰と一巡し、最後に葛飾吟社の持参したお祝いの磁器額皿が劉会長に手渡された。それは有田焼の名舗深川製磁の深川巌さんにお願いして、牡丹の花絵柄の磁器皿に林林の次の漢俳を焼き込んでもらったものである。

牡丹

胆識冠群芳

因抗女皇貶洛陽

国色更増光

牡丹　　林林

胆識(たんしき)群芳に冠たり

女皇に抗(さからい)しに因り洛陽に貶(おとしめ)らる

国色更に光を増す

武則天（日本では則天武后という）が全ての権力を手にしたので、冬に全ての花に咲けと命じた。だが牡丹だけが従わなかったので長安から洛陽へ追い払われた。しかしその後国花になったという味わい深い寓話に基づく一首だ。劉会長が式場で高々と額皿を掲げながら、朗々と読み上げられ、式典を締め上げた。

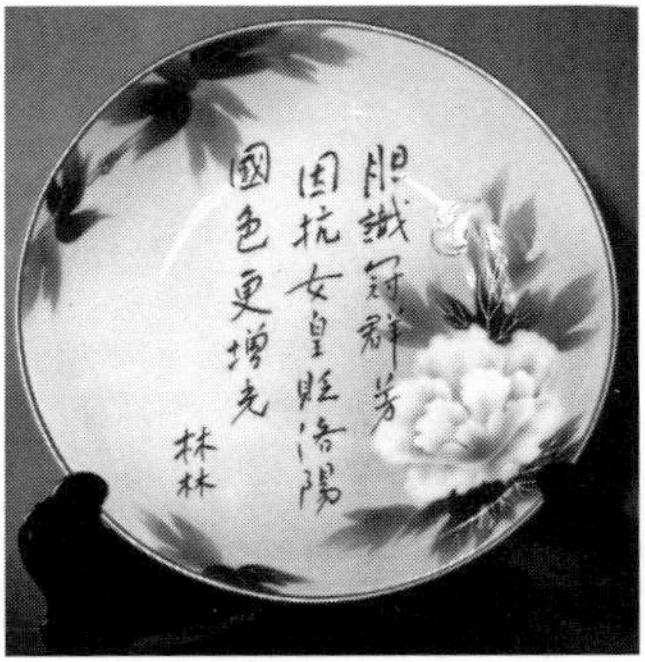

葛飾吟社の持参したお祝いの深川製磁製、有田焼・磁器額皿

昼食時董さんに会ったので、「司会ご苦労様。あんな会長の通訳なんて骨が折れるよなあ」と労ったら「針の筵ですよ」とぼやいていた。懐かしい思い出だ。午後はシンポジウムで、中国側、日本側二名が基調スピーチをした。日本側は倉橋羊村さんと私。羊村さんが「日本の俳句協会」について説明した。この説明は私も曽て求められたことがあるが、その違いを外国人に理解してもらうのは至難の技だ。私は「俳句と漢字文化圏」の話をした。戦後漢字文化圏から、朝鮮半島の二国やベトナムが抜け、今や国民教育で漢字を教えている国は、台湾を含めた中国と日本だけになってしまった。その二国がこうして漢俳を通じて誼を結ぶのは意義深い。だが漢字の略字制定作業などについては政府間で話し合う協力が出来ないだろうか。例えば広島の広は中国では广である。話し合えばどちらかに統一出来たかも知れない等と述べた。

漢俳学会はめでたく誕生したが、これを中華詩詞学会から分離独立させることを主張してきたのは、国務院直轄の対外友好協会である。反対してきたのは文化部（日本の文科省に相当）であった。最後に妥協案として所属は国務院下の対外友好協会、会長は文化部側から出すということで落着したという。よって漢俳学会劉会長宛の書簡に対する返事は対外友好協会から来る。曽てNHKがどうしても分からず、私に説明を求めてきたこともあった。

翌日の帰国便は、兜太さん率いる現代俳句協会や兜太さん主宰の結社「海程」のメンバーと一緒になった。偶々飛行機が遅れ、空港で二時間近く待たされたので、結果として兜太さんと長話になった。「海程」の女性会員が「先生出来ました」と俳句を持ってくる。一見して「ダメだ、こんなの」と一言で退ける。そんな間を縫って、私が有馬さんに参加を促し、式典に参列された経緯を話した。兜太さんが驚いて「そうだったんですか、いや今田さんよくやってくれましたね。有り難う」と心から感謝の意を示された。「漢俳学会会長の劉徳有さんは元文部次官だから、有馬さんとは旧知の関係があるはずです。出ると出ないでは中国政府への心遣いに大きな差が生じます。日本はこの歴史的祭典に大使すら顔を出さなかった。だが個人的意思による参加とはいえ、元文部科学大臣が出席したことで、文化国家としての面目を施したと思います」と説明すると、「いや、その通りです」といたく喜んでくれた。

兜太さんは私の十年先輩、林林先生は兜太さんの更に十年先輩である。今は亡きこの二人の巨人が、無名の私に親しくして下さったのも漢俳のお陰と思う。中国は最初に井戸を掘った友人を忘れない。この日「漢俳学会」の設立に最後まで指導力を発揮した林林先生は九十五歳で、会場に姿を現すことは出来なかったが、この世紀の祭典に金子兜太と有馬朗人の二人が来て祝辞を述べたことを喜ばれたに違いない。

十三、『中国漢俳百家詩選』の刊行

二〇一一年、巨星林林先生が亡くなった。享年一百一歳。林林長年の夢であった「中国漢俳学会」が二〇〇五年に成立したことは、どれほど彼にとって大きな達成感を齎したことだろう。中国の文芸史に国民詩が登場したのである。読者が前章でその成立の様子を知ったように、その情報は精しく林林の耳に届いたことであろう。初代の会長には劉徳有氏が、副会長に林岫(りんしゅう)女史が就任したが、中国古典文学の教授であり、中国書法家協会の副会長でもある教養人の林岫女史を中核とする体制は心強い布陣であった。

林林翁逝去から二年後の二〇一三年、林岫女史編纂の『中国漢俳百家詩選』(綫装書局)が刊行されたるに到るのであるが、一九九七年に漢俳初のアンソロジー『漢俳首選集』(三十三名掲載)を編纂した彼女にとって、二回目のアンソロジー編纂であるから編纂手法に迷いは無かったと思われる。詩人としても、古典文学教授としても熟練の才能を示し、書家としても見事な筆の走りを披露する。そんな彼女は如何なるプロセスを歩いて漢俳の世界に入ったのであろうか。

彼女の漢俳第一号は一九八四年四月、桜花満開の浜名湖の湖畔で生まれた。その第一号が生まれた経緯は、十一章の通りであるが、もう一度振り返って見よう。

彼女が語ったところによると、それは偶然だったという。彼女がこの春日本の土を踏んだのは、書道の催しで招かれたのであった。彼女は当時の様子を次のように話してくれた。浜名湖畔の桜は夢を見るような勢いで散る。古典詩の詩人はそれを最も短い詩型の五言絶句に纏めようとしていた。湖では小島が浪に揺れている。詩人の構想はこう進んでいた。

初試桜花雨　　初めて試(あ)いし桜花の雨
疑忘煙火語　　煙火の語は忘れしかと疑う
風来一快襟　　風は来たれり一快の襟に
翠浪揺春嶼　　翠浪 春嶼(しゅんしょ)を揺する

「煙火の語」とは、台所の言葉、引いて世間のことを意味する。彼女は転句の「風来一快襟」が今ひとつ気に入らず、どう処理しようか思案していた。その時偶然この一行を止めてしまうことを思いつく。そして承句「疑忘煙火語」の頭に「浅立」の二字を載せる。すると漢俳が生まれた。

日本浜名湖賞桜　　日本浜名湖にて桜を賞す　　林岫

翠浪揺春嶼　　翠浪春嶼を揺する
浅立疑忘煙火語　　浅く立ちて煙火の語は忘れしかと疑う
初試桜花雨　　初めて試いし桜花の雨

こうして彼女の漢俳第一号が生まれ、これをきっかけに次々と漢俳が生まれた。林岫女史のご好意により、「漢俳三首」を扇面額にした見事な書を頂いた私は、それを玄関に飾っている。三首の冒頭はこの「浜名湖にて桜を賞す」。後の二首は「夜東京タワーに登る」と、「日本磐田公園観桜より帰り来りて」である。

夜登東京電視塔　　夜東京タワーに登る　　林岫
銀漢俯人寰　　銀漢人寰を俯す
休放詩情春夜閑　　詩情を春夜の閑に放ちおく休れ
黄塵忽倦還　　黄塵忽ち倦みて還る

東京タワーからの夜景を、こんな詩情で詠んだ詩など無いのではなかろうか。最初の天ノ川が人間社会（人寰）を見下ろしている、だけで思わず読み進めてしまう。すると「ただ綺麗ね、と言っているだけではダメですよ」と言うのである。終句の春夜の黄塵は中国から来ることも想い出させ、微苦笑を禁じ得ない。「日本磐田公園観桜より帰り来りて」が最後を締める。

日本磐田公園観桜帰来　　林岫
桜開燦似雲
此間好夢料香薫
旅枕有餘芬

日本磐田公園観桜より帰り来りて
桜は開けば燦として雲に似たり
此の間の好夢香薫を料り
旅枕餘芬を有す

満開の桜を観た客は一夜の夢に酔い、起きると枕に残香が薫っているという何とも情感たっぷりの一首だ。詩人の天分が遺憾なく伝わる。彼女は「私は日本へ来なかったら、たとえ趙樸初先生や林林先生に勧められても漢俳を詠むことは無かったでしょう」と語っている。この天才詩人の漢俳は日本の風土から生まれる強い力を感じ取っているかのようである。

その林岫女史によって再び漢俳のアンソロジー『中国漢俳百家詩選』が編纂された。二十一世紀に入り漢俳作家の数が急増したから百名を選ぶのに苦心したであろう。百名のうち最年少は一九八八年生まれで、前書『漢俳首選集』では一九五五年生まれだったので、漢俳が若年層にまで広がっていることが分かる。

百家の中から第九章「林岫主編『漢俳首選集』」ですでに採り上げた三十三名は除き、残りの六十七名の作品を紹介する。漢俳の日本語訳、作者略歴は第九章と同様に原著『中国漢俳百家詩選』からの抜粋である。なお目新しい企画として、付録に日本人の作品を掲載したいので作品の集約を願うと林岫女史からの連絡があった。とても満足出来る作品は期待できないからと遠慮してみたが、たっての希望ということなので、二十七名の作品を送った。

贈日本〝吟詠新風〟代表団　　日本〝吟詠新風〟代表団に贈る　　丁芒

張継楓橋泊　　張継楓橋に泊す
一詩横渡海雲東　　一詩横に渡る海雲の東
同唱寒山鐘　　同（とも）に唱（うた）うよ寒山の鐘（かね）

丁芒は一九二五年、江蘇省南通の生まれ。日本人観光客に最も人気があるのは蘇州の寒山寺。ここで鐘を撞いて、清朝の詩人兪樾が書いた張継の「楓橋夜泊」の拓本を土産に買うのがお決まりコースだ。軽くて喜ばれるからだろう。今ではこの拓本が中国各地で売られている。中華詩詞学会顧問。

読趙樸初〝和風起漢俳〟有感　　趙樸初の〝和風漢俳を起す〟を読みて感有り　　欧陽鶴

和風起漢俳　　和風漢俳を起す

中日邦交化凍開　　中日の邦交(こっこう)は化凍(ゆきと)けて開く
高朋接踵来　　高朋踵(きびす)を接して来る

欧陽鶴は一九二七年、湖南省生まれ。著名詩人。中華詩詞学会顧問。趙樸初翁の即興詩〝和風起漢俳〟のお陰で中日の国交が戻り、多くの日本詩人が来訪するに至った感慨を詠む。

春之吟其五　　春の吟その五　周克玉
凝目対熒屏　　目を凝らして熒屏(がめん)に対す
戦火遠方何日停　　遠方の戦火何(いずれ)の日にか停(や)むや？
欣喜国安寧　　欣喜す国の安寧を

周克玉は一九二九年、江蘇省阜寧生まれ。中国解放軍上将。野草詩社社長。熒屏とは目のちらつきを言うが、ここではテレビを指す。

書懐　　書懐　夏湘平
書芸実難優　　書の芸は実に優れ難く
廃紙三千雪満頭　　廃紙(ほご)三千雪頭(しらが)に満つ

欲罷不能休　　罷めんと欲すれども休みえず

夏湘平は一九三〇年、湖南省湘潭の生まれ。書法（日本では書道）の奥行きが深い性格を上手く詠んだ。何度書いても思うように行かず、書損じの紙が白髪となる。やめようと思うがやめられない。

官釣　　　　官びとの釣　　高勇
衆官垂釣絲　　衆官釣絲を垂る
只釣権銭不釣詩　　権と銭のみを釣りて詩は釣らず
各自顕神奇　　各自(それぞれ)神奇を顕(ふる)う

高勇は一九三一年、河北省平山県生まれ。役人の習性と行動を釣に喩えた一首。権利と利益しか釣らない、と詩を釣らずでピリッと針を刺している。著書に『私達の周総理』がある。

赴美偶遇偶台胞　　アメリカに赴きて偶(たまたま)に台湾の同胞に遇う　　林育鴻
華裔本同根　　華裔本(もと)は同根
只是風雲変幻分　　只是風雲変幻に分かちぬ

聞語味親醇　　語を聞けば味は親しく醇し

林育鴻は一九三三年、江蘇省興化生まれ。偶然アメリカで遇った台湾の同胞と語りあい、それまでの思い込みを正すに至った感慨を詠む。漢俳には台湾や台湾人を詠んだ作品が多い。日本統治の歴史を持つことが、詩情に影響している面も考えられる。

仙人掌　　仙人掌（サボテン）　馮溢載
春秋一色蒼　　春秋一色の蒼
渾身処処有鋒芒　　渾身処処に鋒芒（とげ）有り
刺悪護群芳　　悪を刺して群芳（ぐんぽう）を護る

馮溢載は一九三五年、広東省恩平市生まれ。中華詩詞学会、広東詩詞学会会員。サボテンという植物の形状を述べ性格に到る。この手の擬人法比喩に、漢俳はぴたりと嵌る詩型と言える。

台湾日月潭晨曦　　台湾日月潭の曙光　谷威
茫茫日月潭　　茫茫たり日月潭
破暁初熙霞満天　　暁を破る初熙（しょこう）霞（かがやき）は天に満つ

風送打魚船　　風は魚とりの船を送る

谷威は一九三六年、山西省寿陽生まれ。詩人、作家。一九九〇年「漢俳研究会」成立を発起し会長となる。台湾の景勝地日月潭の朝を詠む。霞の字は日本語でカスミと読ませるが、本来は彩色を持つ光の意味である。

嵐山周総理詩碑　　嵐山の周総理詩碑　　茹桂

松青楓葉丹　　松青く楓葉は丹し

山水清音勝管弦　　山水の清音は管弦に勝る

碑存天地間　　碑は存す天地の間

茹桂は一九三六年、陝西省西安生まれ。京都嵐山の保津川畔に建つ周恩来の詩碑は、中国人観光客の目玉である。ただ周恩来自身にとっては、目指した官費留学生の資格取得に失敗し、失意の時であった。周の詩は自由詩で時代を表すが、この直後帰国した周を待っていたのは、日本政府が袁世凱政府に要求した二十一カ条に反抗する五・四運動であった。

阿里山望郷

秋風嘆無奈
一杯濁酒蝕離懐
郷月酔中来

阿里山にて望郷　　董耀章

秋風嘆くをいかんせん
一杯の濁酒 離(わか)れの懐いを蝕む
郷月 酔い中より来る

董耀章は一九三七年、山西省忻州生まれ。台湾に旅した作者は、名勝阿里山に昇る月を観て飲むうちに望郷の念に浸った。

泰山

雲梯陡壁懸
十八盤上汗透衫
攬月到南天

泰山　　東白

雲梯は陡しき壁(けわ)に懸(がけ)り
十八盤の上汗は衫(ころも)を透(ぬ)らす
月を攬(と)りに南天に到る

東白は一九三七年、遼寧省黒山の生まれ。泰山は山東省の名山で、千八百二十七段の石段を登り山頂に至る。これを十八盤と称する。

致日本俳友（選六）　　日本の俳友に致す（其の六）　　盧祖品

高低簾半垂　　高低の簾は半ば垂れ
風過楼台擁翠微　　風過ぎる楼台は翠微を擁す
丹青飛彩筆　　丹青彩筆を飛ばさん

盧祖品は一九三七年、広西省浦北生まれ。日本の俳友に致す六首連作の最終句である。翠を擁する楼台の簾は半分垂れ、風が過ぎると楼台の紅や青の彩りが飛ぶ。

漁憩　　漁の憩い　　劉景泉

扁舟泊渚烟　　扁舟渚烟に泊す
漁夫酣夢笠遮瞼　　漁夫の酣夢 笠は瞼を遮う
立葦鳥窺看　　葦に立ちて鳥は窺い看る

劉景泉は一九三八年、江蘇省宿遷の生まれ。「漢俳之友」発起人。漁夫の酣夢に浸る思いが切々と伝わる。

胡同游　　胡同(フートン)に游ぶ　　王渭

三輪好気派　　三輪は好き気派(きまえ)

銀錠橋畔什刹海
専愛拉老外

銀錠橋の畔 什刹海
専ら老外を拉(ひ)くを愛す

王渭は一九四〇年河北省威県生まれ。北京大学に学ぶ。中国漢俳学会理事。中華詩詞学会会員。北京の北海公園を遡ってゆくと什刹海に出る。今でも残る落ち着いた胡同街(フートン)の景観を愉しむことができる。緑陰に三輪車が居て、専ら外国人客を上客にしている。

日本大地震(其一)

濁浪忽千尋
東瀛海嘯大地震
恍目又驚心

日本大地震(その一)　　頼育芳

濁浪 忽(きゆう)に千尋なりつ
東瀛は海嘯(つなみ) 大地震
目を恍(おそ)れさせ又心を驚しけり

頼育芳は一九四一年、広東省東寧の生まれ。東日本大震災の悲惨な被害を恐らくテレビで見て詠んだのであろう。津波という日本語は、漢語では「船着き場の波」という意味しか無い。ツナミは元々東北地方の方言だったらしい。海嘯の方が実態に近いから更めたい処だが、すでに英語にもなってしまっている。

水仙

書案水仙香
沁人心脾勝瓊漿
入墨潤文章

水仙　　屈仲誠

書案 水仙の香
人の心脾(こころ)に沁みて瓊漿(びしゅ)に勝る
墨に入れて文章を潤す

屈仲誠は一九四二年、河北省雄県の生まれ。水仙の香りという繊細な課題にチャレンジしている。瓊漿とは味わえば身に沁みる美酒上がりの調味料らしいが、それにもまして、水仙の香りは心を捉え墨に入れれば文章を潤すという連想が新鮮だ。

偏愛

人閑志不休
此生偏愛是吟謳
詩煎両鬢秋

偏愛　　劉春海

人は閑になりても志休(な)くさず
此の生の偏愛は是れ吟謳たり
詩は両鬢の秋を煎(さいな)む

劉春海は一九四二年、四川省楽山の生まれ。詩人は閑あらば苦吟に励む。そのため、両鬢に秋が来ても止めない。

賞菊
秋風万卉凋
東籬怒綻一天驕
陶翁不折腰

賞菊　米正陽
秋風に万(よろず)の卉(はな)は凋(お)つ
東籬怒綻(どほう)一の天驕
陶翁腰を折らず

米正陽は一九四三年、北京に生まれる。菊を賞でんとして東籬へ出たが、天が驕ぶって綻びた。淵明翁は腰を折らずに済んだというパロディーめいた一首である。

小港
小港泊漁舟
鄰鄰水面鳥啾啾
沙堤臥牯牛

小港　段楽三
小港漁舟を泊る
鄰々(りんりん)たる水面 鳥啾々
沙堤に臥せる牯牛

段楽三は一九四四年、湖南省南県生まれ。中国漢俳学会常務理事。段楽三は漢俳作家に徹し、郷里湖南省の長沙で漢俳専門総合誌『漢俳詩人』を創刊。第十章「モバイルの発達と漢俳」で彼のことを採り上げたが、漢俳集『詩朋有約』の表紙に自ら手機（携帯電話）を扱う写真を使い「中国第一部手機短信漢俳詩集」（中国最初の短信漢俳集）と記載している。

黄山断崖
大壑臥長風
断崖万丈気呑虹
鬼斧与神工

黄山の断崖　　于曙光
峡谷長風に臥す
断崖万丈 気は虹を呑む
鬼の斧と神の工なりや

于曙光は一九四四年、四川省楽至の生まれ。黄山の重なる断崖の絶景を巧みに把えた。

中国首次載人航天成功
圓夢盼千年
九天揚幟発宣言
華夏夜無眠

中国初の有人宇宙船飛行成功　　馬駿祥
夢を圓くする盼(のぞみ) 千年
九天に幟(はた)を揚げて宣言を発す
華夏の夜眠ること無し

馬駿祥は一九四四年、四川省南充の生まれ。有人宇宙船の初打ち上げを眠れず観察した興奮を詠んだ。

听雨
人生皆是縁

雨を聴く　　可夫
人生は皆是れ縁

落花流水意闌珊
听雨沅江畔

落花流水の意闌珊（らんさん）たり
雨を聴く沅江（げんこう）の畔（ほとり）

可夫は一九四四年、湖南省慈利県生まれ。切れ目無く落花が続き、水は休まず流れる。沅江の畔で降る雨に耳を澄ますと、すべてが人生の縁につながる。

都市雑詠
沙暴何如許
京城落尽桃花雨
問天天不語

都市雑詠　李増山
沙暴（すなあらし）何ぞ許（かく）の如し
京城落ち尽す桃花の雨
天に問えども天語らず

李増山は一九四五年、河北省平山県の生まれ。霾（つちふる）は俳句の春の季語だが、本をただせばタクラマカン砂漠から吹き上げた砂塵が東シナ海を越えて日本まで届くのである。無論その間北京にも激しく降る。詩人は綺麗ごとばかり言っておられない。

難忘的仙台
相依青葉山

忘れ難き仙台　高海寛
相い依る青葉山

広瀬川頭鳴杜鵑　　広瀬川の頭（ほとり）　鳴く杜鵑
嘆美松島湾　　嘆ず松島湾の美を

高海寛は一九四五年、吉林省遼源の生まれ。北京外国語大学卒業後、早稲田大学に留学。仙台は魯迅も留学した景勝都市で、青葉山、広瀬川、松島と訪問スポットを巧みに入れた。

宿麗江　　麗江に宿す　　蔣有泉
有縁宿麗江　　縁有りて麗江に宿す
屋前屋後野花香　　屋前屋後　野花香り
清風払竹床　　清風は竹の床（ベッド）を払う

蔣有泉は一九四五年、浙江省奉化生まれ。雲南省のナシ族の都、麗江は漢民族にとっても魅力的な旧市だ。その風光を佳く把えた。

春暁　　春暁　　徐圓圓
和風暁霧開　　和やかな風に暁の霧開く
墨香茶味旧時杯　　墨の香　茶の味　旧時の杯

人道看花回　　人は道(い)う看花(はなみ)して回(かえ)りしと

徐圓圓は女性。一九四五年、江蘇省蘇州の生まれ。春の朝の霧が晴れて花を見ることが出来たときの五感の記憶を詠む。これこそ花見の極意である。

郷夜　　郷の夜　黄振華

古柳掩柴門　　古柳は柴門(さいもん)を掩う

月光如水洗乾坤　　月光 水の如く乾坤を洗いて

銀箔鍍江村　　銀箔は江村を鍍(めっき)す

黄振華は一九四七年、遼寧省沈陽の生まれ。一江村の月夜の情景を詠む。村が月光の銀箔でメッキされたとの表現に新鮮さがある。

月下小景・対月　　月下小景・月に対す　楊璐

対月憶君時　　月に対して君を憶う時

難忘星夜賭盲棋　　忘れ難し 星夜の盲棋(もうき)を賭けしを

不知花影移　　花影の移るを知らず

楊璐は一九四八年、山東省即墨生まれ。月の下で賭棋を楽しんだというのが新機軸だ。古風の中にピリッとした感触がある。

閑品緑茶
玉壺緑茶釃
清香縷縷沁心田
新句喜聯翩

閑やかに緑茶を品う　　孫継賢
玉壺の茶は緑に釃し
清香縷々として心田に沁む
新句の聯翩に喜ぶ

孫継賢は女性。一九四八年、湖南省武岡生まれ。緑茶の味わい方を説く。清香は心に沁みわたり、詩の新句がひらひらと喜び出る。新茶の香りが身に滲む。

背梁
背梁圧不彎
鉄志鋼心在里辺
挺直有威厳

背骨　　趙広峰
背骨は圧けられど彎げず
鉄の志鋼の心はその裏に在り
挺直にするは威厳有り

趙広峰は一九四八年、山東省東阿の生まれ。こういう詩は古い言葉を用いながら志を述べ、健康法すら想起させる。脊柱管狭窄症に悩む老骨は羨むばかりだ。

古渡口
声声欸乃来
半百老翁欣擺渡
波花一路開

古き渡し場　　陳日光
声々の欸乃(あいだい)来る
半百の老翁 欣として渡しを擺(ととの)う
波の花 一路開く

陳日光、ペンネームは山泉。一九四八年、山東省雷州市の生まれ。渡し舟を着岸させ先客を下し、戻り客をテキパキと乗せる船頭の手際よい動きを詠んだ。江南の渡し場は趣がある。筆者も周荘で娘さんの漕ぐ櫓舟に桐の花が散るのに魅了され、俳句と漢俳を詠んだことがある（「桐散るや姑娘絣櫓を返す」［桐花落繽紛。衣上碎白点花紋、姑娘揺櫓忙］）。

燕園四景（其三）
荷池蛙跳台
蜻蜓花馥競相来
勺園独一海

燕園四景（その三）　　許耀明
荷(はす)の池に蛙跳台(とびこ)み
蜻蜓は花の馥(かんば)しさに競相(あらそ)いて来る
勺園独(ただ)の一海

許耀明は一九四八年、遼寧省北遼の生まれ。燕園連作四首の第三首。芭蕉の「蛙飛びこむ水の音」が意識にあったのだろうか？

元宵節寄台北友人　　元宵節に台北の友人に寄す　　曹淑鶯
玉兎喜登楼　　玉兎は喜びて楼を登り
万丈清輝似水柔　　万丈の清輝は水の柔きに似て
拭目待帰舟　　目を拭(こす)りて帰舟を待たん

曹淑鶯は女性で、筆名は鶯子、一九五一年生まれ。元宵節は旧暦一月十五日の祝日である。日本の小正月に相当する。

避暑山荘康熙三十六景・曲水荷香　　避暑山荘康熙三十六景・曲水荷香　　牛伯忱
勝跡遠流長　　勝跡 遠流長し
一湾渓水一流觴　　一湾の渓水に一の流觴
蓮藕散清香　　蓮藕(はす)は清香を散らす

牛伯忱は竹木屋主と号する。一九五一年河北省承徳生まれ。北京北方にある避暑山荘は清の康熙帝がここを気に入って一七〇三年から建設を始め、一七九二年に完成。夏期はここで政務を行った。広大な敷地は頤和園の二倍で山岳、原野、湖水があり、野生の鹿が名物で美味である。少数の満族が漢民族を統治するため武力鍛錬も行った。牛伯忱は此の地を根城に文芸活動をしている。

滬上剪影
春雨化春顔
瓊楼林立聳雲天
窓辺倚月眠

滬上剪影（シャンハイだんぺん）　王一玲
春雨春顔に化して
瓊（けい）楼林立して雲天に聳ゆ
窓辺 月に倚りて眠る

王一玲は女性。書斎号は湘竹軒。一九五三年、湖南省長沙の生まれ。滬（こ）上は上海の別称である。春雨春顔に化すという表現が、如何にも女性らしい感覚。

謁大同雲崗石窟
蝕重越千年
深蔵彩塑美嫣然

大同の雲崗石窟に謁す　苗学敏
蝕み重りて千年を越ゆ
深く蔵する彩塑 美は嫣然たれど

表処已凋残　　表は已に凋残たり

苗学敏は一九五三年北京生まれ。大同の雲崗石窟仏に謁した感慨を詠む。蝕みが進みながらも嫣然と坐す姿に心を痛めた力作。

江南水郷烏鎮　　江南の水郷烏鎮　　羅沈茹
舟影柳絲斜　　舟影柳絲斜なり
鎮繞清波樹繞霞　　鎮は清波を繞り樹は霞を繞る
枕岸尽人家　　岸に枕せるは尽く人家

羅沈茹は女性。一九五三年、遼寧省営口の生まれ。江南に数多くある水郷風景を詠む。中句の「鎮は清波を繞り樹は霞を繞る」が詩眼である。

下海　　下海（しょうばい）　安在田
改革奏高歌　　改革高歌を奏ず
此生何必再蹉跎　　此生何ぞ必ずしも再び蹉跎せんや
下海歴風波　　下海して風波を歴（わた）る

安在田は一九五四年、湖北省生まれ。選挙の度に候補者は改革を説くが、それを信じて二度と躓くわけにいかない。政治を避けて商売商売！　下海とは、本人が民営の物流会社を設立することをいう。

上海探親
銀燕上雲天
京滬遙遙転瞬間
白髪親人見

上海への里帰り　　孫宏潔
銀燕は雲天を上ぶ
京滬遙遙 瞬間に転ず
白髪の親人に見う

孫宏潔は一九五六年、山東省掖県の生まれ。北京から上海への里帰りを詠む。飛行機に乗ってしまえば、瞬く間に着いてしまうも、一変した老人たちに会う。「銀燕」は飛行機を指し、「京滬」の京は北京を、滬は上海を指す。

不夜秦淮河
秦淮岸上灯
笑対銀河無数星
金陵夜最明

不夜の秦淮河　　楊平
秦淮岸上の灯
笑いて対す銀河無数の星
金陵の夜は最も明るし

楊平は一九五六年、河北省行唐の生まれ。南京（金陵）の秦淮河畔は、長年中央官僚の試験、科挙が行われた烏衣巷に隣接した国政の心臓部だ。両岸に並ぶ料亭の灯が川面に揺れ、星に対峙する。金陵は南京の古名である。

北海道即景
楼塔入雲端
欲与群山試比肩
風巻乱雲翻

北海道即景　　高宝玉
楼塔 雲端に入る
群山と肩を比ぶるを試みんと欲し
風に巻かれて乱雲翻る

高宝玉は一九五六年、山東省の生まれ。題は北海道即景だが、明らかに百万都市札幌の風景である。周辺の山と高層ビルの比肩する姿を把えている。

九寨溝的水
飛瀑珍珠織
泉渓石中流出詩
五彩水光奇

九寨溝の水　　李君莉
飛瀑 珍珠に織らる
泉渓は石中より詩を流し出し
五彩の水光は奇なり

李君莉は女性で、号石藍。一九五八年、安徽省桐城の生まれ。李君莉さんは詩人李仲玉氏の娘さんだ。李歆さんというお嬢さんがいる。お爺ちゃんの仲玉さんは可愛い孫娘にも詩作を教え、親子孫三代の詩集『雲錦斎三代詩文選』を二〇〇四年に出し、筆者にも下さった。李歆さんが九歳で詠んだ微笑ましい五絶が載っている。

爺爺笑嘻嘻　　爺爺嘻嘻と笑う
教我学写詩　　我に詩を学び写すを教う
不写花和鳥　　花と鳥を写さず
只剝虎狼皮　　只虎狼の皮を剝ぐ

詩を書かず敷物の皮を剝いている歆ちゃんをお爺ちゃんは怒れず笑っている。微笑ましい教養に満ちた一家の様子が窺える。いくら詩の国とはいえ、詩人が三代続くのは珍しい。

日本海嘯　　日本の海嘯　　王凱英
天機忽然動　　天機 忽然として動く
大海不知何事皺　　知らず大海 何事がために皺をよせる
打湿許多愁　　打ち湿らす許多(あまた)の愁

王凱英は女性。一九五九年、山東省聊城の生まれ。女性らしからぬ骨格の確りした作品を得意とする。この一首も東日本大震災の津波を詠んでいるが、極めて冷静に被害を詩に問うている。

撫琴

夢中撫七弦
盈盈有語在天間
天人雲水辺

琴を撫づ　　毛燕萍

夢の中に七弦を撫く（ひ）
盈盈たる語は有りて天間に在り
天人雲水の辺

毛燕萍は女性。一九六〇年、浙江省寧波生まれ。夢の中で七弦の琴を弾くと、天には別の言葉があるという発見に到る。幻想的な詩情だ。

五十自嘲（其二）

歳月浪淘沙
東種西挖不結瓜
水月鏡中花

五十自嘲（その二）　　廖廷建

歳月は浪の沙を淘ぎ
東に種え西に挖（ほ）りても瓜に結（な）らず
水月 鏡中の花

廖廷建は一九六〇年、北京生まれ。五十自嘲の題から観て、励めど結実しない恨みを詠んだのであろう。

中秋節感懐　　中秋節感懐　　張建才

明月寄相思　　明月　相思を寄す
把酒南天情近痴　　酒を把りて南天に情は痴に近し
佳節断腸時　　佳節は断腸の時なり

張建才は号風藪主人。一九六二年、河南省信陽生まれの詩人、書法家。中国漢俳学会理事。作者は詩人だが、明月の夜、李白の如く月に物を問うのではなく、愛人に想いを馳せている。情は痴に近く、折角の月も断腸の時だ。

幽懐漫寄（其二）　　幽懐を漫に寄す（その二）　　程少彦

環柳護庭幽　　環柳　庭の幽けさを護る
画瀑無声理釣鈎　　画の瀑は声無く釣鈎を理む
餌詩乗夢舟　　詩に餌られて夢舟に乗らん

程少彦は女性。一九六三年、山東省青島生まれ。「幽懐を漫に寄す」連作六首の第二首。画瀑とあるから、画の雅景に情を寄せているのだろう。「詩に餌られて夢舟に乗らん」が詩眼だ。

雪窓有感
詩書良友縁
今人忙処古人閑
初参自在意

雪窓に感有り　　王麗心
詩書は良友の縁
今人忙しき処 古人は閑たり
初めて参る(さと)自在の意を

王麗心は一九六三年、北京生まれ。確かに詩書はそれを通じて作者の良友になれる不思議な存在だ。今人は忙しいが、古人は閑だ、というくだりは微苦笑を禁じ得ない。

春雨
春雨細如絲
潤出春花如画枝
趣成無語詩

春雨　　張建
春雨は細きこと絲の如く
春花を潤い出し枝を画くが如し
趣は無語の詩と成る

張建は一九六三年、北京生まれ。春雨の細い情感をじっくり詠み上げた。最後の「無語の詩」

が詩眼である。

北海公園偶得（其一）　北海公園にて偶に得たり（その一）　何長江

白塔静無風
岸柳初萌寒未退
行人歩履匆

白塔は静かに無風
岸の柳初めて萌ゆるも寒未だ退かず
行人の歩履匆（あしどりあわただ）し

何長江は一九六四年、安徽省無為県生まれ。北海公園二連作の第一句。北京中央の北海公園は趙樸初が日本俳人訪中団を迎え漢俳第一号を詠んだ処。「寒未退」が季感を伝える。

富士山　張永楽

峨峨雪頂高
青裾簇擁勢逍遙
雄姿意気豪

富士山
峨峨たる雪頂は高し
青き裾に簇擁（かこ）まれて勢い逍遥たり
雄姿は意気豪（さかん）なり

張永楽は一九六四年、河南省永城生まれ。富士山を詠んだ漢俳は多いが、高さを仰ぐより裾野が広いことを賞でる作が目立つ。その典型。

北京奥運和平之歌　北京オリンピック和平の歌　張麗茜

健児争競技　健児競技を争う

旗開得勝九州歓　旗を開き勝を得て九州歓ぶ

全球仰面観　全球(せかい)が仰ぎて観ん

張麗茜は女性。一九六五年、広東の生まれ。北京オリンピックは二〇〇八年に開催され、中国の強さが眼を奪った。五星旗とともに演奏された国歌は、天才作曲家聶耳(じょうじ)が作った曽ての抗日映画「風雲児女」の主題歌である。晩年の林林は、テレビで見ることが出来ただろうか。聶耳は日本滞在中に仲間とともに江ノ島へ行き、溺死してしまった。林林にとって忘れ得ない青春の事件であった。この詩に九州とあるのは、中国の古代名である。

思郷　郷を思う　彭利銘

秋暮雁成行　秋暮れて雁は行を成し

雲起松濤陣陣蒼　雲起こり松濤は陣々として蒼し

万里念家郷　万里 家郷を念(おも)わん

彭利銘は一九六五年、湖南省の生まれ。旧暦九月九日重陽の日は、酒肴や茶菓を持ち、高きに登りて茱萸を髪に挿し故郷を思う。古典に倣って詠んだ一首である。

中日短詩研討会即席其二　　中日短詩研討会即席その二　　董澍

詩短味深長　　詩は短くとも味深長たり
和風漢韻繞雕梁　　和風漢韻 雕梁を繞る
無酒也疏狂　　酒無くとも也疏狂（またふうきょう） なり

董澍は一九六六年、北京生まれ。日中の短詩研討会に参加しての実感を詠む。和風漢韻を互いに如何に纏めていくべきか。酒も飲まずに討議する風狂な有様を把えている。

雷　　雷　丁夢

天伝鼓楽声　　天は伝う鼓楽の声
層層疊疊勢傾城　　層層疊 疊（じょうじょう） たる勢いは城市を傾けんとす
人間未了情　　人間（じんかん） 未だ情は了（つき）ざり

丁夢は女性。一九七〇年河南省南陽生まれ。雷鳴を鼓楽と聴く女性の詩意に驚く。

紹興烏篷船
烏篷過碧嶢
一揺揺到外婆橋
風光似画描

紹興の烏篷船　　朱勇方
烏篷 碧嶢（へきぎょう） を過ぎ
一揺れ揺れて外婆橋に到る
風光画描に似たり

朱勇方は一九七一年、浙江省紹興の生まれ。故郷紹興への情愛が滲む。紹興は紹興酒で世界に知られるが、紀元前六世紀に呉越の争いで有名な越王勾践が築いた古都であった。詩文の世界でも有名な都市だ。南宋の大詩人陸游が愛妻と離婚させられ、生涯痛恨の詩を詠み続けた「沈園」が今も遺る。また、明治時代医学を志し日本に留学した魯迅も紹興の出である。さらに現在、漢俳の世界を主導し続ける林岫女史も紹興の出身である。第十一章で採り上げた二〇〇二年の林岫女史の講演会翌日、慰労を兼ねて松島へ一泊の旅をし、東北大学に百年を超えて残る文化財、魯迅が学んだ階段教室に案内した。魯迅はこの教室でスライドによる解剖学を学び、余り時間に日露戦争の舞台となった母国を見るはめになる。日本兵にスパイ嫌疑で斬られる同胞の死を笑って見ている中国人の姿にショックを受け、精神を鍛え直すため医学を断念し作家に転身したのである。林岫女史も百年前の模様を聴きつつ感慨に耽っておられた。

簾外
簾外月如鈎
何処情通万古愁
応是最高楼

簾外　　雨如
簾外 月は鈎の如し
何処か情は万古の愁に通ず
応に是れ最高楼

雨如は本名佟春茂、号省微齋主。一九七一年、河北省唐山の生まれ。簾外を眺めつつ高楼に登る体験は、古今の中国詩に数多現れる。だが最近は高層建築技術が進化し、驚くほど高さを競う時代になった。「応に是れ最高楼」の述懐は実感がある。

最後一次
一句〝再見了〟
留住凝固的空気
落下愛之星

最後の一回　　文婷
一こと〝さようなら〟
固まってしまった空気に
落ちた愛の星を留めた

文婷は女性。四川省成都生まれ。漢俳は俳句に倣った新生の古典詩である。一九九七年の『漢俳首選集』では文語詩が主流であったが、二〇一三年の『中国漢俳百家詩選』では若手詩人の多くが口語で作っている。

致屈原
長鞭趕落暉
知我沸騰鮮血里
有汝ＤＮＡ

屈原に致す　　金中
長鞭 落暉（らくじつ）に趕（おいつ）く
知るや我が沸騰せる鮮血の裏に
汝のＤＮＡ有るを

金中は一九七五年、陝西省西安生まれ。金中は東京外国語大学留学中から日本の中国詩人と親密になり、現在、日本の葛飾吟社石倉秀樹氏の協力も得て西安交通大学教授として和漢詩のＡＩによる翻訳研究を続けている。「致屈原」は屈原を慕う情熱が激する。

魚吟
岸上的釣者
你釣起的不是我
是水的寂寞

魚が語る　　王俊丹
岸の釣人よ
あなたが釣りあげたのは私ではなく
水の寂しさだ

王俊丹は女性。一九七五年、浙江省麗水生まれ。若手の漢俳詩人の中で、個性的表現に卓越した腕を揮う。この一首も魚が釣人に語りかけるスタイルがとられ、漢俳の詩型を見事に用いた傑作。

客居（其二）

客居秋最涼
無声侵我旧衣裳
痴看葉上霜

客居（その二）　　袁暁波

客居の秋は最も涼し
声無く我が旧き衣装を侵す
痴れて看る葉の上の霜を

袁暁波は一九七五年、湖北省黄石市の生まれ。客居二連作の一。客居とは居候のことであろう。自分の旧い衣装が出て来るから、久し振りに自宅を訪ねた情感なのだろうか。

有思

南去望燕都
青天万里雲無跡
只有月輪孤

思う有り　　殷燕召

南に去りて燕都を望めば
青天万里 雲跡も無し
只有る月輪の孤なる

殷燕召は一九七七年、北京生まれ。南部に去って生地の北京を振り返ると、晴天に雲もなく月だけが孤独をかこっている。都落ちの感慨がチョッピリ。

和今田述先生海洋魚菜単〈鯖〉　今田述先生海洋魚菜単〈鯖〉に和す　陳興

食堂菜不豊
一道此魚養肌功
女生排隊中

食堂の菜は豊ならず
この一品の魚肌を養うの功あり
女生は隊に排ぶ中

陳興は一九八〇年、福建省福清市生まれ。日本の城西国際大学に学ぶ。留学中より葛飾吟社会員。この漢俳は筆者が国字の海洋魚八首を詠んだのに次韻したものである。中国人は近年まで海洋魚に馴染みが無く、相当する漢字が無いのを詠んだ連作だったが、それに次韻していきいきとした食堂の様子を楽しんで詠んだ。

人生　李瑾

綸巾猶可嘆
櫓檣烟滅笑談間
人生一夢還

綸巾猶嘆くべし
櫓檣煙滅す笑談の間
人生は一夢にて還る

李瑾は女性。一九八二年、陝西省漢中の生まれ。林岫女史は二〇〇二年の講演会で「青少年たちが最も好きなのは、自然風物詩よりもむしろ哲理を含み、人生の苦楽を訴え、我が意の喜びと憂いを詠う短詩の方です。青少年のこうした傾向も、ある程度これからの漢俳、漢歌の素材の方向性をあらかじめ示していると言えましょう」と語っていたが、その傾向を代表する作品と言えるかも知れない。

暖春（其二）

東隣海嘯傷
九州心繋救災忙
相親友愛長

暖春（その二）　　茅林艶

東隣の海嘯傷まし
九州の心は救災の忙しきに繋がる
相親み友愛長し

茅林艶は一九八二年、江蘇省南京生まれ。東日本大震災の津波の悲報を見聞きして、思い立って詠んだ一首だ。隣国の中国人として出来得る救済を通じ、友愛を示す。九州は中国の古代名である。神話伝説の時代、九つの地方があったという。

作篆

作篆自知難
妙訣若非師長伝
豈敢追秦漢

篆を作る　　柳佳

篆を作りて自ら難を知る
妙訣若し師長の伝うに非ずんば
豈敢えて秦漢を追わんや

柳佳は女性。一九八三年、上海生まれ。作家は文人一連の文芸作業の一つとされる。即ち文人は作詩して書とし、落款を押し、吟ずる。篆刻は細かい作業だから一点集中、しかも書や彫刻の深い意が求められる。古代より伝えられる神髄を刻むのは容易ならざる集中力が要るのだろう。

夜帰
你披着星光
走在安静的街上
蟋蟀軽声唱

夜の帰り　丁丁
星の雫に濡れながら
あなたは静かな町を歩いている
蟋蟀はやさしく鳴いて

丁丁は女性。一九八八年、山東省青島生まれ。『百家詩選』収録の最年少。この作品は二十代半ばに書かれた。

林岫女史主編の『中国漢俳百家詩選』は、こうして若い世代の作品まで収録し、漢俳が個性的な詩情を開拓しつつあることを実証した。配列は生年順であるから性別の割合に関する変遷の傾向が分かる。最後の十名のうち六名は女性である。最近日本でも俳句会は女流俳人が多いが、とりわけ中国の女流詩人は堅牢な教養に恵まれているように感じる。漢俳の主流は俳句同様、女流に移るのであろうか。

最後に、金子兜太さんが寄せた「祝辞に代えて」の一文を転載させて頂く。

林岫女史主編『中国漢俳百家詩選』が出版されると聞いて一九九七年の『漢俳首選集』のときと同じように、第一回俳人訪中団に参加して北京の地を初めて踏んだ一九八〇年のことを思い出していた。日本の俳人数十名が、大野林火氏を団長として北京空港に着くと、林林氏の力強い出迎えを受けた。その夜のパーティーでは、趙樸初氏をはじめ数人の詩人が漢俳を読み上げて歓迎してくださった。初めて漢俳に接した記念すべき夜で、あのときの感銘は今でも消えない。

ただ、そのときの印象を含めて、その後しばらく、中国詩壇中枢が求めていると聞いた国民詩としての漢俳のひろがりが、どこまで可能か、私には疑問だったことも事実である。知識人の範囲に止まるのではないか、ということ。

しかしそれから三十年余り、林林氏をはじめとする中国漢俳人との接触を通じて、それが杞憂だったと承知するようになった。趙樸初氏や林林氏の国民詩に向かっての民衆化の努力には並々ならぬものがあり、両氏を支える人たちの努力にも熱気があった。たしか中日交流の漢俳俳句大会の時だったと記憶する。設営の軸になっていた呉瑞鈞さんが、風邪の高熱で入院中の病院から駆けつけて、開幕の辞を堂々と述べたこともあった。

二〇〇五年の、劉徳有氏を会長とする漢俳学会の設立は、当然の成果と私は喜び、創立祝賀に参加した。私だけではない。私の俳句仲間も多数参加し、北京滞在中の有馬朗人氏も出席した。更に詩詞の制作と研究をつづけている葛飾吟社の中山栄造(元主宰)、今田述(代表理事)両氏も出席した。

ちなみにこの吟社の人たちの漢俳への情熱には、並々ならぬものがあり、今回の『中国漢俳百家詩選』にも、中山栄造氏と今田述氏はじめ二十七名の日本人の作品が入集している由である。亡き趙樸初氏も、林林氏も喜んでおられることと思う。漢俳が趙樸初先生のご期待のように、中日文化交流の架け橋になることを祈って止まない次第である。

(『中国漢俳百家詩選』祝辞に代えて)

この一文を転載したのは二〇一一年に、林林老師が登仙され、何時も漢俳の書籍の巻頭序言は林林・兜太のコンビによっていたのであるが、相手を失った追悼の情が静かに感じられたからである。その兜太さんも二〇一八年に他界された。類い無き情熱を以て漢俳の発展に尽力されたお二人は天上で漢俳繁栄を見守っているであろう。世は新型コロナの蔓延で思わぬ生活を強いられているが、後継者たる第二世代は林岫女史を中心に先人の漢俳の歩みを回顧し、更なる発展を続けることが期待される。

十四、漢俳を作ってみる

試みに漢俳を作ってみてはどうだろうか？　漢俳は中国の文芸であるから、中国語が書ける人と書けない人とでは難しさが違うのは当然である。では中国語が出来ない人には書けないか？と言われればそうでは無い。私自身、中国語は話すことも書くことも出来ないが、漢俳は作っている。何故それが可能かといえば、日頃中国古典詩（日本で言う漢詩）を書いてきたからである。漢俳の制作は、いわゆる漢詩を書いてきた人にとっては極めて易しい。中国の古典詩は脚韻や平仄のルールが厳しい。漢詩人はそのルールに従って作品を書く。これに比べると、漢俳は五・七・五の形式だけを守れば、脚韻も平仄も制限が無い。だから古典詩よりも自由度が高い。

林林先生は漢俳の脚韻について、「三行の内の二行で脚韻を踏ませると、その二字が互いに響き合う音韻効果が得られる」と語っていた。中国古典詩は日本人が考えるよりずっと音楽に近く、日本人が目で見る鑑賞に比重を置きがちなのとかなり相違がある。だから林林先生のこのアドバイスは心した方が良いことは確かである。

だが初心者が漢俳にトライすることは、漢俳には、五・七・五以外ルールが無いことを考えると、絶句や律詩を詠むことよりはずっと容易だと言って良い。

もう一つのアプローチとして、俳句から接近してみる手もある。折しも昨年は明治五年の鉄道開通から百五十年を迎えた。かの新橋・横浜間に汽車を走らせたのは、所謂長州ファイブの一人、井上勝である。彼は長州藩留学生として英国に渡り、鉄道が国の近代的発展に如何に貢献しているかを学んで帰国した。彼の執念が早期の鉄道開通の成果に繋がった。

だが現実には難問が多かった。建設反対の筆頭は西郷隆盛だった。西郷は日本が清のように西欧列強の支配を受けないためには、軍備の増強に注力すべきで、鉄道建設などという享楽に乏しい国費を投ずるべきではないと主張していた。しかも新橋から横浜へ線路を敷設するとなると、品川を通らねばならない。品川には薩摩藩邸があり、そこに鉄道路を敷設することは不可能に近い。この時井上が考えたのが「海上築堤」であった。海の上に堤を築き列車を走らせる。これが窮余の一策となり早期建設を成功させた。この話からこんな俳句を書いた。

秋の潮海上築堤汽車が行く

上手い下手は論じない。兎に角「海上築堤」が問題解決の鍵だったのだから、この話を七言絶句にしてみた。

壬申十月発新橋　　壬申十月新橋を発し
鉄道横浜来着朝　　鉄道の横浜来着の朝
海上築堤伸路線　　海上築堤路線を伸ばし
天皇嘉悦展望潮　　天皇嘉悦し潮を展望す

内容は説明を要しないだろう。明治天皇がご満悦されたことまで入れた。中国の古典詩（日本で言う漢詩）の構造は、平仄と脚韻で成立する。この七言絶句で言えば、起句（第一句）、承句（第二句）、合句（第四句）の末字が橋(qiao)、朝(zhao)、潮(chao)と同じ発音（韻字）で蕭のグループに属する。平仄は全ての漢字が平字・仄字に分かれることで、この絶句の一行目は壬申十月発新橋（○○●●●○○）（○平字、●仄字）と仕分けて用いる。末字に平字を用いる場合、平声に属する韻字のグループは上十五、下十五、計三十に分類されている。では、この七言絶句は漢俳になるだろうか。

鉄道到横浜　　鉄道は横浜に到り
海上築堤伸路線　　海上築堤路線を伸ばす
天皇嘉悦新　　天皇の嘉悦新たなり

漢俳は平仄脚韻のルールは無いが、二カ所で脚韻を踏ませると詩興が豊かになる。ここでは

「浜」と「新」が同じ「真」のグループに属する。

俳句、七絶、漢俳と作法を見てきたが、それぞれの詩型のボリュームが異なるから、文字を足したり削ったりする作業が要る。変えられないのは「海上築堤」である。韻字も七絶では蕭韻、漢俳では真韻を使った。詩型に合わせて大道具、小道具は色々変わる。だが主題の「海上築堤」は変えない。

この手段を使えば、漢俳の制作も考え易くなるだろう。私が用いる手法はまず俳句でスケッチする。次に絶句を纏める。最後に漢俳にする。中間の絶句は飛ばすこともある。

林岫女史の主編で成った『中国漢俳百家詩選』（綫装書局、二〇一三年）には、付録として日本人二十七名の作品が収録されている。中国詩の基本を整え、且つ日本人の感性が生かされた例を掲げて参考に資することにする。

（その一）漢字十七字（五・七・五）で作る

漢俳は漢字十七字で作る。これを音読すると必ず十七音になる。俳句のように「字余り」だの「字足らず」などは一切無い。ルールは至って簡単である。だがそうは言っても、中国語は外国語である。漢字を用いているからと言って油断してはならない。注意すべき事項の第一は、俳句が詩であるように、漢俳も詩でなくてはならないということだ。ただ漢字を並べるだけでは詩にならない。うっかりすると新聞の見出しみたいになる恐れがある。詩としての訴求力がなくてはならない。最初に示す作品はいわゆる村歌舞伎、田舎芝居の風景である。素朴な情緒が滲む。

郷村歌舞伎　　　　郷村の歌舞伎　　竹田憲生
桜花畳畳陂　　　　桜花畳々の陂(つつみ)
人聚郷村歌舞伎　　人は郷村歌舞伎に聚(つど)う
大声開幕詞　　　　大声幕を開くの詞(ことば)

（その二）漢字でも日本と中国では意味が異なることがある

日本人は中国人と漢字を共有しているので、漢俳を書くことは比較的容易である。但し同じ漢字でも両国で異なる意味を持つことがしばしばある。それは追々勉強するしか無い。例えば「霞」の字は日本では霧に近いモヤモヤした自然現象を指すが、中国語では彩りのある光である。例えば「朝霞」と言えば朝焼けのことだ。恐らく漢字を輸入したとき、雨冠だから霧や靄に近いものと見誤ったのだろう。

ところでここに掲載する一首は、東日本大震災を詠んだ「海嘯」。海嘯は津波のことだ。「津波」という言葉は日本の東北地方の方言らしい。漢字を見れば津は船着き場の意味なので、それに波を足しただけでは実態を表すことにならない。これに対し中国語で使われている「海嘯」は「海の嘯（うそふ）き」だから実態に近い。本当は海嘯に変更して欲しい。だが tsunami は国際語にも成ってしまった。漢俳では真意に近い海嘯が使われているのはせめてとの感がする。

海嘯　　　　津波　長谷川隆

憤怒向誰訴?　　この怒りを誰に向けよう?
辛卯海嘯毀家園　　辛卯の津波 美景を毀す
悲旅更誰言?　　誰がこの悲しい旅を知るか?

（その三）文法は中国式である

中国語文法では字の位置が重要である。これを誤ると意味が分からなくなる。他動詞の場合は目的語が後に来るなどの注意が必要だ。例えば「老老介護」などという言葉は通用しない。これでは「二人の老人が介護している」の意となる。「老人が老人を介護する」の意なら「老介護老」でなければならない。「砂防会館」というのも変だ。「砂が会館を防ぐ」としか読めない。もともと「砂防」が誤りで「防砂」であるべきだ。

ここに掲げたのは「日中国交正常化四十周年」の祝辞である。最後の「欲写今生事」が眼目だが、日本語の読み下しは「写さんと欲す」と逆になる。

日中邦交正常化四十周年記念（其四）　中山栄造

宏大なり両通史
梅樹と桜枝は万世の師
写さんと欲す今生の事

日中邦交正常化四十周年記念（其四）
宏大両通史
梅樹桜枝万世師
欲写今生事

（その四）季語は入れるか？

中国は北は満洲から南は海南島まであり、季語を設定することが難しい。だから俳句に比べると季語が使われないケースが多い。しかし、日本人の俳句に出来るだけ近い作品を書く詩人もいる。ここに紹介する「俳人訪春」は、季語に固執する俳人を揶揄した作品ととれる。春の林に啼く鳥の名は『俳句歳時記』の春の部に挙がっていなくてはならないと決めつけて句を求めて出かけたが、何と鶏がコケコッコーと啼いてしまった。季語にどこまで拘るかという問題は、ことに地球温暖化が進む時代に有季定型が生き残れるかに関わる。『中国漢俳百家詩選』では、主編の林岫がこの詩の「季題」について、「日本で俳句を詠むに当たり強調される季節性題材」と注記している。

俳人春を訪ぬ　石倉秀樹
俳人春を探って喜ぶ

俳人訪春
俳人探春喜

林里鶏啼鄙季題　　林に鶏啼いて季題は鄙び
覓句迷花底　　　　句を覓めれば花底に迷う

（その五）脚韻を使うか？

平仄と脚韻は中国古典詩にとって、最も重要なルールである。だが漢俳ではこれも自由とされている。但し中国的な情感を強調したければ使用する道がある。「五七五の三行の内、二行の脚韻に同韻を用いると、発音したときに韻字が響き合う音楽的効果が得られる」とはすなわち、前述した林林先生の言である。ここに掲げた揚州輪渡は鑑真和上が日本へ渡るとき乗船した長江と大運河に通じる港を指す。甲板から去りゆく揚州の街並を振り返ると鑑真の幻影が見えてくる。鑑真の姿と春津の景色は、いずれも目的語であるが、鑑真の「真」と春津の「津」は脚韻を踏ませてある。林林先生の言う、韻字が響き合う効果が出ただろうか。「鑑真を浮かす」であって「鑑真浮く」ではない。又「在」という字は自動詞にも他動詞にも用いられ、ここでは他動詞として用いている。杜甫の「春望」の「山河在り」は自動詞、李煜の「烏夜啼・独上西楼」の「心頭に在り」は他動詞である。

揚州輪渡　　　　揚州輪渡　　　　今田述
渡輪解纜縄　　　渡輪纜縄を解く

忽地眼前浮鑑真　　　忽地眼前に鑑真を浮かす
幻影在春津　　　　　幻影春の津に在り

（その六）日本の文化的特色を漢俳に

漢俳は中国の文芸であるから形式や文法は中国語のルールに従うのは当然だが、題材や詩情には日本的文化の特色が盛られて構わない。そういう異文化を中国に紹介する意識があって良いと思う。現代は情報技術の発達が進み、私の属する葛飾吟社では新型コロナ以降、月例会をｚｏｏｍで行っている。時には西安の金中先生や廈門の練歓先生が参加されることもある。国を超えて情報がリアルタイムで交錯するのを見ると、最近の国際文化交流の環境の変化に驚くばかりだ。だがそんな現在だからこそ、それぞれの伝統文化の存在価値があるとも言える。

錦魚　　　　　　　　錦魚　　塚越義幸
庭前養錦魚　　　　　庭前 錦魚を養う
三色悠然梅雨晴　　　三色悠然たり 梅雨の晴
疑見美人裙　　　　　疑い見る 美人の裙

ここに紹介する作品は、日本の文化的特色を代表する「錦鯉」を詠んだ一首だ。このような異文化は中国詩人にとっても魅力的に映るに違いない。梅雨晴れの光が、赤、白、黒の三色を際立たせる。

（その七）日中両国の共同作業であるという意識を持つ

中国には「中華詩詞学会」という政府の機関があり、中国人の詩詞を統括所管している。だが、中国政府は「漢俳」が中国と日本の協力により生まれたという認識を持った。そこで二〇〇五年、新たに漢俳のみを扱う国家機関「中国漢俳学会」を分離独立させたが、日本政府にはそのような意識はなく、漢俳に関して、これといった活動を行ってこなかった。このような現実を見れば、日本人は漢俳作家として漢俳を詠み、中国人愛好家との交流を我慢強く続けるしか無い。ここまでの歴史に尽くしてきた先賢の趙樸初や林林、大野林火や金子兜太の努力を無駄にしないためにも、さらに遡れば日本人の祖先が漢字を学んだ時から両国の二千年にわたる関係に心を向けるべきなのだ。

岸柳（其二）

衣帯二千年
詩人不忘先賢事
両岸満春烟

岸柳（その二）　小畑節朗

衣帯二千年
詩人は忘れず 先賢の事
両岸 春烟満つ

漢俳を詠むという行為は、日中両国の文化交流を支える意識を伴う。この漢俳が述べるように両国の先賢の苦労を想起し、明日の親善を拓く一歩を築くことを意味する。

以上、漢俳の作り方について、技術的なことから心構えまで述べてきた。なお、これまで漢詩を作った経験が無く、この際漢詩も作ってみたいという読者には太刀掛呂山の『詩語完備　だれにもできる漢詩の作り方』（呂山詩書刊行会、一九九一年）を求めて身辺に置くことをお薦めする。二千円の投資で、文字通り誰でも詠めるようになる。

附録、（特別資料）劉徳有・国際俳句交流協会における講演録

中国の俳句〝漢俳〟――俳句との比較

劉徳有（中国漢俳学会会長）

二〇〇六年十一月二十九日　於・東京會舘

この度は、家内ともども国際俳句交流協会の主催による第八回俳句大会にお招きをいただき、有難うございました。心から感謝いたします。また、この席で中国における漢俳と呼ばれる中国語の俳句の状況についてお話する機会を賜り、光栄に存じます。

ご承知のように、漢俳は一九八〇年代の初期に中国の詩歌界と日本の俳句界の間で行なわれた友好交流の喜ばしい成果として定着した〝中国語の俳句〟であり、十七文字の漢字で構成され、五・七・五のリズムを踏まえた新しい形の漢詩であります。

いまから二十数年前の一九八〇年五月、大野林火氏をはじめ日本から多くの俳人が中国にお見えになり、北京で中国の詩人や日本文学研究者と交流会を開いたことがあります。中国には「以

文会友」という言葉がありますが、そのときの集いはまさに「文を以って友に相まみえる」記念すべき集いでありました。

この集まりの席上、中国の有名な詩人趙樸初先生（当時中国仏教協会会長）や林林先生によってはじめて、十七文字の漢字を五・七・五の三行にわけて「漢俳」が作られました（それ以前にも、五・七・五の形で詩を書く動きがいろいろありましたが）。そのときの趙樸初氏の句をご紹介します。

緑陰今雨来，
山花枝接海花開，
和風起漢俳。

緑陰 今雨 来る
山花の枝海花に接ぎて開き
和風 漢俳を起さん

上五の「緑陰」は、さしずめ日本の季語に当たり、「今雨」は新たに交わった友の意です。中七の「山花」と「海花」は、わたしの解釈ですが、それぞれ中国と日本を指し、両国の文化交流の成果として、「漢俳」が生まれたことを喜んで、下五で「和風起漢俳」と詠ったのだと思います。「漢俳」という言葉が中国で使われるようになったのも、これが最初でした。

ご承知のように、中国には昔から五言絶句、七言絶句はじめ、五言律詩や七言律詩、さらには宋代になって盛んになった、長短句からなる「詞」など、いろいろな形の詩がありますが、漢字を五・七・五の三行にわけて書く「漢俳」はありませんでした。趙樸初先生はいわば「漢俳」の草分けであると言えましょう。趙樸初先生や林林、鍾敬文の諸先生が漢俳を確立してからすでに四半世紀以上の歳月が流れましたが、中日文化交流史上においても、中国詩歌史上においても、先駆者としての功績は不滅であります。

ところで、この「漢俳」とよばれる中国流の俳句ですが、日本の俳句同様、刹那的な感動や意象をとらえ、含蓄をもたせると同時に、精錬された形で作者の気持ちをうたいあげることが要求されています。しかし、中国と日本は畢竟、民族的伝統、文化的背景と心理、文学の鑑賞習慣および言葉の構造などに違いがあり、それによって表現形式もおのずと完全に同じであることはあり得ません。漢俳は当面、字数とリズムを除いて、固定したルールはまだありません。言葉は、文語でもよし白話でもよし、韻は踏んでもよし踏まなくてもよし、平仄も問わず、季語の要求も厳しくありません。中国では、現在北京や一部の地方で漢俳を作る人が徐々に増えてきておりますが、まだ多くはありません。今後漢俳を作る人が増え、俳句と漢俳の交流がますます盛んになることを願っています。

中国では、一般的に、文語体を用い厳格に韻を踏み、平仄のルールに合わせて作った漢俳を「雅俳」といい、普段大衆が使っている口語即ち「白話」を用いて作った漢俳を「俗俳」といっています。

林林先生の作を例に引いてご説明いたしましょう。

花雲

花色満天春
但願剪来一片雲
裁做錦衣裙

これは、一九八〇年京都の観桜会での作ですが、どちらかと言いますと、「雅俳」に属します。
意訳すれば、

雲かと見紛う満天の桜
願わくば、一きれ切り取り
ワンピースを仕立てたし

次は「俗俳」です。

厨房活

帮点厨房活
切掉三斤凍牛肉

手好氷涼哦！

口語で書かれたこの漢俳を意訳しますと、

ちょっぴり炊事のお手伝い
冷凍の牛肉を一キロ半も切ると
手が凍えて、ああ冷たい！

言うまでもなく、数百年の歴史を持つ俳句は日本民族の生んだ伝統的芸術であり、同時に日本の風土と文学の伝統がはぐくみ生んだ詩の形態であり、日本民族の美意識を表現するものですが、中国の古典詩・漢詩は、新しく生まれた漢俳も含めて中国の風土と伝統がはぐくみ生んだものであり、俳句といろいろな点で異なっていますが、「詩の心」という点では同じであると信じます。

さて、その俳句ですが、「省略の文学」と言われる日本の俳句は短いことが特徴です。それだけに、中国人にとって理解が難しいのです。

正岡子規の名句に「柿くへば鐘が鳴るなり法隆寺」というのがありますが、今は亡き日本文学研究者の李芒先生は「方啖一顆柿，鐘聲悠婉法隆寺」（意味は、今し方柿をたべると、法隆寺の鐘がのどかに遠くまで鳴り響いた）という名訳を残しています。中国の読者がこれを読んで、まず疑問に思うのは、なぜ柿を食べたら法隆寺の鐘が鳴ったのか、リンゴではいけないのか、ということです。日本人なら、この句からだんだん深まっていく奈良の秋の気配を感じとり、いろいろ連想をふくらませるに違いありませんが、中国の一般の読者にそこまで理解するのを要求することは無理でしょう。

次に、与謝蕪村の名句「易水にねぶか流るる寒さかな」ですが、これは漢詩文の教養を背景とした空想上の作であると思われます。出典の『史記』によれば、秦の国の圧迫を受けた燕の国の太子丹は、始皇帝を刺すため壮士荊軻を派遣しますが、荊軻は易水のほとりより旅立つにあたり、「風蕭蕭兮易水寒，壮士一去兮不復還。（風蕭蕭として易水寒し、壮士一たび去りてふたたび還らず）」と吟じたと伝えられます。

易水は中国の河北省を流れる川であり、漢文の教養のある日本人なら、蕪村のこの句を読んで頭に浮かぶ光景は、「風蕭蕭として易水寒し」の詩句によって名高い易水には、今日も冷たい風が吹きすさんでいる。ふと見ると誰か上流で流したらしい葱が、川面に浮きつ沈みつ押し流されている。その葱の青白いつややかさに、ひとしおきびしい寒気を覚えることである――ざっとこんなものではないかと思います。

林林先生は、この句を次のように訳しています。

青葱漂流去，易水今猶寒。

青い葉と白い根の葱流れ去り
易水は今日　猶のこと寒し

しかし、中国の読者がこれを読んで日本人のような感じ方をするかどうかは疑問です。中国人は日本人のように、〝ねぶか〟――葱から寒々とした感じを受けるようなことは先ずないでしょう。

現に詩人の林林先生がこの句について論じたとき、「蕪村は、青い葉に白い根の葱の漂流でもって、易水の寒さを引き立てているが、なかなか理解に苦しむところである」と言っています。

もちろん、中国の北方も冬になると、朝市などに新しく取れた葱が山のように積まれ、冬の一景をなしていますが、葱の白い根から受ける季節感は日本人のように、寒々としたものでないため、上流から流れる葱と易水の寒さとの間にどのような内的な関係があるのか、理解が難しいのではないでしょうか。これも文化の違いからくる難しさだと思います。

俳句の話が出たついでに、もう一つ加賀千代の例を引いてみましょう。

朝顔に釣瓶とられてもらひ水

この句は日本では人口に膾炙する名句であり、いかにも女性らしい憐憫の情が表れていて、微笑ましいものです。

もちろん中国の女性にも、加賀千代のように季節に敏感で、可憐な草花をいとおしむ人はいるにはいますが、「井桶纏上牽牛花，清晨汲水乞鄰家」の中国語訳を読んで、こんな些細なことまでが文学にとりあげられるのかと不思議がる人もいれば、なかには、井戸端の朝顔の蔓がそんなに邪魔になるのなら、いっそ引き抜いたらと思う人がいるかも知れません。

現代の俳句についても同じことが言えます。中国人にとって俳句が難解であるのは、少なくとも理由が三つあるのではないでしょうか。

1、省略が多すぎる。

俳句は限られた十七音で刹那的な感動や意象をとらえて表現しているので、多くの言葉が省略されています。たとえば、

戦士たりし痩身に振る夏手袋（松崎鉄之介）

これは中国の詩人林林氏を詠んだ句ですが、上海空港で、夏手袋をはめた俳人の松崎先生がタラップに立ち、見送りにかけつけたかつての文芸戦士、痩身の林林氏にしきりに手を振って名残りを

惜しんだ当時の情景や、さらにはその背景などを知るものでなければ、的確に中国語訳にすることは難しいと思います。直接作者から説明をきいて、やっとこの句が理解できました。

2、日本的表現は、わかり難い。

ひらがなのごとき雲行く野分後（藤木倶子）

これは、青森県八戸に住む俳人藤木倶子さんの句ですが、雲の形を「ひらがな」のごときと形容したところが日本的です。しかし、これを中国語で「平仮名」と訳したのでは、中国の読者にはピンとこないし、わかりにくいと思います。李芒氏はここのところをうまく処理して、「平仮名」と訳さず、思いきって「草書」とくだけた言葉を選び、中国の読者にわかり易くしています。

雲飛似草書、台風秋野渡。

3、季語のはたす役割を的確に把握するのが難しい。

季語は日本文化と日本人の「心」を理解するうえでの重要な語彙群であり、それは単に季節感をあらわしているばかりでなく、暗示や象徴的な役割、さらには読者の連想を引き起こすような豊かな深い内容を含んでいると言われています。

一つ例をあげてみましょう。

引っ越しの荷物落ち着き柿若葉　（西川みどり）

「柿若葉」はこの句のなかでもちろん季節をあらわしていますが、日本人なら、「柿若葉」という季語から、人々をほっとさせるような安らぎとやわらかな感じをただちにとらえ、「引っ越しの荷物が落ち着く」ことと「柿若葉」との間の関係がすぐわかるそうですが、中国人にとってこの句の作者がなぜ「柿若葉」を「引っ越しの荷物落ち着く」に結びつけたのか理解に苦しむところです。また、ある日本人から聞いた話しですが、季語「柿若葉」から連想するのは、人事異動の季節に多くの人が地方へ転勤するため、引越しが多くなるそうです。生活環境や文化的背景などがちがう中国人にとって、季語のもつ含みを日本人同様に理解することは無理だと思います。

文化はつねに互いに交流することが大事であり、「一方通行」であってはならないと思います。俳句を例にとって見ましても、中国の古典詩である漢詩が日本人に知られているほど、中国人には俳句は知られていません。もちろん、俳句を中国語に翻訳して中国の人たちに紹介する仕事には長い歴史があります。遠いことはさておき、一九一九年の「五・四」新文化運動前後から、中国の日本人留学生や文学者は多くの俳句を翻訳して中国の読者に紹介してきました。近年になってからは、俳句や短歌の中国語訳にめざましい発展がみられるようになり、中国の読者の間でも関心がしだいに高まってきています。私の考えをまとめますと、俳句は俳句、中国語訳の俳句は中国語訳の俳句、漢俳は漢俳であって、所詮別々のものであるということであります。したがって相互間の翻訳も〝完全等値〟を要求するのは無理で、〝近似値〟の翻訳がしばしばであることも事実です。しかし、それにもかかわらず、日本の俳句を中国語に翻訳して中国に紹介する仕事はこんにち中日文化交流を発展させるうえで重要な意義をもつものであると考えます。

俳句の中国語訳の方法については百家争鳴の観がありますが、それがどのような方法であれ、つぎの三点に力を入れることが望ましいと思います。

1、原作者の心の世界につとめて近づくこと。

2、両国人民のあいだに実際上存在している美意識の差異を出来るだけなくすること。

3、中国語訳俳句の形態美を保つとともに、俳句の原作のもつ深みを表現すること。

このような貴重な実践を通じれば、少なくとも四つの目的を果たすことが出来ましょう。

1、中国人にとって、俳句についての理解をいっそう深め、日本人の心を知り、日本人の情緒と美意識を把握することが出来る。

2、中国における俳句の中国語訳をいっそうおしすすめるうえで、積極的な役割を果たすことが出来る。

3、中国における漢俳という新しい形の詩の発展に重要な貢献をすることが出来る。

4、総じていえば、中日文化交流をいっそう発展させることが出来るにちがいない。

この四点の精神は俳句に限らず、他の文学作品の翻訳についても適用するのではないでしょうか。

このように見てきますと、中国と日本の文化はある意味では異文化であります。まさに異文化だからこそ、文化交流をもっと盛んにしてお互いの心を知ることが大事であると、私は言いたいのです。

俳句についていろいろ申し上げましたが、さて、日本の俳句に触発されて生まれた中国語の俳句――漢俳について語るとき、やはり漢詩の伝統と切り離して考えるわけには参りません。これに関して、一例を挙げてみたいと思います。日本にも馴染みの中国の文豪、いまは亡き郭沫若氏は、一九五五年の冬十八年ぶりに日本を訪れたとき、行くさきざきで多くの漢詩を作られました。幸いにも、私も通訳として随行いたしましたが、ある日、箱根の富士屋ホテルに泊まりました。朝、目が覚めると、快晴の朝日が窓から差し込み、窓の外は林で、中から鳥のさえずる声が聞こえてきます。郭先生の部屋に行くと、もう起きておられ、楽しそうに一枚の紙片を見せてくれました。そこには、書いたばかりの二句の漢詩（未完成の）がありました。

紅葉経霜久　　紅葉 霜を経ること久し
依然恋故枝　　依然 故枝を恋う

これはその前日、箱根に来る途中の風景を描いたものであることは、すぐにわかりました。十二月の関東地方はすでに冬に入っていましたが、それほど寒くはなく、まだ晩秋といった気配でした。車から外を眺めると、山々は紅葉で赤く染まり、とても美しかったのをいまでも覚えています。「紅葉経霜久，依然恋故枝」はいうまでもなく、寒くなっても紅葉がなお枝についているさまを短い十文字で表現したものです。郭先生はわたしに「どうかね、ちょっと、日本の俳句と似ているではないか」と言われたのが大変印象的でした。あれから五十年もたちましたが、不思議にもこの言葉がいまでも鮮明に頭に残っています。考えてみますと、一般の中国人が考える漢俳は、本質的にいって日本人の考えている俳句というより、むしろ一種の漢詩ではないかと思います。言い換えますと、漢俳は俳句の形を借りた漢詩であります。しかし、日本留学の経験をお持ちで、日本文学にも詳しい林林先生はいつぞや私に、「漢俳が俳句である以上、やはり俳句（俳諧）らしい表現が好ましく、漢詩の名残からの脱却が好ましい」と言われたことがありますが、それは漢詩の長い伝統を持つ中国では大変難しいことだと思います。

ところで漢俳ですが、同じ五・七・五でも、俳句は十七音であり、漢俳は十七文字（漢字）です。四川省の楽山を訪ねたとき、こんな漢俳を作ってみました。

　春遊四川楽山
遍地菜花黄，
邀月持杯沫水旁，
麻婆豆腐香。

これを読み下し式に訳すと、

　春　四川省楽山に遊ぶ
一面　菜の花畠
沫水のほとりに月を賞で酒を酌み交わせば
ことのほか香ばし　麻婆豆腐（訳　劉徳有）

と長くなってしまい、散文のようになったことにお気づきになられたと思います。漢俳と俳句は、十七文字と十七音という共通項を持ってはいますが、中国人が漢俳を声に出して読んでリズムを感じても、日本人はただ目で字面を追うだけですので、リズム感を感じないばかりか、バカに間延びがして俳句の簡潔さがないと思われるのも不思議ではありません。

漢俳は漢俳、俳句は俳句、無理をして同じようにする必要もなかろうと思っていた矢先に、このお粗末な漢俳を俳人の牧石剛明先生が見事に俳句に直してくださいました。

麻婆豆腐で酌む沫水の花菜の辺

（注）沫水は四川省を流れる大渡河の古称。四川楽山出身の郭沫若のペンネーム沫若は、沫水の沫、若は金沙江の古称若水からそれぞれ一字採ったもの。

漢俳を俳句に翻訳するとき、十七文字の漢字と十七音の違いによって、漢俳の内容をことごとく日本語で表現するわけにはいきませんし、またその必要もないでしょう。翻訳されたこの俳句には〝黄色〟〝月を招く〟などの言葉が省かれていますが、俳句の角度から見た場合、菜の花が黄色いのは常識であり、ことさら強調する必要はありません。しかし、漢俳の場合、中七の「旁」、下五の「香」に韻を合わせる必要から、上五に「黄」をわざわざ入れました。また、〝翻案〟した俳句に〝月〟をいれると、季語が重なって、タブーをおかすことになります。この例からも日本語と中国語の違いがお分かりになると思います。

さらに二つ三つ、漢俳の翻訳の例を挙げてみましょう。いつぞやヨーロッパを訪問したとき、デンマークの首都コペンハーゲンで人魚座像を観ましたが、案内役の話では、美しい人魚座像の頭部が闇夜に何者かによってたびたび切断され、盗まれるということでした。そこでこんな漢俳を作ってみました。

　哥本哈根美人魚像
孤月照波光，
美人魚像坐河旁，
何故独愁傷？

　コペンハーゲンの美人魚座像
月の明かりの中に
美人魚さみしく川面を見つめ
何故にか独り悲しみ愁ひぬ（訳　劉徳有）

俳人の竹下流彩氏がここに掲げた漢俳を読み下し式に翻訳し、その上、俳句にして添えて下さいました。

コペンハーゲン美人魚の像
孤月 波光を照らし
美人魚の像 河旁に坐るが
何故にか独りで愁傷めるや

美人魚独り一月光の宙

次は、イタリアのミラノを訪れたときの作。

米蘭雨景
春暮雨綿々，
飄然傘過似花鮮，
紅、黄、白、黒、藍。

ミラノの雨の風景
春雨に
色とりどりの傘の波

赤黄白に黒と藍（訳　劉徳有）

この漢俳を、長年日本向け放送にたずさわった友人の李順然氏が俳句に直して『人民中国』誌に発表されました。

春雨や赤黄白藍傘の波

また、俳人の前田吐実男氏からも、読み下しと〃翻案された〃俳句を頂戴しました。

ミラノの雨の景
春の暮雨綿々たり
飄然として過ぎたる傘は花の鮮かさに似て
紅、黄、白、黒、藍

赤黄白黒藍傘あざやかにミラノの春雨

下って二〇〇二年三月に、これまでに作った漢俳を百首ほどまとめて、北京の文化芸術出版社から句集『旅懐吟箋――漢俳百首』を刊行しました。日中文化交流協会の機関誌『日中文化交流』（二〇〇三年十一月一日）は次のような「編集者のことば」を添えて、取り上げて下さいました。

『旅懐吟箋』同書に収められた漢俳は、『旅日情懐』『八戸旅情』『青森点景』『訪日雑咏』シリーズなど日本訪問に関する作品が多い。顧娟敏夫人が各頁の挿絵・カットを描いている。本誌では同書のなかから四首を選び、俳人の小宅容義氏（現代俳句協会副会長）による俳句訳を併せて、ここに掲載する――。

出席平安建都一二〇〇年慶典

往事越千年，
〝平安〟古都似長安，
楓葉酔陶然。

平安建都一二〇〇年慶祝式典に出席
紅葉粲粲 古都と長安相似たり

賞桜

相逢情満懐，
同対桜花酔幾回？
明春我再来。

桜をめでる

花に埋れむ来る年もまたともがらと

歌舞伎名伶坂東玉三郎

一見不尋常，
挙止窈窕似女郎，
何需着戯装？

歌舞伎名優坂東玉三郎

えも言はれぬ女形の立ち居姿かな

初雪小景

霏霏降初雪，
欣喜推窗伸手接，
晶瑩掌中滅。

初雪小景
初雪のいく粒消ゆるたなごころ

さて、余談になりますが、『初雪小景』は、わたしが作った最初の漢俳です。いきなり漢俳を作ったのではなく、はじめは真似事で「初雪や窓からそっと手を伸ばし」という〝月並み〟の俳句を作って、それを漢俳にしたというのが真相であります。

また、最近では、東方書店の神崎勇夫氏も、店誌『東方』のコラム「販書随録」で小生の漢俳集『旅懐吟箋』（文化芸術出版社）を取り上げてくださり、つぎのように語っています。

漢俳は一九八〇年代に日中文化交流の産物として誕生した中国流の俳句のことだが、言語構造上の差異から両者には自ずと区別があり、漢俳は韻をふみ、季語にはこだわらない。含義語としての漢語の特性からこれを日本の俳句に翻訳するのは難しい。例えば書中の

手巻寿司
生魚配海苔,
巧巻成形笑口開,
香穣味美哉！

はむりやり翻案すれば

香りよき寿司の形はおちょぼ口

とでもなるか。同じ五・七・五でも日本の俳句では漢俳の一部しか映しだせない。

一九九八年、劉氏夫妻と伊東に遊んだ折の句が二首掲げられている。

伊東旅情
雨中伊東行,
露天風呂有風情,
一浴忘東京。

これはとりあえず

伊東かなお江戸忘れの露天風呂

と訳す。そして小生が注解で大酒飲みと紹介された上で

宿米若荘

狂飲酔清宵，
夜来風驟雨瀟瀟，
残酒可曾消？

米若荘は戦前一世を風靡した浪曲師寿々木米若の別宅を改築した旅館である。

雨瀟瀟飲めども尽きぬ酒のあり
飲むほどに雨にも解けぬ二日酔

どちらがよかろうか。

日本では、漢俳の翻訳はまださほど多くはないようですが、漢詩の翻訳は非常に多くなされており、翻訳の方法もきわめて多く、百家争鳴の観を呈しています。いずれにせよ、日本の読者が中国の文学に親しみをもち、中国人の心を知る上で大いに役立っていることは言うまでもありません。

お気づきになられたと思いますが、漢俳は、今のところ「季語」があってもなくても良いということになっています。漢詩も日本の現代俳句のように必ずしも季語を要求しません。

中国の辞書をいろいろ調べてみましたが、〝季語〟という言葉はどこにも見当たりませんでした（そのうちに収録されると思います）。ということは、中国には日本で言われているような〝季語〟という範疇がまだ固まっていないのではないかと思われます。

ところが、日本の伝統的俳句は〝季語〟が要求され、その〝季語〟のはたす暗示、連想、象徴、比喩などの役割および文化的背景を理解しなければ、俳句をほんとうに理解し、味わうことは難しいと思います。日本では、「一句を活かすも殺すも季語次第」と言われているようですが、中国人にはいまひとつピンとこないようです。

季語（中国語からも多数吸収）は、日本の風土が培った日本人の美意識の反映とも、集大成とも言われています。日本は自然が美しく、四季の変化もハッキリしており、くわえて日本民族は季節の移り変わりや自然のもろもろの現象にきわめて敏感でこまやかであるため、季語を豊富に生み出しております。また他方、豊富な季語は、ひるがえって大自然にたいする日本人の感情をいっそうこまやかにし、敏感なものにしていることも否めない事実であります。一年のうち、雨季と乾季しかないアフリカなどでは、とうてい考えられないことです。

「歳時記」は中国にも日本にもあります。しかし中国の「歳時記」は、季語を収録したものではなく、年中行事や風俗習慣を集めたもので、日本の「歳時記」は、季語の百科全書であり、日本の風物や日本人の美意識、生活習慣、心理状態および感情などを歴史的に考察するうえでの重要な資料となっています。このように豊富な季語は日本文化を構成する重要な語彙群であると同時に、日本文化の大きな遺産でもあります。

それでは、季節や自然の現象にたいして感情がこまやかで敏感であることは、日本民族独特のものであるかと言うと、必ずしもそうとは言えません。詩人林林先生はこのことについて触れたとき、昔から中国と日本の詩文学の季節感は、相通じるものがあると指摘したうえで、次のように語っています。

「『詩経』と『楚辞』が生まれていらい、詩にはかならず風花雪月、鳥獣虫魚が歌われている。このように天象や風物を歌った詩は、人々の季節感を呼び起こし、四季を感じさせてくれる。春暖かにして日永く、夏暑くして夜短し。秋涼しくして夜長く、冬寒くして日短し。この点では、すこしも異なるところはない」と。

事実、中国で生みだされた季節に関する多くの言葉が日本の俳句の季語として取り入れられています。例えば、中国の黄河流域を中心にしてつくられた中国暦の二十四節気（立春から大寒まで）のすべてと、一節気をさらに三等分してつくられた七十二候の一部（たとえば、〝鷹化して鳩となる〟〝雀大水入り蛤となる〟や〝田鼠化して鴽となる〟など）は、日本ではすでに俳句の季語としてなんの抵抗もなく使われています。

一年中の気候や風物の変化をあらわす七十二候は、たとえば〝鴻雁来〟〝寒蟬鳴〟〝蚯蚓出〟〝桃始華〟〝水始氷〟〝雷乃発声〟など、その内容は広範にわたっていますが、科学的に観察して得た結論もあれば、上に述べた「鷹化して鳩となる」や「雀大水に入り蛤となる」のように、非科学的なものも含まれています。しかし、全体的にみて、気候や風物などに敏感であり、こまかく観察した古代中国人の努力の跡がうかがわれます。

いま、漢俳を作る仲間の間で、中国に適した「歳時記」を編集する動きが見られますが、何しろ国土が広く、南北、東西の気候が多種多様のため、大変難しく、まだ出版されたという話は聞いておりません。

次に、俳句創作の源泉の一つとして日本の俳人や俳句の結社がとくに重視している吟行について、お話してみたいと思います。

〝吟行〟という言葉は、中国にもありますが、現在あまり使われていません。唐の詩人張籍の詩に「僧房逢着款冬花、出寺行吟日已斜」（僧房蕗の薹に出逢い、寺を出て吟行するに日すでに斜めにす）とありますが、この場合の〝吟行〟は、詩歌や俳句を作るため、景色の良いところや名所旧跡などに出かけていくという意味より、むしろ詩歌を吟じながら歩く意味だと思います。

青森県八戸市にある俳句の結社「たかんな」創立五周年記念の際、ご招待を受けて俳人の皆様のお供をして、淋代へ初めての吟行を経験したときのことです。吟行の前に、藤木倶子主宰からこんな話を伺いました。山口青邨の代表作に「みちのくの淋代の浜若布寄す」というのがあるが、青邨がこの句を作ったときには、まだ淋代に行ったことはなかった。もちろん、浜辺に若布が寄せてくるかどうかも見ていない。ただ、句会で「若布」という題が出たときに、ふと淋代の地名を思い出し、この句を作った。いわば空想の句ではあるが、地方の魅力を十分にあらわしている、ということでした。

曇天下の淋代の海岸に立ったときの印象はと言えば、黒ずんだ砂浜、たえず押し寄せる波、あたり一面寂れた情景、でした。しかし、吟行の俳人たちは、手に手にノートをもち、真剣な面持ちでまわりを観察し、思索し、吟味しながら、ペンを走らせていました。私にとってすべてが珍しいこの風景でした。

その後、「たかんな」に発表された俳人諸氏の吟行の句作を拝見して、流石だと思い、今更ながら詩人と俳人にとって吟行と旅の持つ重要性を知ることが出来ました。

俳句も含めて文芸作品は、社会生活の反映だと思います。社会生活こそ、文芸の汲めども尽きぬ源泉です。もちろん、前掲の青邨の句のように必ずしも現地へ行かなくても、名作を世に残された例はたくさんあります。また、日本人の文芸観は個人の生活、心情、心境などに重きを置いているようにも見受けられますが、たとえそうであったとしても、突き詰めて考えれば、そのいずれも社会生活と切り離しては考えられず、ふだんの生活の蓄積があるからにほかなりません。吟行と旅の必要性と重要性もそこにあると考えられます。

中国の大詩人李白も杜甫も、時には戦乱のために、時にはやむなく漂泊の生活に追いこまれ、全国を旅しながら、道中の所感と見聞、人民の苦しみや麗しい山河を描き、おびただしい名作を後世に残しました。俳聖といわれる芭蕉の『おくのほそ道』も、「旅の心」の記録であると同時に、芭蕉の吟行でもあったと思われます。

つぎに、中国の漢俳界の現状について申し上げたいと思います。

二十数年来、香港地区も含めて中国では、漢俳の作者と愛好者が日増しに多くなってきています。小学生や中学生のなかにも漢俳を作る気風が高まってきていることは、大変喜ばしいことであると思います。各地の新聞や雑誌に漢俳作品が掲載されるようになったばかりでなく、湖南省のように一部の地方では漢俳の専門誌（紙）も出版されています。十一年前に、林岫氏が最初の『漢俳首選集』を編集・出版されましたが、その中には三十三名の漢俳作家の三百首にのぼる作品が収録されています。それ以来、多くの詩人が漢俳詩集を出版し、喜ばしい局面を呈しています。

こうした機運の中で、昨年（二〇〇五年）の三月北京で漢俳学会が成立いたしました。詩人の林林先生と陳昊蘇先生が名誉会長に推され、私が会長をおおせつかっておりますが、中国人民対外友好協会と中日友好協会が学会の母体となっております。漢俳学会の創立は、中国の漢俳史上における大きな出来事であり、中国の漢俳作家と広範な漢俳愛好者がはじめて自分たちの「漢俳の家」を持つようになったのであります。新しく創立された漢俳組織の名称が「学会」となっており、「協会」となっていないことにお気づきと思いますが、その趣旨は漢俳の創作と研究を通じて、中国における漢俳創作を推進し、繁栄させ、日本の俳句界との文化・学術交流を促進することであります。

漢俳学会創立の際に、日本から多くの俳句の団体や俳人の心のこもった祝福を賜りましたが、この席をお借りして改めて感謝申し上げます。中国の詩歌界、漢俳界と日本の俳句界の間には、長いあいだにわたる、友好的で密接な交流関係が保たれてきました。これからもひきつづき、このような交流関係を発展させ、強める努力をいたす所存であります。

最後に、ご提案ですが、

一、この度のご招待をきっかけに、漢俳学会と国際俳句交流協会との間の正式な交流関係の樹立。

二、日本の俳句諸団体との人的交流と作品の交換の強化。

三、コンクールなどを通じて中学生同士の漢俳と俳句による交流の促進。

四、条件が整った段階で、中日韓三国の間で、漢俳・俳句・時調についてのシンポジウムの開催。

以上四点の提案のご検討をお願いし、皆々様の更なるご健闘とご健筆を心から祈念して終わりとさせていただきます。

ご静聴ありがとうございます。

おわりに

「漢俳」の誕生は中国詩史に、国民詩の出現という足跡を残す一大エポックであった。その名が示すとおり、これは日本の伝統文芸である俳句にヒントを得た文芸である。しかし俳句の母国では殆ど知る人がいない。「漢俳」が生まれてから四十年が過ぎた今、日本の国会図書館に行っても、「漢俳」に関する蔵書が一冊も無いという事実が、それを物語っている。

すでに中国では十万人に及ぶ国民が、この五七五の短詩を楽しんでいるというのに、俳句の母国日本では何故これほどまでも等閑視されて来たのだろうか。それを考えてみたのが、この本の主題である。

中国の詩人たちは研討会や交流会の席上で、両国の文芸を「同文同軌」ともてはやす。だが現代の日本人の中には、彼らの詩詞を理解する人は少ない。況んや中国詩詞を書く人はさらに稀である。

漢俳第一号が趙樸初翁によって創作披露されたのは、一九八〇年、日本から来た俳人訪中団を北京の北海公園に迎えた晩餐会席上であった。爾来、中国側は林林氏が中国詩人を、日本側は金子兜太氏が日本俳人を率いて、交流を進めてきた。だが「漢俳」は中国の新短詩であって俳句ではない。中国でそれを普及するには、日本の詩壇の協力こそ望まれていた。戦後の日本には所謂漢詩を書く人が千人程度はいた可能性がある。そしてこれらの人が作品を発表する組織は「大日本漢詩連盟」という物々しい名前の団体である。そこで書かれる詩は、殆ど七言絶句というたった一種類の詩型だけである。五七五などという形式の詩を書くことは認められなかった。

俳人は中国詩詞に関する十分な知識を具えておらず、漢詩人は七絶以外の詩詞の形式に手を出さなかった。その結果日本では、漢俳は理解されず四十年の歳月を空しく過ごしてきた。

こんな中で奇跡的に日本にも中国同様詩詞のあらゆる詩型を詠みこなし、中国詩壇と交流を続けてきた小さな詩社があった。それが中山栄造設立の「葛飾吟社」である。中国詩壇は当然この詩社に注目した。そして一九九七年日中国交正常化二十五周年記念の催しとして、「中山栄造新短詩研討会」を北京協商会議所で開催した。日本からの参加したのは十名である。ただし自分で詩詞が詠める人は、事実上中山栄造、小畑節朗、それに私の三名に過ぎなかった。そんな中、なぜ十名もの団体で参加したかといえば、当時中国の入国ビザの条件が厳しく、観光目的の旅行は最低十名を揃えなければならなかったからである。残り七名を揃えるのに、俳文学会会長だった尾形仂先生にお願いして中国を訪問する気のありそうな文化人を紹介してほしいと電話したのが忘れられない。先生の秘書役坂口明子さん、坂口さんを介して埼玉大学ドイツ文学の渡辺教授、荘子研究家の木村先生をご紹介頂き、残る四人は葛飾吟社に籍のある女性と、中山先生の釣り仲間、それに私の曽ての同僚の女性、他一名を動員して北京へ行った。思えば綱渡りの如き研討会参加であった。中国側は林林先生を始め、李芒、徐放、紀鵬、屠岸、林岫、それに音韻学者の傅雪漪といった超一流詩人や学者が参加した。よくぞあんな綱渡りをしたものと、思い出しても冷や汗が出てくる。だがお陰でこうして「漢俳」の紹介が出来る。本書は言うまでも無く学術的なものではない。いずれはその道の専門家によって、正しい解説が為されることを期待する。

この研討会が開催されたのは四半世紀前だが、それ以前から変わらず「葛飾吟社」の詩詠の対象は、中国の格律詩詞全般にわたる。漢俳はその一部に過ぎない。しかし中国側から見れば詩詞のあらゆる形式に対応できるパートナーだった。「葛飾吟社」は今でも二十名に満たない程の小さな詩社だが、コロナ禍の下でも中国の詩壇とｚｏｏｍで月例会を催し、相互に詩詞の応酬をしたりしている。

そのようなオールラウンド詩社から見れば、漢俳は何百とある詩詞牌の一つだが、これを国民詩たらしめた林林先生を始めとする中国詩壇の漢俳推進に対する努力は今思い出しても頭が下がる。その中核に林林と兜太という二人の巨人がいた。その血盟の行程は今書いておかないと分からなくなると思い、この記録に留めた。日中文芸交流に関心ある方の参考になれば幸いである。

最後に中国漢俳学会の初代会長である劉徳有先生が二〇〇六年、日本の国際俳句交流協会の招きで来日され、東京會舘で開催された同会主催の第八回俳句大会において、見事な日本語で流麗に述べられた講演記録「中国の俳句〝漢俳〟――俳句との比較」を附録として掲載させて頂いた。現代中国における最も高いレベルの日本語研究家でもある劉徳有先生の講演は、中国語と日本語の相違を克服して、日本人が漢俳を理解し、或いは制作する上でも、他に比類の無い貴重な示唆に富んだ内容だからである。劉徳有先生と国際俳句交流協会のご協力に対し、心より厚く御礼申し上げる。

二〇二二年、日中国交正常化五十周年を祝い葛飾吟社が機関誌「梨雲」の特集号を編纂したところ、劉徳有会長は漢俳六首を贈って来られた。その一首を紹介して本書のむすびとしたい。

与日本俳友相逢　　　　　日本の俳友と相い逢う　　　劉徳有

相逢分外親　　　　　　　相い逢えり分外の親に
挙杯常憶北京春　　　　　杯を挙げて常に憶う北京の春
情篤似花醇　　　　　　　情篤く花の醇(こ)きに似たり

「分外の親」とは、身分不相応の親の意味である。奉祝詩であるが俳句への尊敬の念が込められている。

主な参考文献

王謂『王謂短詩』作家出版社、二〇一二年
紀鵬『拾貝集』四川文芸出版社、一九九六年
紀鵬『紀鵬漢俳』（香港）銀河出版社、二〇〇〇年
段楽三『段楽三漢俳詩選』珠海出版社、二〇〇〇年
段楽三『品日集』新天出版社、二〇〇四年
段楽三『時里風』新天出版社、二〇〇四年
段楽三『詩朋有約』新天出版社、二〇〇五年
段楽三『風韻種種』新天出版社、二〇〇六年
段楽三編『中国短歌首選集』新天出版社、二〇〇五年
陳毅『陳毅詩選』外語教育与研究出版社、二〇一四年
鄭民欽『日本俳句史』京華出版社、二〇〇〇年
松尾芭蕉『奥州小道』鄭民欽訳、河北教育出版社、二〇〇二年
傅雪漪『中国古典詩詞曲譜選釈』中国戯劇出版社、一九九六年
李仲玉『仲玉詩文選』華文出版社、一九九八年
李仲玉・李君莉・李歆『雲錦斎三代文選』華夏翰林出版社、二〇〇四年

劉徳有『旅懐吟箋』文化芸術出版社、二〇〇二年
劉徳有『日本語と中国語』講談社、二〇〇六年
龍楡生『唐宋詞格律』上海古籍出版社、二〇一〇年
林岫『林岫漢俳詩選』青島出版社、一九九七年
林岫主編『漢俳首選集』青島出版社、一九九七年
林岫主編『中国漢俳百家詩選』綫装書局、二〇一三年
林林『日本古典俳句選』（松尾芭蕉・与謝蕪村・小林一茶）湖南人民出版社、一九八三年
林林『扶桑雑記』鄭民欽訳　日中短詩研究会、一九八八年
林林『八八流金』（百年人生叢書）北京十月文芸出版社、二〇〇二年
魯宝元・神里常雄訳『中国語与中国文化』華語教育出版社、一九九九年
安西篤『金子兜太』海程新社、二〇〇一年
今田述『汎汎輩集　今田述俳句集（漢訳付）』葛飾吟社、二〇〇六年
今田述・林岫編『迎接新世紀中日短詩集』葛飾吟社、二〇〇一年
尾形仂『俳句の周辺』富士見書房、一九九〇年
尾形仂『俳句の可能性』角川書店、一九九六年
葛飾吟社編『清涼詩縁温暖抄』葛飾吟社、二〇〇五年
角川書店編 合本『俳句歳時記』新版、角川書店、一九七四年

金子兜太・黒田杏子『語る兜太』岩波書店、二〇一四年
木山英雄『人は歌い人は哭く大旗の前　漢詩の毛沢東時代』岩波書店、二〇〇五年
「現代俳句協会50年史」『現代俳句』7月臨時増刊、現代俳句協会、一九九七年
日中合同刊行委員会編『現代俳句・漢俳作品選集』現代俳句協会、一九九三年
日中合同刊行委員会編『現代俳句・漢俳作品選集第二集』現代俳句協会、一九九七年
村上哲見『宋詞』（中国詩文選21）筑摩書房、一九七三年

雑誌類

中華詩詞学会『中華詩詞』
漢俳詩人編集部『漢俳詩人』
九州詩文編集部『九州詩文』
現代俳句協会『現代俳句』
国際俳句交流協会『ＨＩ』
葛飾吟社『梨雲』
随鷗吟社『随鷗集』
遊星発行所『遊星』

コンパクトディスク

鄧麗君（テレサ・テン）『淡淡幽情』トーラスレコード株式会社

【著者略歴】

今田　述（いまだ　のぶる）

1929年　今田哲夫の二男として京都市に生まれる。
先考は京都大学文学部支那文学卒。狩野直喜、鈴木虎雄に師事。

1953年　成城大学経済学部卒。富士銀行入社。

1979年　ジャカルタ主席駐在員。

1983年　本店外国為替部長。

1984年　日中機械技術開発役員。

1987年　俳句結社『陸』同人、現代俳句協会会員。

1988年　パーカーコーポレーション常務取締役。

1994年　パーカーコーポレーション退社。

1995年　漢詩結社葛飾吟社（主宰中山栄造）に参加。現在代表理事。

1997年　北京で開催の「中山栄造新短詩研討会」に参加。

2000年　北京で開催の「迎接新世紀中日短詩交流会」を中山栄造氏と主宰。

2005年　「中国漢俳学会成立大会」へ招かれ参加。討議会パネラー担当。

2013年　林岫女史編纂の「中国漢俳百家詩選」の日本人作品部編纂に協力。

著書『トワン、ガンバルか？——私の文化論的インドネシア滞在記』（中公新書、1990年）

漢俳（かんぱい）　五七五（ごしちご）の中国国民詩（ちゅうごくこくみんし）

二〇二三年七月三一日　初版第一刷発行

著　者●今田述
発行者●間宮伸典
発行所●株式会社東方書店
東京都千代田区神田神保町一―三　〒一〇一―〇〇五一
電話〇三―三二九四―一〇〇一
営業電話〇三―三九三七―〇三〇〇
印刷・製本●株式会社　モリモト印刷
装　幀●EBranch　冨澤崇

定価はカバーに表示してあります

ISBN978-4-497-22312-8　C0098

「老い」を受け入れる

柴田 元 Hajime Shibata

発行・日刊現代　発売・講談社

多数派に自分が所属することに気づけば、
立ち止まり、よく考える時だ。

Whenever you find yourself on the side of the majority,
it is time to pause and reflect.

迷う時には真実を話せ。

When in doubt, tell the truth.

真実を喋るなら、何も覚えておかなくていい。

If you tell the truth, you don't have to remember anything.

マーク・トウェインの名言集より

1835.11.30 – 1910.4.21

はじめに

「血圧130超えたら○○○○」――きっと多くの方が耳にしたことがあるフレーズかと思いますが、これはとある特定保健用食品、いわゆるトクホのCMで使われていたものです。

実際に2019年の高血圧治療ガイドラインには、診察室での正常血圧は120／80mmHg未満（75歳以上の後期高齢者は135／85mmHg未満）、家庭血圧では115／75mmHg未満と示されています。そして、診察室での血圧値140／90mmHg以上を高血圧症、130〜139／80〜89mmHgを「高値血圧（こうちけつあつ）」と定義した上で、高値血圧レベル以上（130／80mmHg以上）になると、血圧の度合いによって高〜低リスクがあり、「低中等リスク患者においても降圧治療の必要性が示唆される」と明記されています。

さらに、「降圧薬治療のメタ解析によると、収縮期血圧10mmHg、または拡張期血圧5mmHgの低下により、発症リスクは、主要心血管イベントで約20％、脳卒中で30〜40％、冠動脈疾患で約20％、心不全で約40％、全死亡で10〜15％それぞれ減少することが明らかにされている」とあります。これを見れば、高血圧に不安を覚えてしまうのは当然のことだと思います。

しかし多くの人は、「発症」を○％増加あるいは減少させることと、「発症リスク」を○％増加あるいは減少させることとでは、数値の持つ意味がまったく異なっていることを知りません。おそらく医師でさえ、両者の違いについて深く考えている人は少ないのではないかと思います。

私たちはまず、このリスク軽減率とは何を示し、どのような人に対して、どのような意味を持っているのかを考える必要があります。

医療の現場では、これまで多くの知見が集められ、それらを拠りどころに医療が実践されてきました。最近では、統計的手法を用いて有用性が高いと思われる治療方法を『根拠に基づく医療（Evidence Based Medicine（略称：ＥＢＭ）』として推奨していく傾向にあります。「エビデンス」という言葉は、コロナ禍で聞く機会が増えたという方も多いと思いますが、要するに診断を下したり、対処法を決定するための「根拠」のことを指しています。「ＥＢＭ」が実践されるなかで得られた情報は、今後のさらなる医学の進歩に寄与していくことが期待されます。

また、より標準化された医療、ＥＢＭを実践・推進するために『診療ガイドライン』というものが生み出されました。「ガイドライン」という言葉が示すように、これはある疾患に対してより適切な治療を選択するために考案された指針となるものです。医療従事者が有効活用するのはもちろん、患者やその家族を力づけるものとされています。

しかし、その反面、医療従事者の自由裁量権を抑制したり、時の政府や医学会の権威を作り出す原因となっていたり、過剰にマニュアル化しているような状況も見られます。その結果、本来であれば不要と思われるような投薬が行われる事態を招いています。考えてもみてください。若くて元気な20代と経年劣化を避けられない80代、さらに寝たきり高齢者といった患者の治療を、同列に扱えるわけがないでしょう。

例えば、若年期から壮年期の脳出血発作を予防する際には血圧管理は重要だと思いますが、元気な後期高齢者に厳重な血圧管理が必要とは、とても思えません。寝たきりの高齢者に、骨粗しょう症の予防薬が必要でしょうか？　認知症が進行した高齢者に認知症予防薬が効くと思いますか？　白内障で手術をした人に、白内障予防の点眼薬をする意味があるでしょうか？　その答えは言わずもがなで、高齢者にとって一番のリスクは、毎年歳をとっていくことであるはずです。

残念ながら、若返りの薬はありません。そうした異なる状況がひと括りにされているのが現状なのです。しかし当然ですが、それぞれに見合った対処法があるはずです。そのためには、行政や医療機関が適切な情報を国民目線に立って提供することが必要です。これは最低限のサービスと言ってもいいかもしれません。

医療情報というものは専門性が高く、一般の皆さんには正しく理解することが甚だ困難な場合が多いようです。だからといって出される情報を鵜呑みにしていいわけではなく、そこで重要になるのが「ヘルスリテラシー」なのです。日本語にするなら、「健康に関する情報を理解・活用できる力」といったもので、現代はこれを身につけることが必須の時代になったといえます。

大切なのは、提示された情報を理解する力を蓄えた上で、それが正しいか否かを見極める目を養うこと。言うなれば「自衛」の手段を身につける必要があるのです。それは長引くコロナ禍で、より一層浮き彫りになったと感じています。

２０２４年には診療・介護報酬が同時改定され、２０２５年には団塊の世代がすべて後期高齢者（75歳）となります。しかし、２０２５年度を目指してきた医療再編と地域包括ケアシステムの構築は思う通りには進んでおらず、介護保険に関しても安定した制度の継続には多くの課題を残したままとなっています。

また、2022年10月から一定以上の所得がある75歳以上の医療費窓口負担が原則2割（現役並み所得者は3割）に見直しされました。全国保険医新聞では、「窓口負担増で受診抑制が起これば重症化や手遅れにつながりかねない」と警鐘が鳴らされていましたが、裏を返すと受診抑制が起これば医療機関の収益が減るという単純な話につながっています。ちなみに、新型コロナ感染拡大時には受診抑制が起こりましたが、2020年の死亡者数は前年度との比較では11年ぶりにむしろ減少しています（人口動態統計：厚生労働省）。

確かに国民の負担が増えれば、患者さんは大変です。であれば、受診を抑制するのではなく、不必要な受診を減らす工夫をすべきです。どこにでも売られているような薬をもらうために、一人で4~5件の医療機関を回る「ドクターショッピング」を止めるだけでも、ずいぶん違います。一方で、重症患者の救急車のたらい回しなどが起こらないような体制作りが求められます。

効果不明の高額な予防薬も多すぎます。高齢者のポリファーマシー（多剤処方による健康被害）は、社会問題といってもよいでしょう。特に75歳以上の高齢者で特別な病気でもない限り、受診回数や薬剤費は、ともに相当減らせるはずです。

前述の通り、2025年には団塊の世代（約800万人）が全員75歳以上となり、後期高齢者数は約2200万人になります。これは予測ではなく現実です。一方、就労人口は確実に減

1人あたりの医療費

年齢階級	1人あたり医療費	増加額	増加率
0～14歳	16万3000円	3000円	1.9%
15～44歳	12万3000円	2000円	1.9%
45～64歳	28万2000円	2000円	0.8%
65歳以上	73万8000円	1万1000円	1.5%
75歳以上	92万2000円	1万2000円	1.3%

(注)増加額・率は年度比
出典：厚生労働省「国民医療費」(2017年度)

少し続けています。政府の肩を持つわけではありませんが、わずか3年後の後期高齢者医療費の急増を考えれば、今対策を立てておかなければなりません。

これらに伴い、介護費用も大きく膨れ上がるため、2024年の介護報酬改定で、所得によっては大きな負担増となる可能性があります。さらに、ケアプラン作成費用の有料化、介護施設の多床室の室料負担の見直し、介護サービス支給限度額の見直しなどが計画されており、施設入所費用負担も2024年以降に増大する可能性は極めて高いといえます。

日本では高血圧症、糖尿病、脂質異常症（高脂血症）、内臓脂肪型肥満が生活習慣病の4大危険因子といわれています。また、がん、心疾患、脳血管疾患を3大疾病、それに加えて糖尿病、高血圧性疾患、肝硬変、慢性腎臓病を合わせて7大生活習慣病といったりします。そのほか、加齢とともに多くの人が避けて通れない骨粗しょう症、認知症などもガイドラインが作成され、治療の対象とされてきました。これらの大半は完治するものでなければ、加齢とともに、誰しもがどれかしら通る道です。一昔前の生活習慣病の予防と治療の基本は、食事と運動療法でした。現在は、無症状でも、平均寿命を超えた人も含めて薬物治療の対象とされていますが、現代の薬物療法中心の医療は果たして国民健康の維持に役立っているのか——。この素朴な疑問を皆さんと考えてみたいと考え、本書の執筆が始まりました。

私の家には、代々受け継がれた「醫者自然良能之臣僕也」（病因精義）と書かれた掛け軸があります。意味は、『医者は患者の自然治癒能力を損なわないように、むやみに検査や薬の処方をしてはならない』という意味だと聞いています。この本は、巷によくある「○○は飲んではいけない」「長生きしたければ医者にはかかるな」といった類の本ではありません。情報過多になっているこの時代に、本書が「ヘルスリテラシー」に意識を向けるきっかけとなり、その向上の一助となるなら、望外の喜びです。

目次

第2章 診療ガイドラインに振り回される医療現場

第3章 日常的に見かける病気の治療と限界――慢性疾患における全人的ケア

第4章 治療はどこまで続けるべきなのか

第5章 リハビリテーション医療の実情

第6章 老いを受け入れることは難しいけれど

第1章

日本の医療提供体制の概要

我が国の医療提供体制と医療機関の対応状況

日本の医療は、基本的にはすべて医療法に定められた「施設基準」と直接の医療行為に対する「診療報酬制度」で規定されています。診療報酬制度は、以前は提供された診療行為そのものに報酬が支払われる出来高払い方式でしたが、過剰診療につながっているとの指摘があり、現在、入院治療にかかる治療費は、一部を除き基本構造は1日分の定額払い（包括払い）方式に変わっています。この診療報酬体系の内容はかなり複雑で、急性期病院の場合は、ＤＰＣ（Diagnosis Procedure Combination：診断群分類）と出来高評価部分などで構成され、そこに在院日数などが加わり算定されます。亜急性期、慢性期病棟についてもそれぞれに施設基準が定められており、さらにその重症度、看護の手間のかかり具合、回復の度合い、入院期間、在宅復帰率などでも区分されます。また、病院機能に関しては、看護師を始めとした職員配置数、病室の広さ、廊下幅に至るまで、細かな規定が段階的に定められています。この診療報酬を見直すため2年ごとに診療報酬改定が行われることになっています。

世界と比較すると、日本は過剰病床になっているといわれていますが、実際はかなりの地域格差が見られます。大都市圏では人口10万対病床数（人口10万人に対するベッド数）が不足していますが、地代が高く、人件費も高いため、医療機関は単価の高い急性期医療に特化する傾向があり、急性期以降のベッド数は増えにくくなっています。

亜急性期、慢性期の患者がベッドを長く使用することは、経営的には不利益になるため、急性期を過ぎれば、できるだけ早期に別の医療機関や施設に転院を勧めるというインセンティブが働きます。その結果、急性期病院とその他の医療機関、施設との間には横の連携が形成されます（水平統合）。

一方、多くの地方都市は、地代も人件費も都会ほど高くありません。そして時代の流れとともに少子高齢化と人口減少が進むなかで、地方のベッド数は過剰供給状態になっています。このような理由で、２０１６年以降の医療再編により、地方都市では慢性期だけでなく急性期病床といえども、削減計画が出されている地域があるわけです。

地方の医療機関としては、ベッド数を削減されるくらいなら、急性期病床から亜急性期病床に転換させてベッド数を維持したほうが経営的には有利と考えます。また、急性期から亜急性期、維持期までのベッドを丸抱えにして自己完結してしまうというインセンティブが働くことになります（垂直統合）。

その結果、「地方には大小の保険・医療・福祉複合体が複数誕生する」（二木立著『21世紀初頭の医療と介護』勁草書房）ことになり、本来目指してきた健全な地域連携体制は、やがて崩壊していくのではないかと懸念しています。

垂直統合の利点は、一つの組織が急性期から維持期まですべてのサービスを提供するため、基本的にはお任せしておけばよいという点にあります。ただ、在宅ケアを構築する上では、同一の事業体が受け持つ職種は少ないほうが良いともいわれています。これは、「同一事業体に任せてしまうと、サービスの単一化を招き自由度の制限につながる」（『現代思想』２０１４年９月号より、川島孝一郎著「統合された全体としての在宅医療」）というのが、そのおもな理由です。言い換えれば、ケア内容が受け手ではなく、提供側の都合により制限されてしまうことを指しているのだろうと思います。

また、医療法人が介護福祉系の事業にまで拡大してきたことで、医療法人と社会福祉法人の間でも競争が激化してしまいました。競争が激しくなればサービスの質が高くなるかといえばそうとも限りません。医療福祉系サービスの場合は収益性の低下は質の低下につながりかねません。また、就労人口の減少と人件費の上昇は専門職の人材確保と教育を困難にしてきていまず。さらに２０２４年度以降に働き方改革が断行されれば、人材不足もさらに深刻化することが予想されます。

政府方針に左右される医療サービス

今の政府の方針では、急性期から維持期までの医療サービス提供は、「地域連携パス」と「診療報酬体系」のなかで効率的に提供することが前提となっています。それを実現するためにさまざまなシステムが構築され、そしてそれぞれの施設基準に対して在宅復帰率が定められています。

最終的に在宅復帰がかなえばいいのですが、病院が目指す期限内に自宅退院が難しい病状であれば、病気や障害の状況によって長期療養施設を選択せざるを得なくなります。

特に高齢者や障害者の医療に効率性を求めると、人は病気を繰り返すたび、あるいは後遺障害を持てば持つほど、非効率な存在となっていきます。そうすると、治療のゴール地点は患者さんの状態ではなく、診療報酬上で定められた期限ということになってきます。これは、制度上定められた疾患別地域連携パスに沿って川上から川下に、まさにベルトコンベアーの上を流れて移動しているようなもので、「患者のニーズに合わせた医療とケアの提供」という建前はあるものの、制度上決められたいくつかの型枠（レール）内に振り分けられているというのが実態のような気がします。

今の医療の仕組みでは、せっかく長生きしたところで、行きつく先は大半が長期療養施設ということになりかねず、さらに施設基準の細分化による弊害も起こっています。例えば、高齢者夫婦で片方が重度要介護者（要介護3以上）で、もう片方が軽度障害者というケースがあったとしましょう。この場合、特別養護老人ホームには要介護3以上でなければ入所できない仕組みになっているため、同じ施設を利用することはできず、別々の施設入所となり、生き別れになってしまうのです。

高齢者の親と障害を持つ子供の同居家庭においても、同様の問題が起こっています。親が要介護状態となって子供の面倒を看ることができなくなれば、やはり別々の施設に送られます。実際に、こうした生き別れとなってしまった事例は少なくありません。

交通事故や労災で障害者となった場合も、理由はどうであれ、重度障害を持ってしまえば、長期療養をする場所は極めて限られます。そのうち年を重ねて介護保険の対象者となれば、介

2021年9月末における都道府県別老人福祉施設(上段)および老人保健施設在所者数(下段)と一般病床実数(2020年)との関係

老人福祉施設在所者数と一般病床数との関係

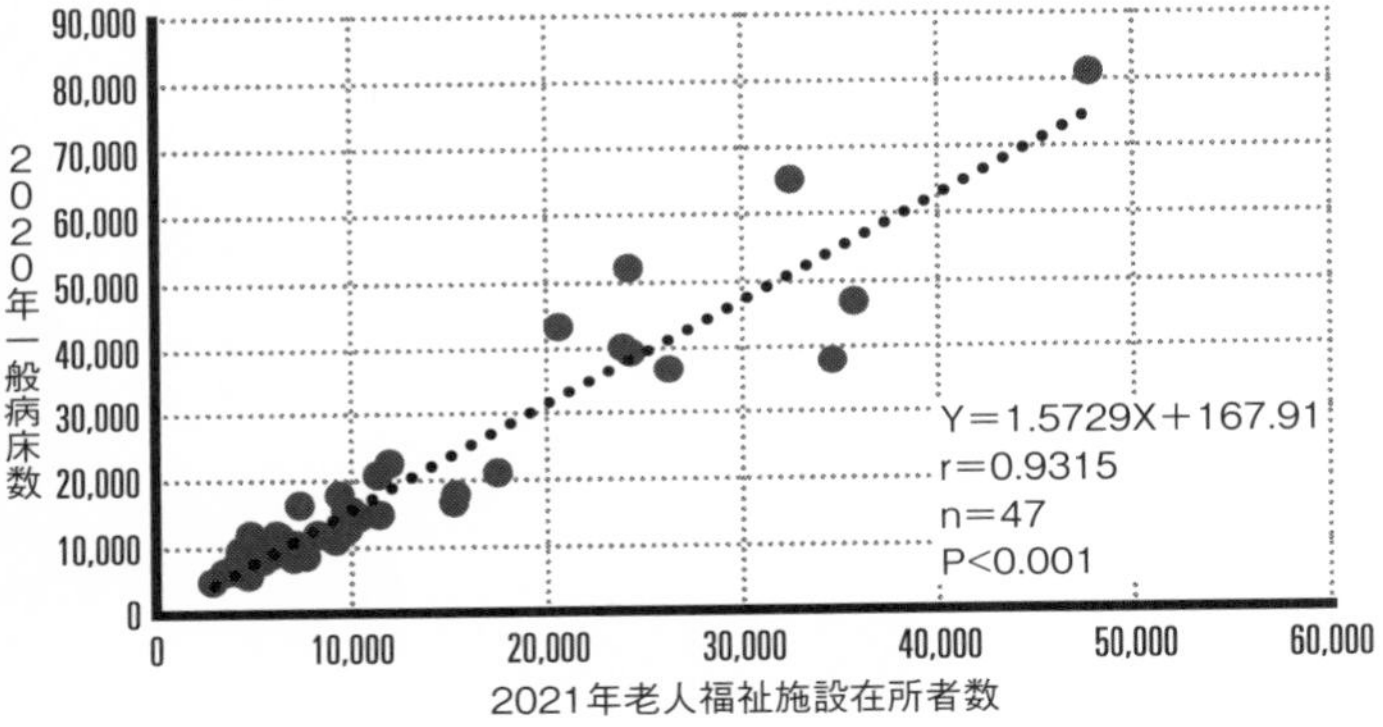

老人保健施設在所者数と一般病床数との関係

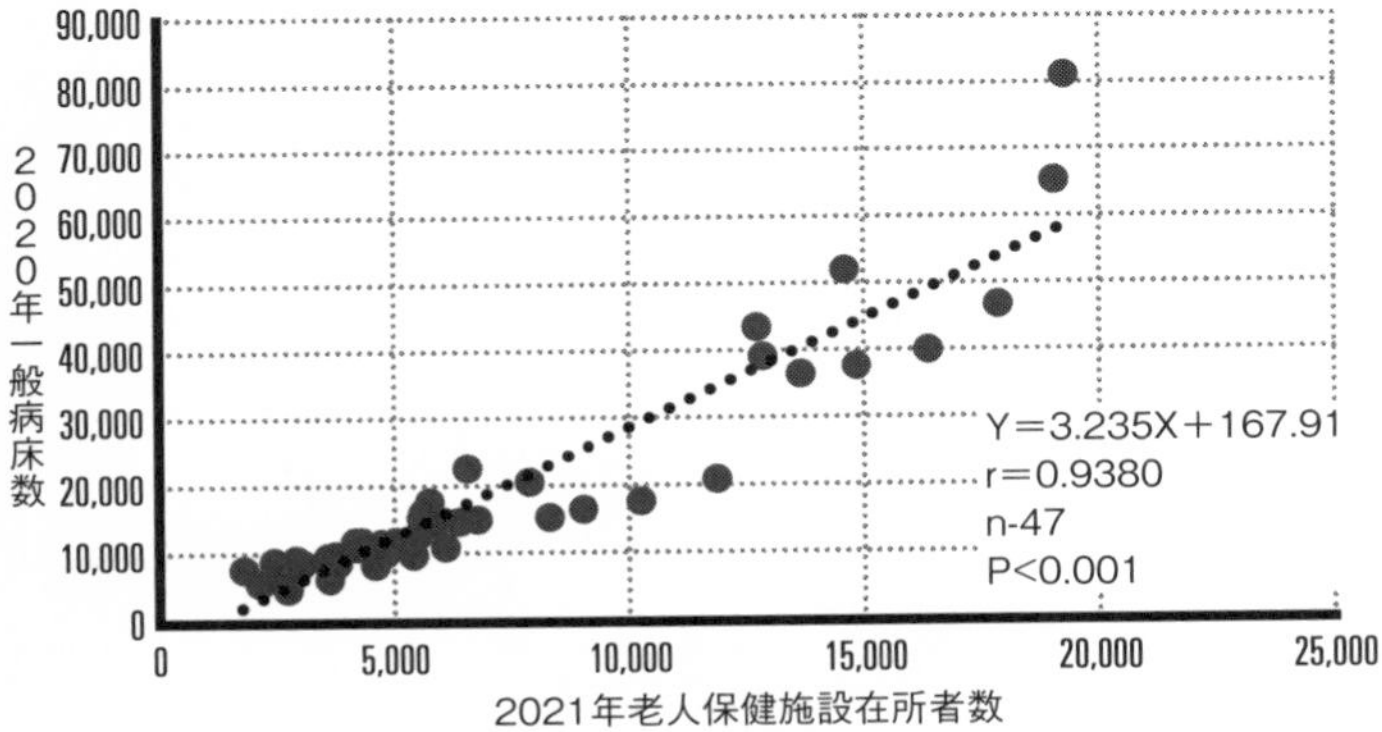

参照資料：政府統計の総合窓口 e-Stat(令和３年介護サービス施設・事務所調査)

護保険がすべてに優先されるというルールによって、障害者としてではなく高齢者介護サービスの利用者となってしまうのです。現制度では、身体障害者手帳や指定難病医療受給者証などがあっても、介護保険の対象者となれば、最終的には行き場を失い施設送りとなってしまうわけです。現に、厚生労働省の介護施設在所者数の資料と一般病床数との関係を都道府県別に見ると病床数の多いところほど、介護施設の在所者数も多いという極めて強い関係が見られます（20ページ図）。

国民の健康に対する権利は守られているか

日本国憲法における国民の三大権利の内容を見てもわかるように、健康であることは国民の権利であって、義務ではありません。にもかかわらず、「健康であることは国民の権利なのだから、早期発見、早期治療により健康寿命を延ばしなさい」という建前の下、健診を強く勧められます。「強制ではない」としながらも、自治体からは毎回書面で健診を促され、基準値を逸脱した結果が出れば、今度は特定保健指導を受けるようにいわれます。なぜでしょうか。

実のところ、自治体が市民の健診に熱心になるのは、別に市民の健康をおもんぱかっているためではありません。自治体には、国から特定健康診査受診率（以下健診率）、特定保健指導の実施件数などの目標値が示されており、目標に達しないと、国から自治体に対してペナルティが課せられる仕組みになっています。この仕組みが、健診を勧める理由の一つです。

厚生労働省のホームページに、全文82ページからなる「令和4年度の保険者努力支援制度

（取組評価分）～制度の概要～」というものがあります。そこには、各自治体に対して「各評価項目」「配点」「該当数」「達成率」などが詳細に定められています。つまり全国の自治体は、国の指針であるペナルティ付きの命令書を遂行するために、「名ばかりの自治」を行っているということになります。

ある自治体のホームページを調べたところ、「特定健診は、国の法律によって、医療保険者が40歳以上の加入者を対象に実施することが義務付けられた健診です。被保険者の方には健診を受診する義務はありませんが（強制ではありませんが）、生活習慣病予防や御自身の健康を継続して確認するためにも、年に1回、特定健診を受けてご自身の健康管理に是非ともお役立てください（原文ママ）」とありました。形式的には、国は国民に対しては義務とはいわずに、自治体に対して健診を実施することを義務付け、実施目標が達成されなければペナルティを課すということで、自治体を介して国民への管理を強化しているわけです。その結果、健診率を上げるために、本来対象とならない人にまで受診を勧めている自治体もあります。

今回の新型コロナのワクチン接種も同様です。国民に接種義務はないけれども、いわゆるワクチンパスポート制度により、未接種者には不利益となる政策を同時に行ったりすることでワクチン接種に誘導したのです。

国のこれらの施策は、少子高齢化時代における社会保障費の適正化を目的に、特定健診、特定保健指導を徹底することにより、国民の有病率を低下させることを目的としています。そして病気になった場合は、病気の早期発見と早期治療により効率的な医療の提供をしますということです。さらに、各自治体には医療再編を義務付け、病床数を適正化（おおむね削減）して、在宅医療を中心とした地域完結型の地域包括ケアシステムの構築を目指し、医療費の総枠を抑制していこうという目論見であろうと考えます。

私は、国が推進している特定健診の普及や医療再編計画、地域包括ケアシステムの構築といった政策は、将来の地域医療を考えていく上ではあながち間違っているとは思わないのですが、果たしてその成果は出ているのでしょうか。特定健診は本当に国民の健康寿命や平均寿命の延伸につながっているのでしょうか。

御田寺圭氏は、自書『ただしさに殺されないために』（大和書房）において、「健康であることは、あくまで個人的なことですが、社会医療リソース（資源）や秩序を維持するための社会規範に格上げされてしまった。（中略）『健康で健全な個人が集まる社会』を目指すといえば誰も拒否できないポリティカルコレクトネス（筆者加筆）となり、個人の自由や権利の領域から引き剝がされて、『社会化』あるいは『政治化』されていく」と述べ、日本における社会保障制度の構造が政治的に形成され、国民の健康が国家の生政治、生権力によって管理されていると指摘します。

特定健診査は平均寿命の延伸に寄与するか
――国の資料からマクロ実績を検証する

2014（平成26）年ころだったと思うのですが、久留米市が実施していた介護予防支援事業の有用性の調査内容を見たことがあります。市は有用だと公表していましたが、私が同じ資料をもとに独自の分析をしたところ、とても有用とは思えない結果になりました。同じ資料を見ても、立場によって、解析や解釈の違いから結果まで異なってくるということはよくあることです（門倉貴史著『本当は嘘つきな統計数字』幻冬舎）。そこで2018年に、国の特定健康診査事業の成果を自分なりに調査してみることにしました。そのためには、やはり国が示す資料をもとにしなければなりません。

解析にあたっては、厚生労働省資料、国勢調査などネット上で公表されているエクセルデータを用いました。統計解析とグラフ作成はエクセルの統計ソフトとグラフ作成機能を用いました。このためこの機能を超える分析はできませんが、今回目的とする概略を知るためには十分だと考えました。今回の掲載にあたり、2020年度までの資料を追加しています。有意差検定では久留米大学医学部循環器病センターの田原宣広教授にご協力いただきました。それでは始めてみましょう。

＊

国は、国民の健康寿命の延伸のため健診事業を実施しており、その効果は出ているといいますが、まずはこれを疑うことから始めます。

国の資料では、日本は時代とともに、平均寿命、健康寿命ともに急速に延伸しています（25

日本の平均寿命の推移(全国平均)

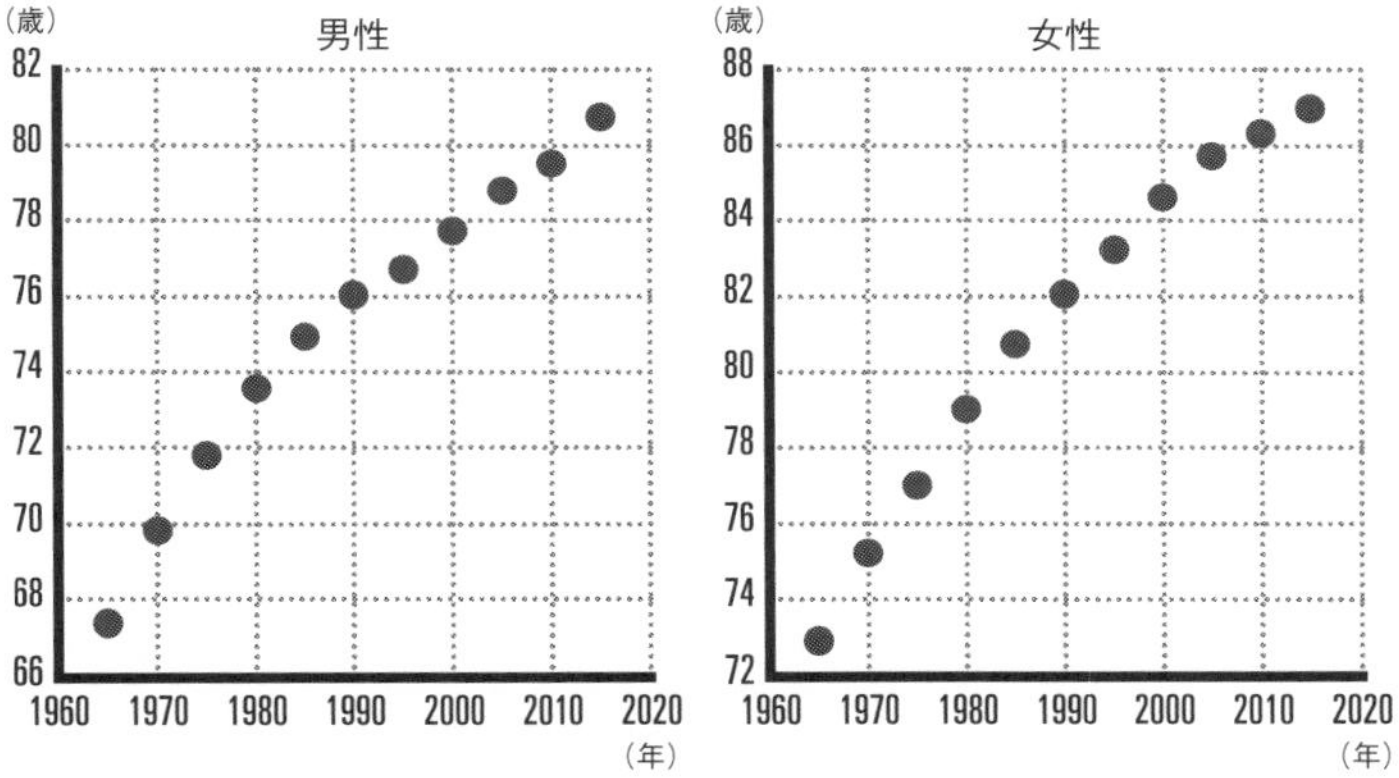

日本の健康寿命の推移(全国平均)

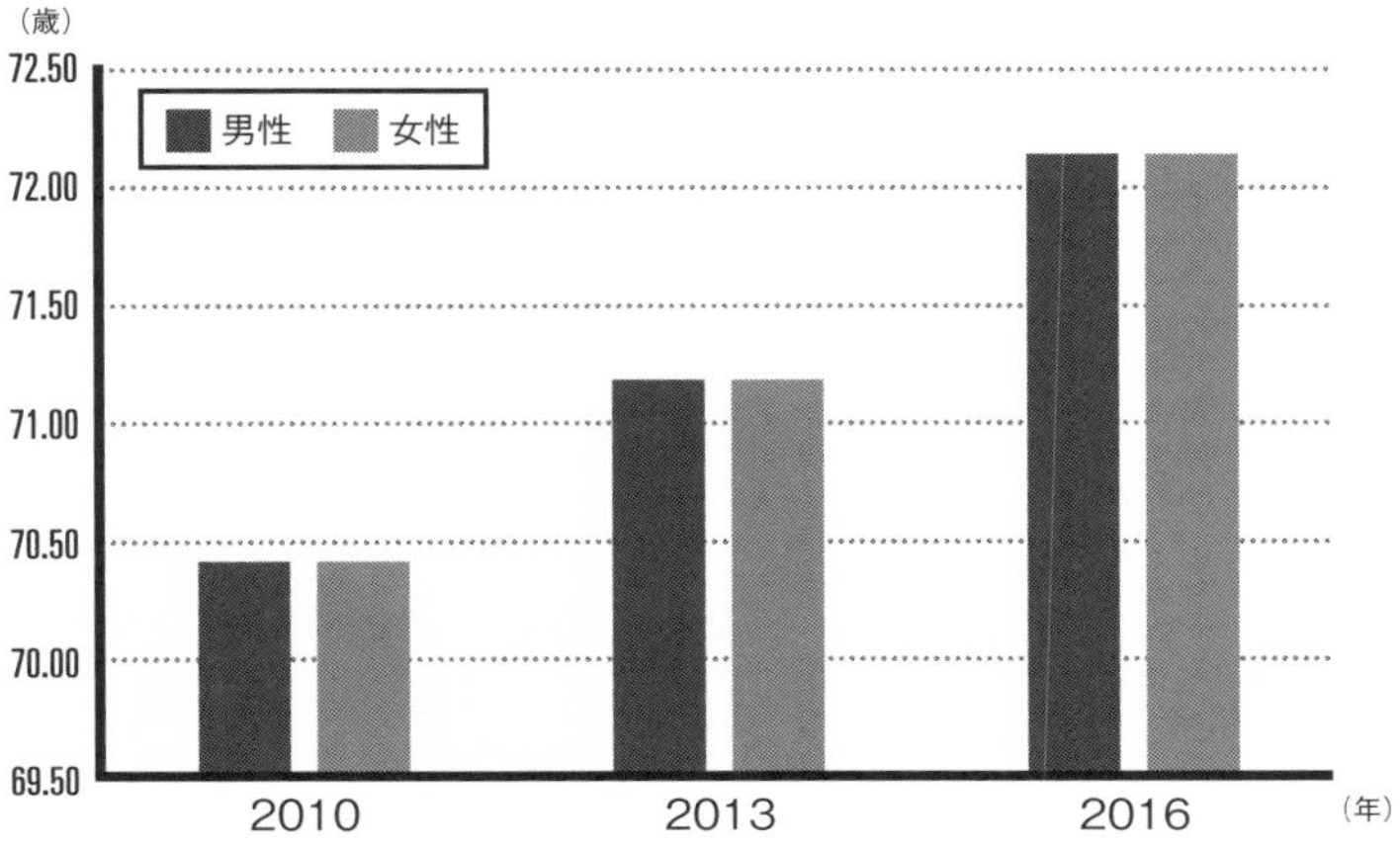

出典：厚生労働省発表資料をもとに作成

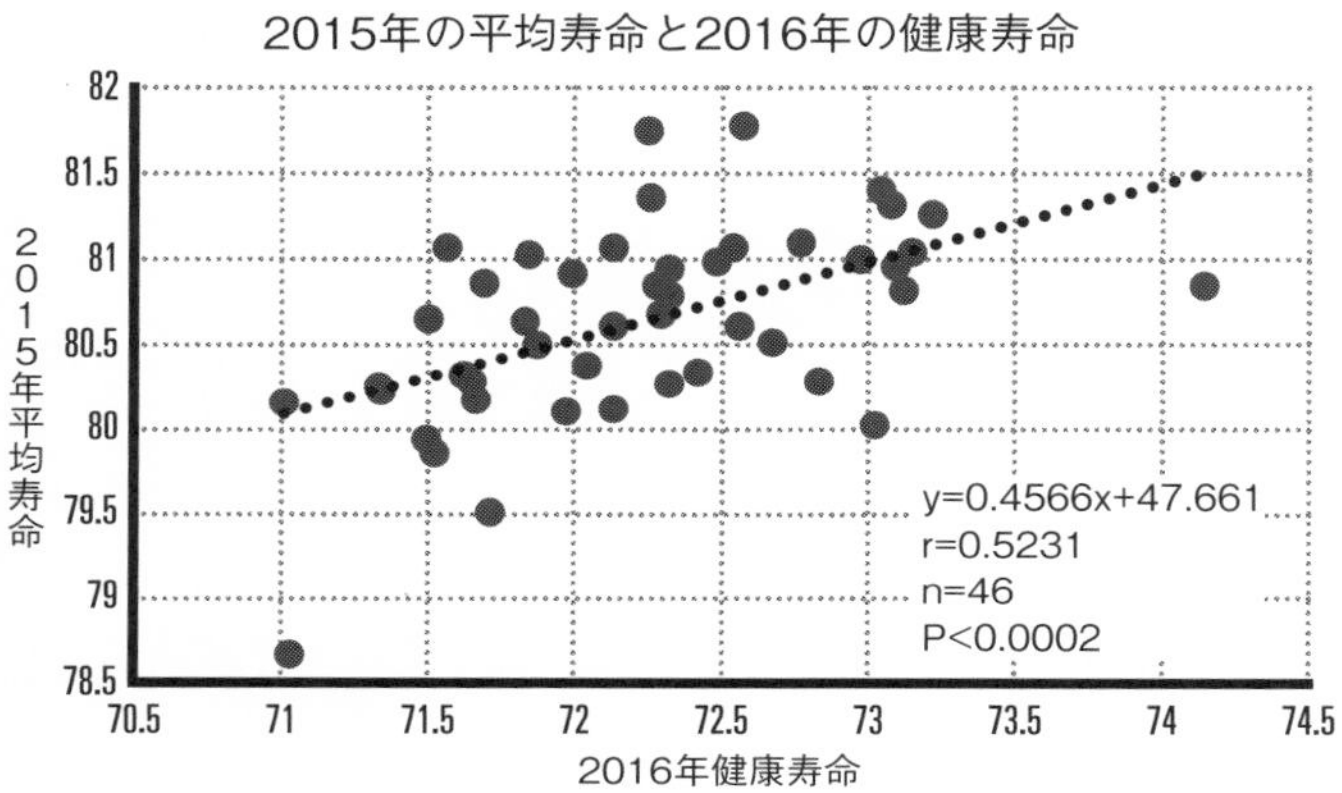

平均寿命は「厚生労働省令和２年都道府県別生命表の概況」
健康寿命は「厚生労働科学研究　健康寿命のページ（エクセル資料）グループ代表　藤田医科大学医学部衛生学講座教授　橋本修二」よりそれぞれ引用。
平均寿命は5年毎、健康寿命は2010年から３年毎に調査されているため解析には隣接年の資料を使用した（2016年は熊本県を除く）。

平均寿命と健康寿命の関係(男性)

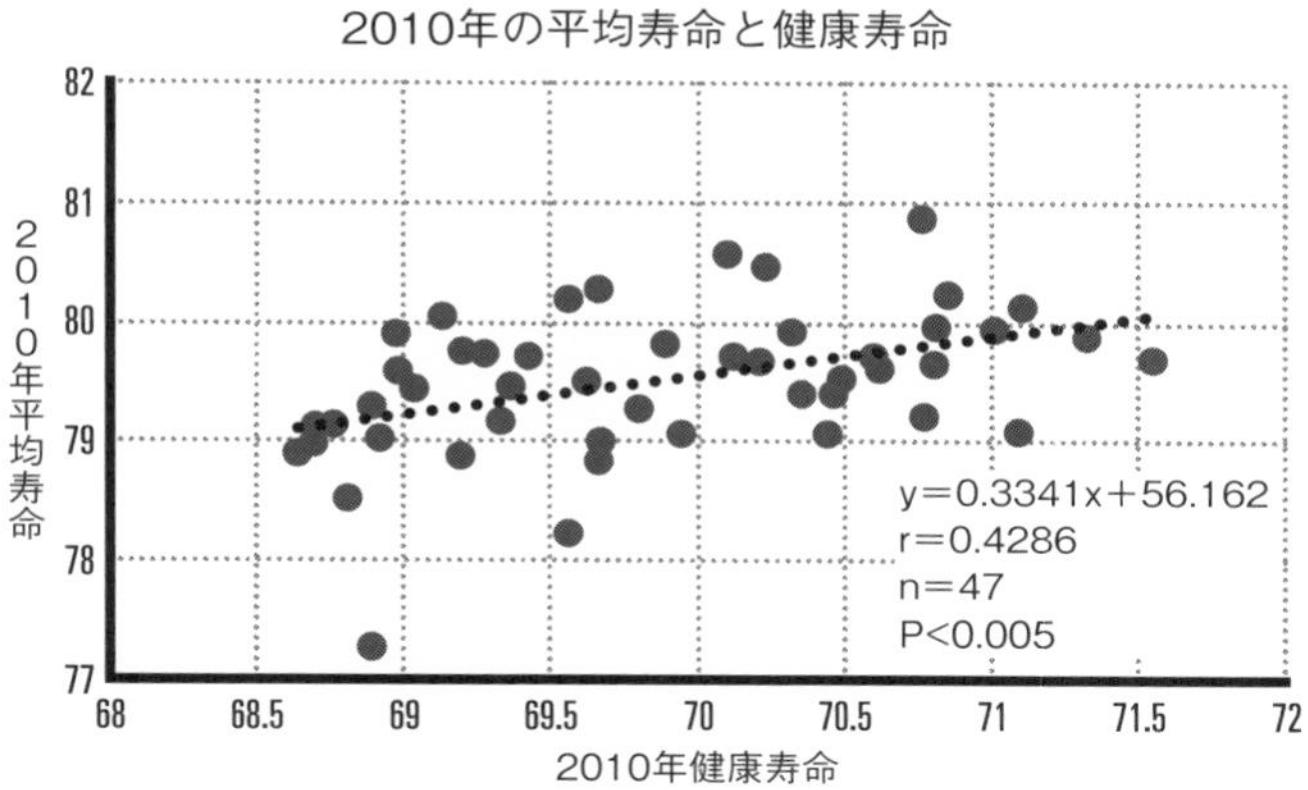

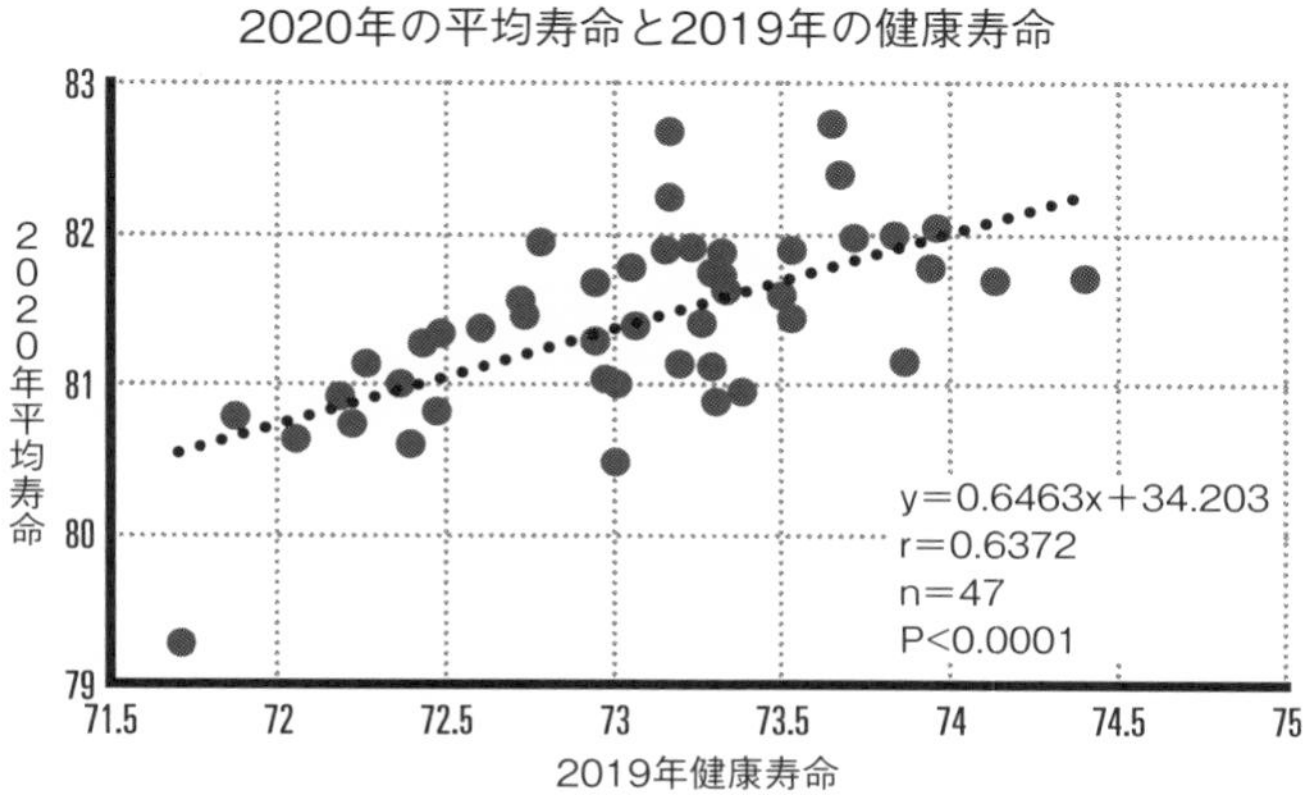

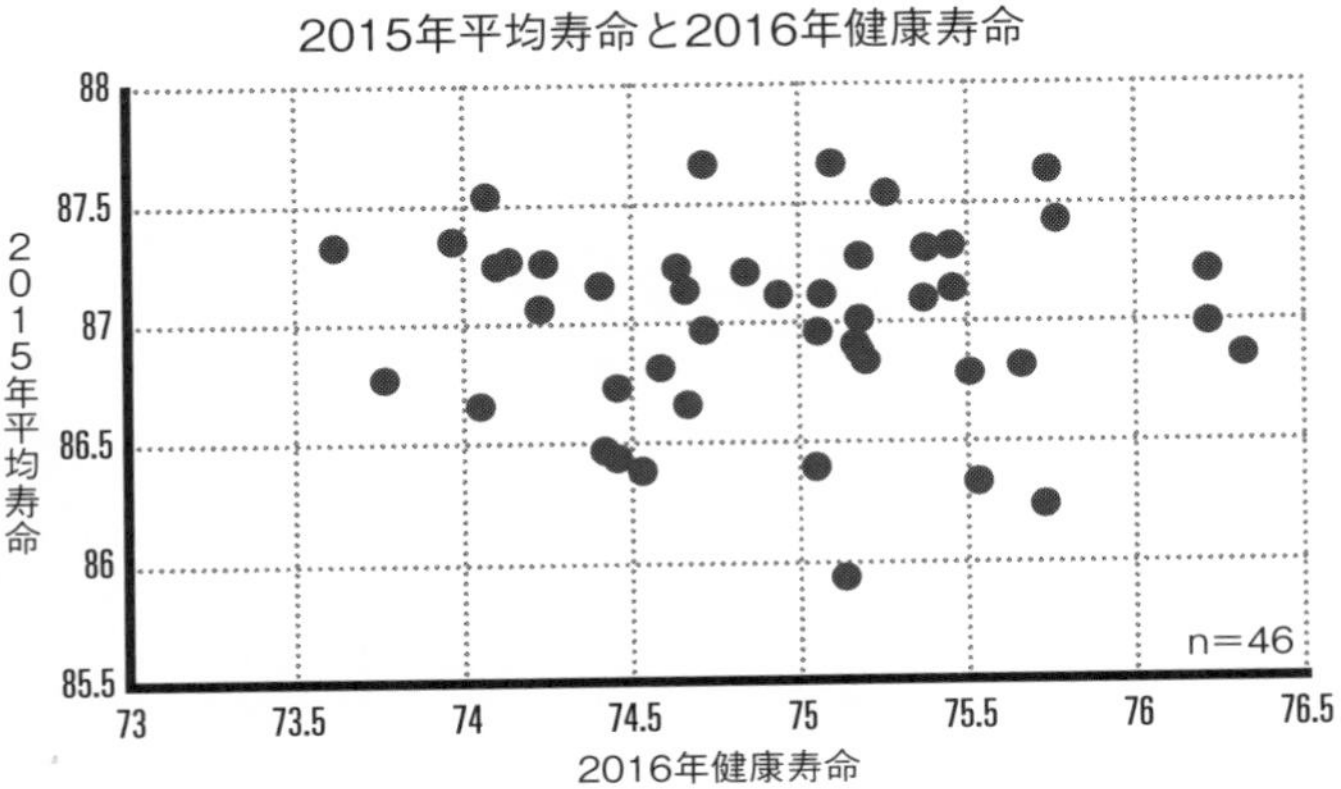

平均寿命は「厚生労働省令和２年都道府県別生命表の概況」
健康寿命は「厚生労働科学研究　健康寿命のページ（エクセル資料）グループ代表　藤田医科大学医学部衛生学講座教授　橋本修二」よりそれぞれ引用。
平均寿命は５年毎、健康寿命は2010年から３年毎に調査されているため解析には隣接年の資料を使用した（2016年は熊本県を除く）。

平均寿命と健康寿命の関係(女性)

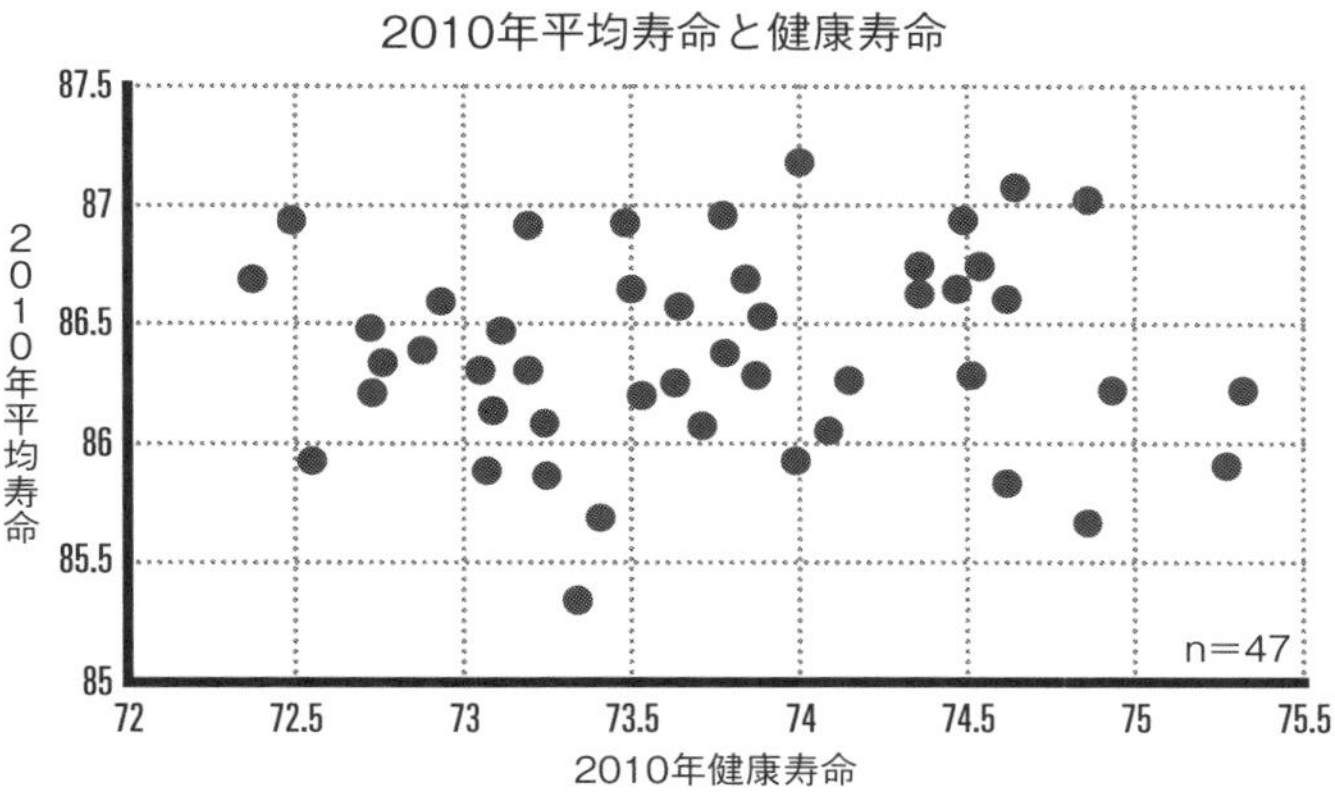

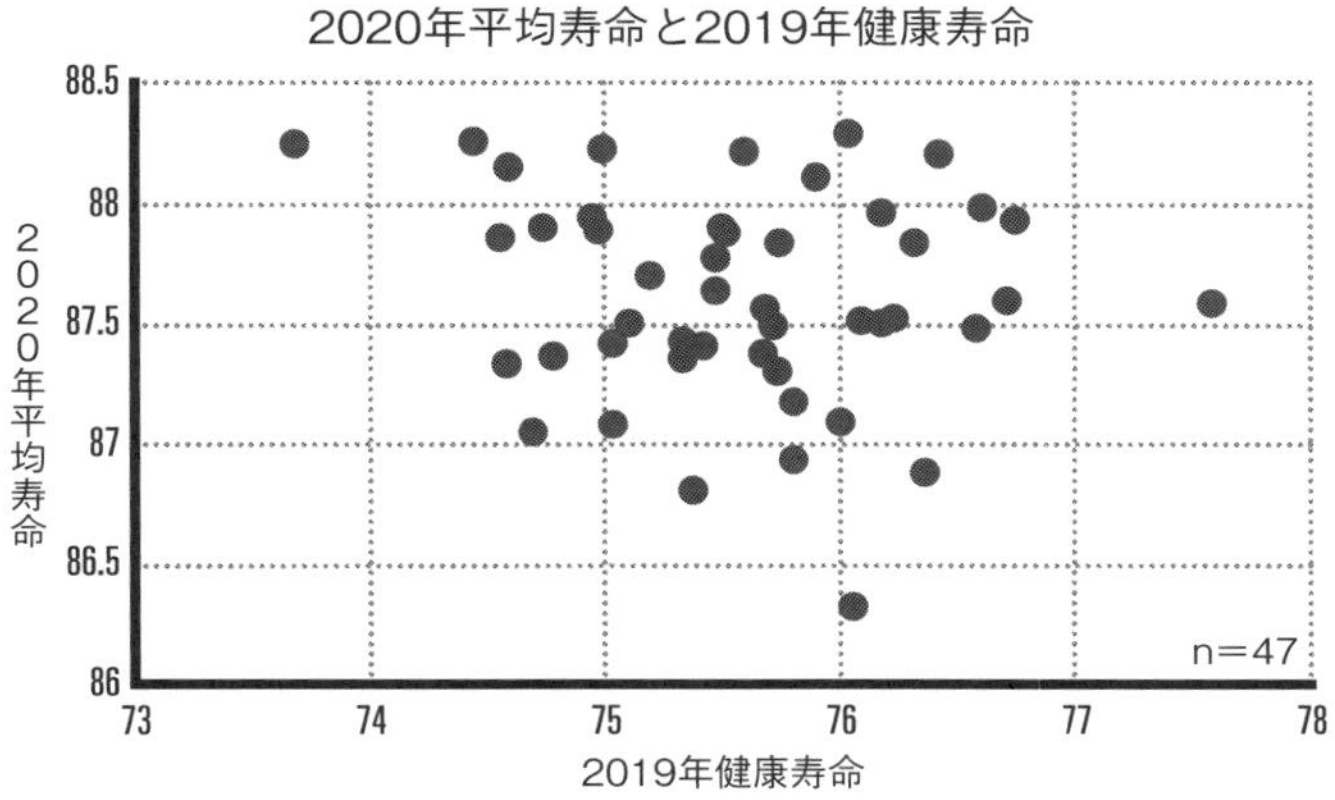

特定健康診査受診率と健康寿命の関係(男性)

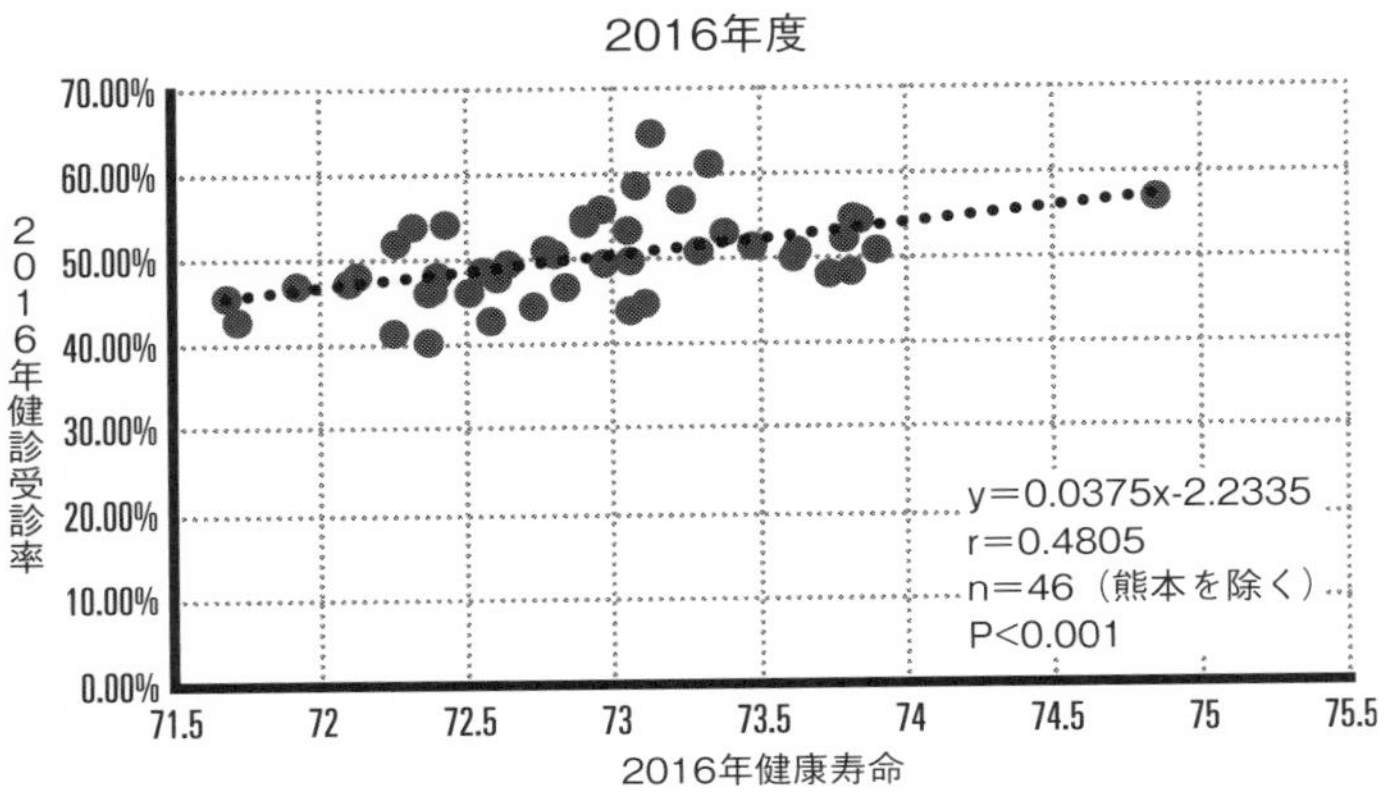

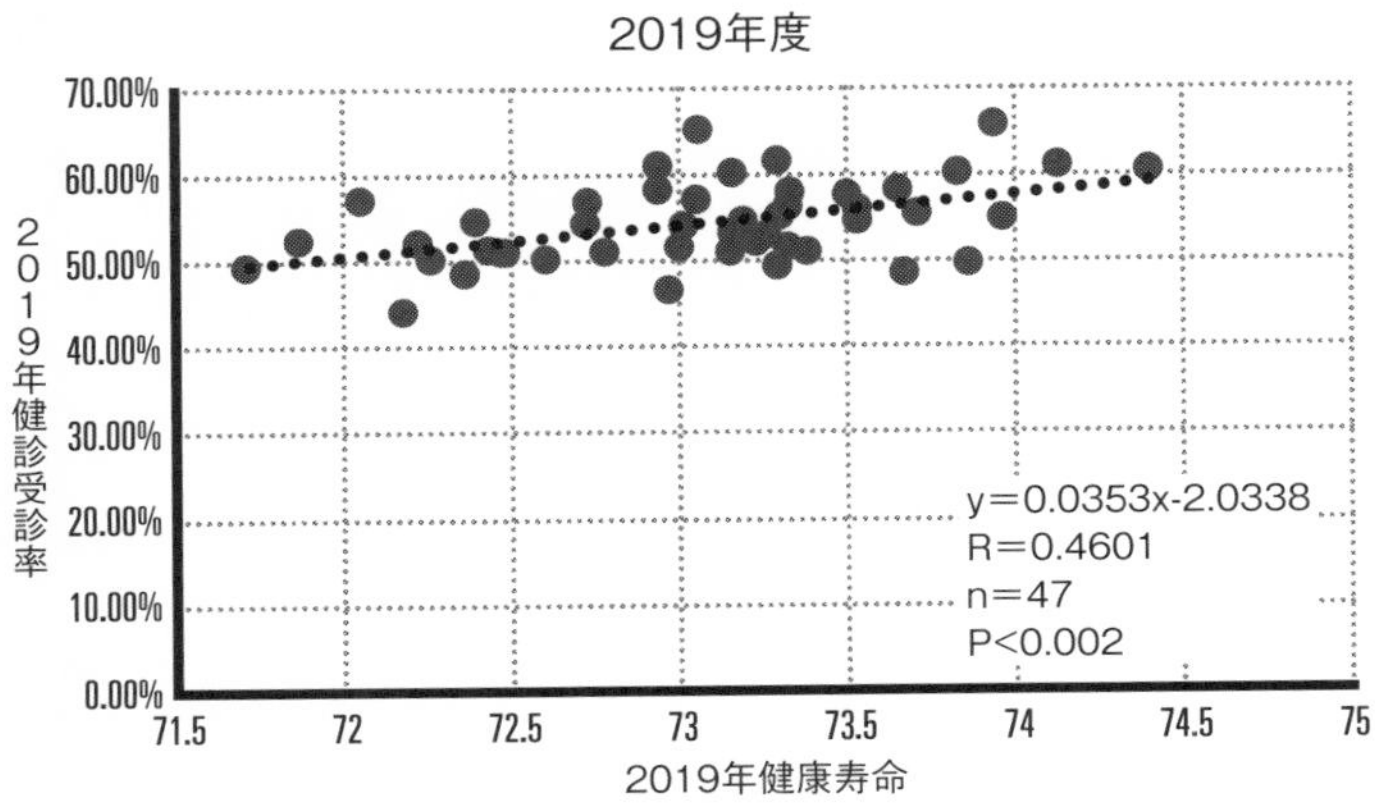

特定健康診査受診率と平均寿命の関係(男性)

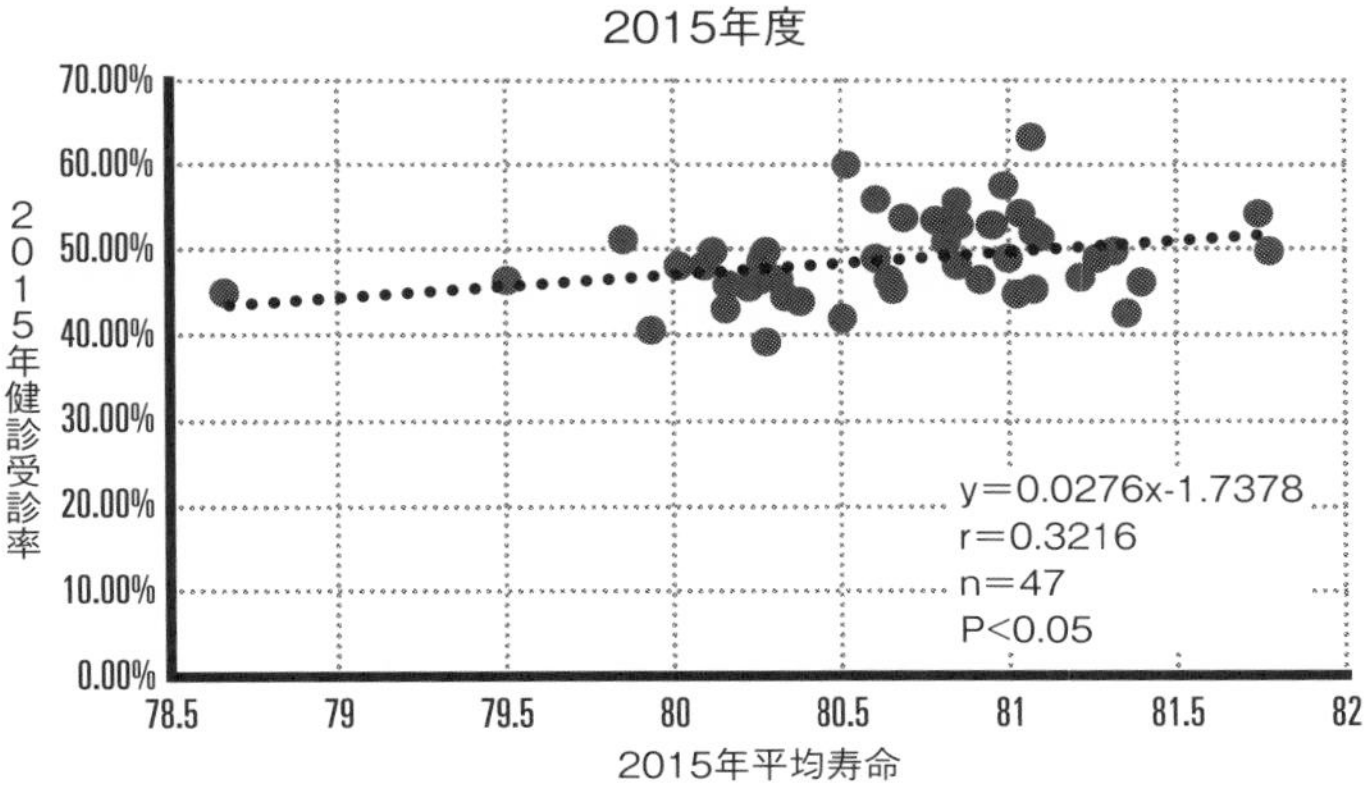

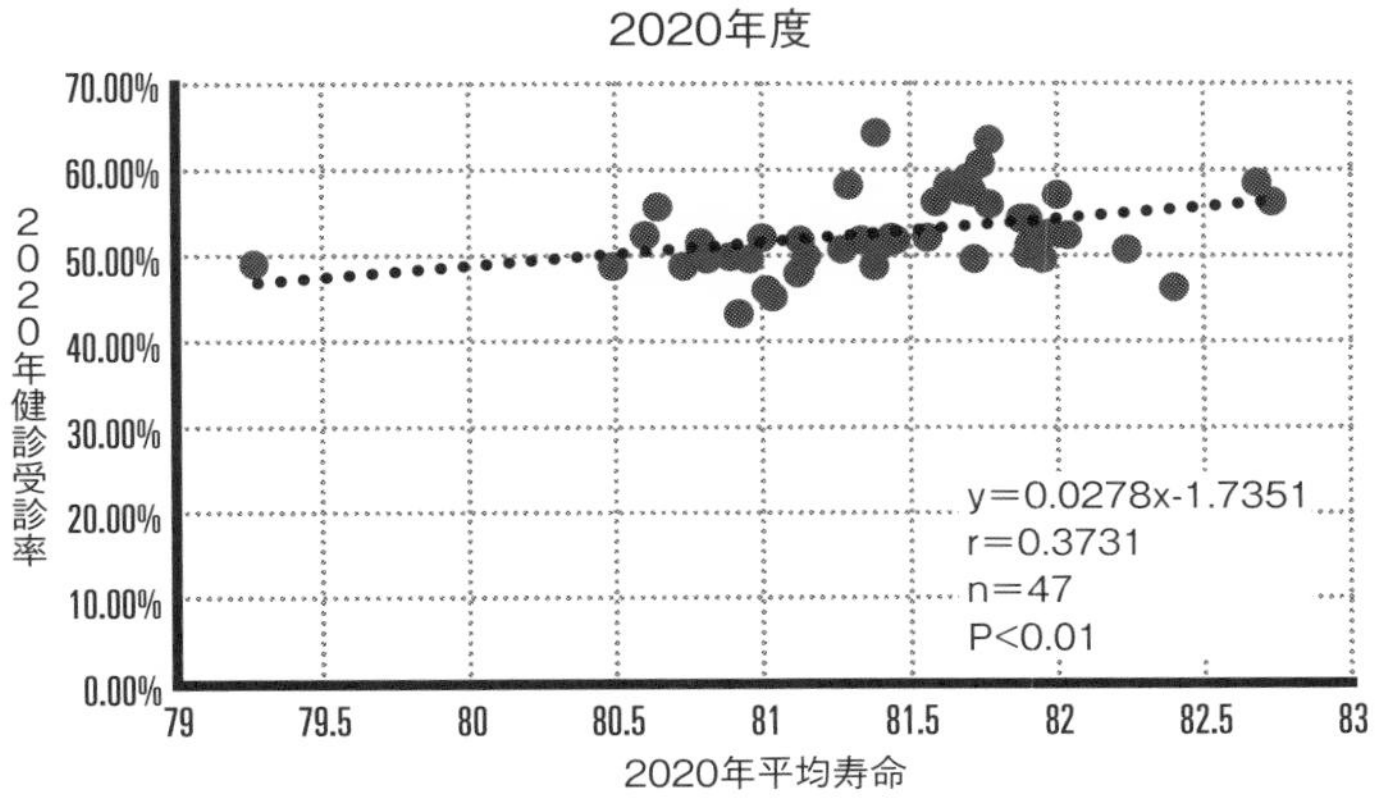

特定健康診査受診率と健康寿命の関係(女性)

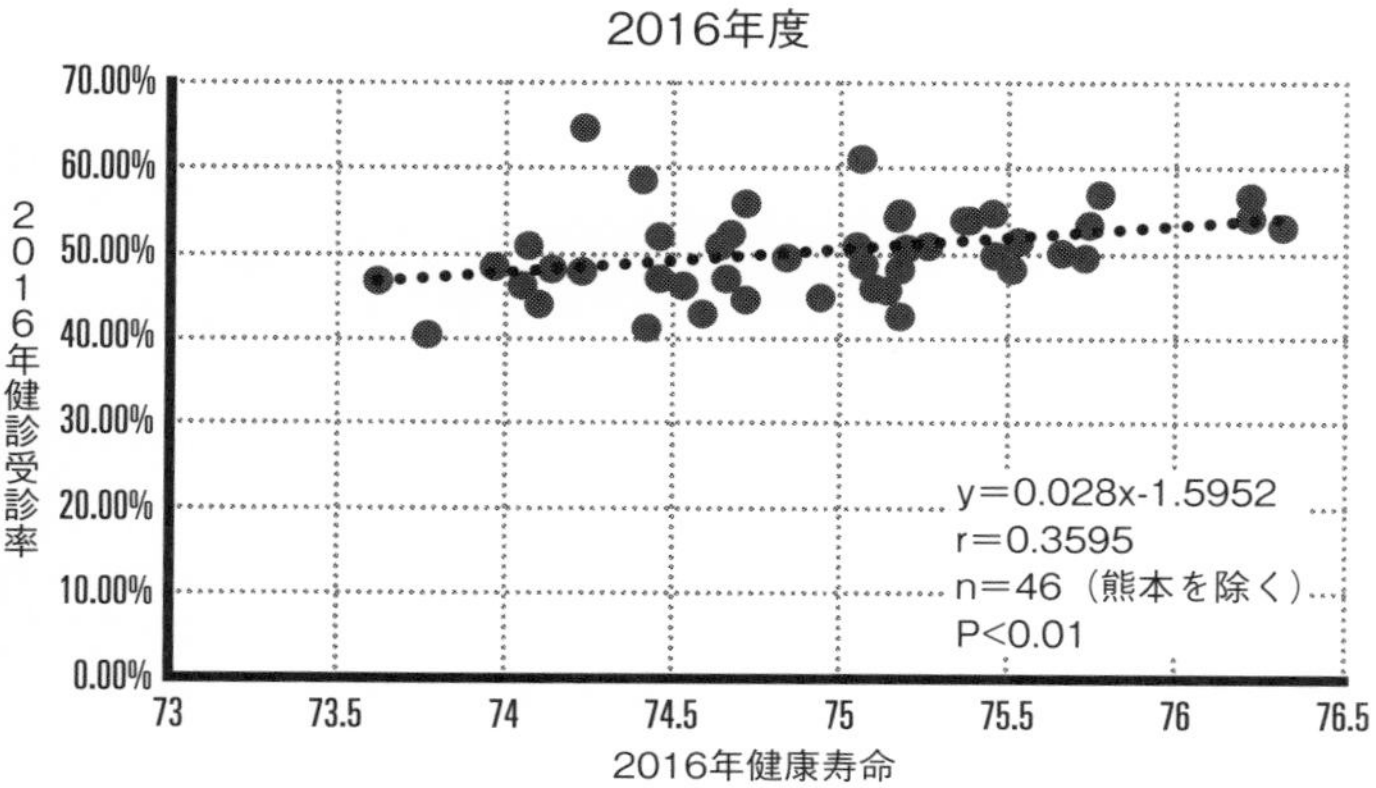

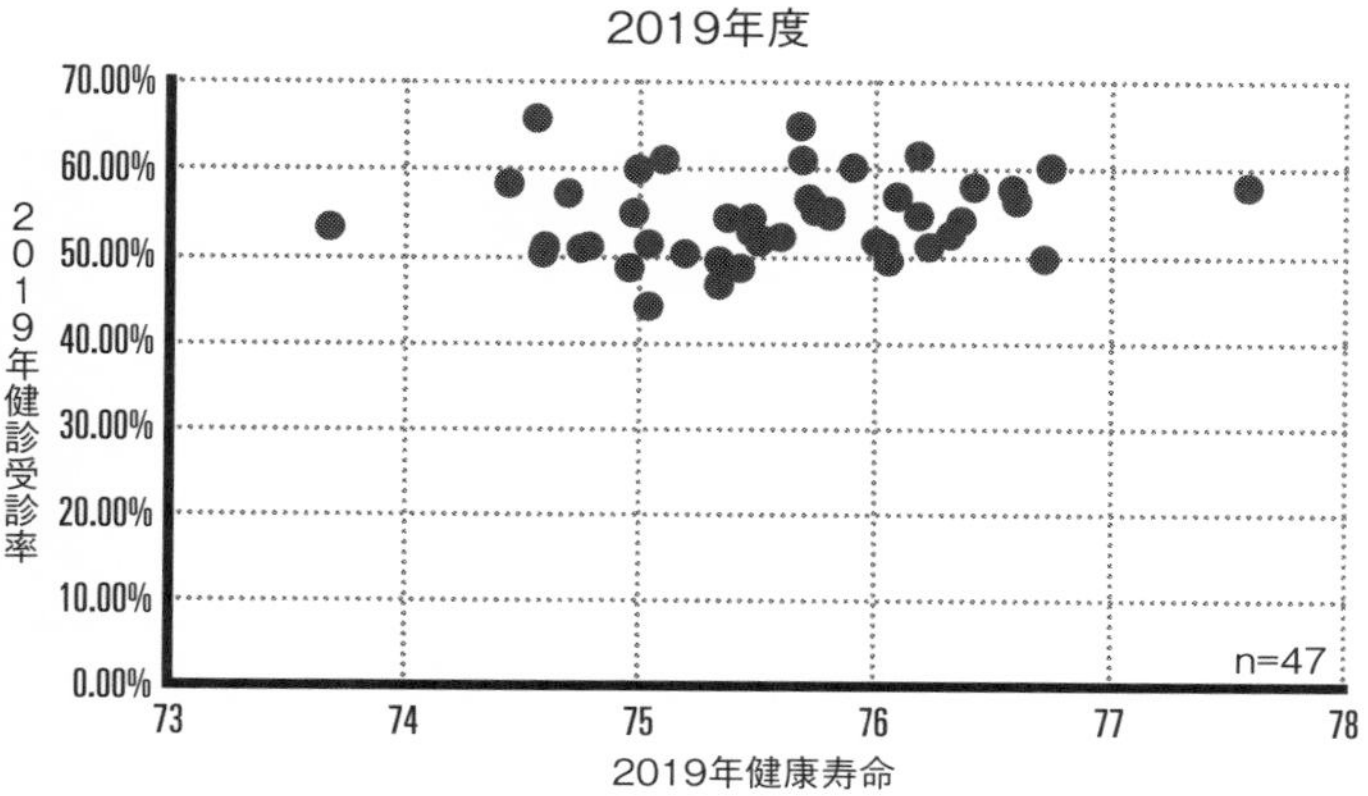

特定健康診査受診率と平均寿命の関係(女性)

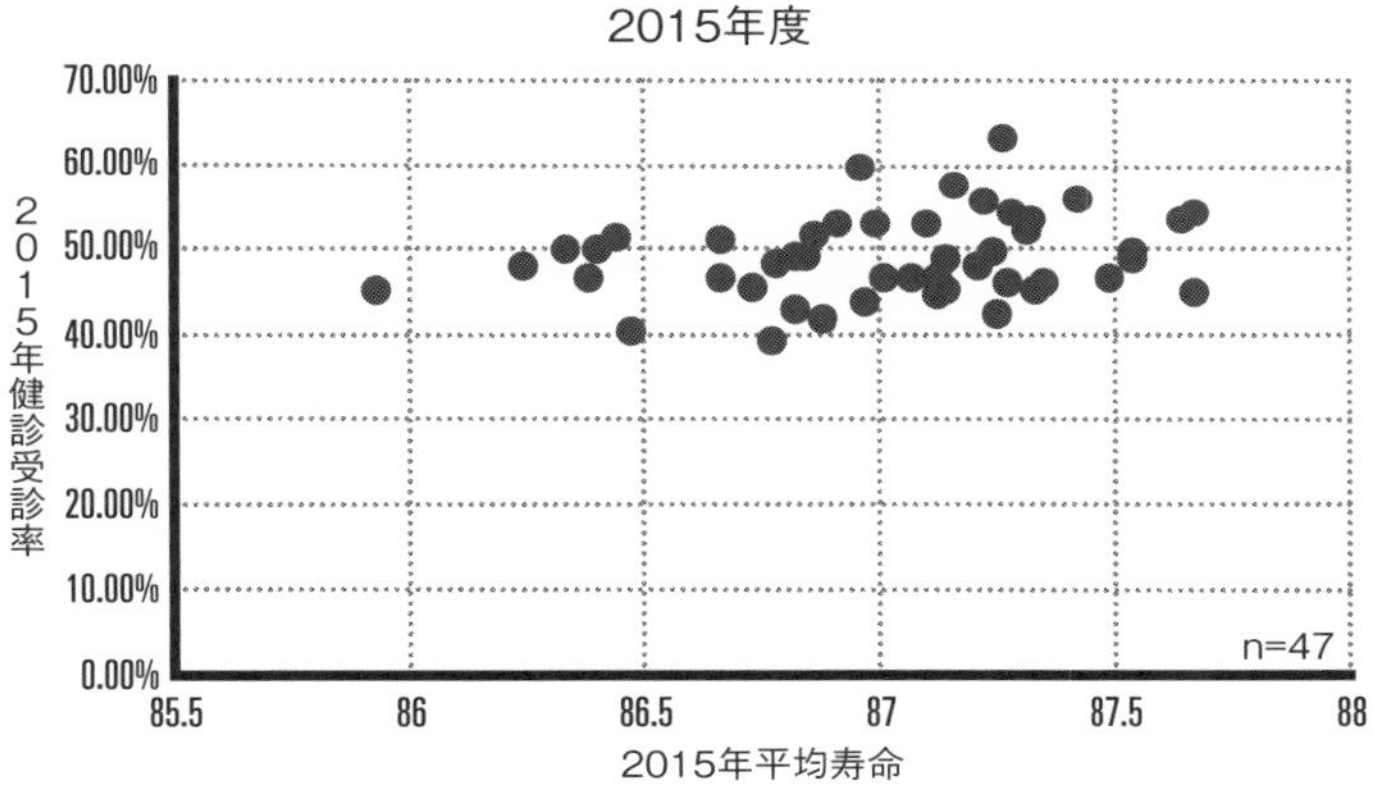

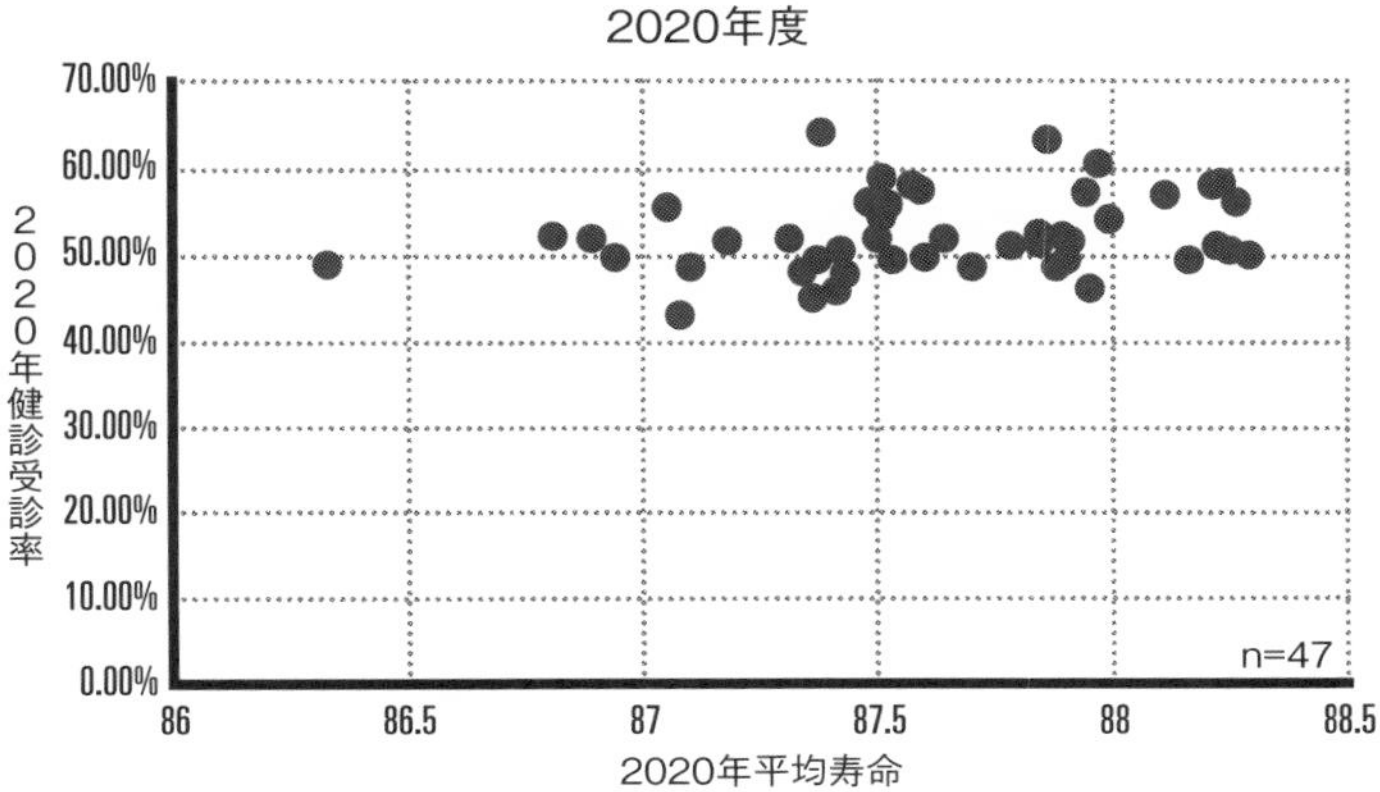

ページ図）。私たちがよく見かけるグラフであり、当たり前のように感じますが、それでも日本全国を見るとこの両者にもかなりの地域差があります。そこで、都道府県別および男女別でこの両者を比較してみました。

まずは、都道府県別（男女別）の平均寿命と健康寿命の関係を見てみました（26～29ページ図）。平均寿命は5年毎、健康寿命は２０１０年から3年毎に公表されていますので、２０１０年、２０１５年、２０２０年の平均寿命に合わせて、２０１０年以外の2年は近い年の健康寿命を用いました。そうすると面白いことがわかります。男性では健康寿命が長い県ほど平均寿命も長い傾向を示しており、さらにその傾向は年代が進むとともに徐々に強くなっていきますが、女性では当初から両者の関係が希薄であり、平均寿命と健康寿命との関係には明らかに性差があるのがわかります。グラフ内のｒ値は相関係数といって、１に近くなるほど両者の関係が強く、０に近くなれば関係性が薄れていくことを示します。またＰ値は、有意水準の指標であり、P<0.05で有意の関係が示唆されます。つまり、10年間にわたって同じ傾向にあるわけであり、とても偶然とは思えません。

次に、国が自治体に対して義務付けまでして推進している特定健康診査の受診率と健康寿命、平均寿命との関係を見てみました（30～33ページ図）。ここでは、国が示す健診率は男女別での資料が見当たりませんでしたので、健診率は男女合わせたものを使用しています。男性では、健診率が高いほど健康寿命、平均寿命ともに延伸傾向が見て取れます。女性では男性と比較し

特定健康診査受診率と病床数の関係

2016年

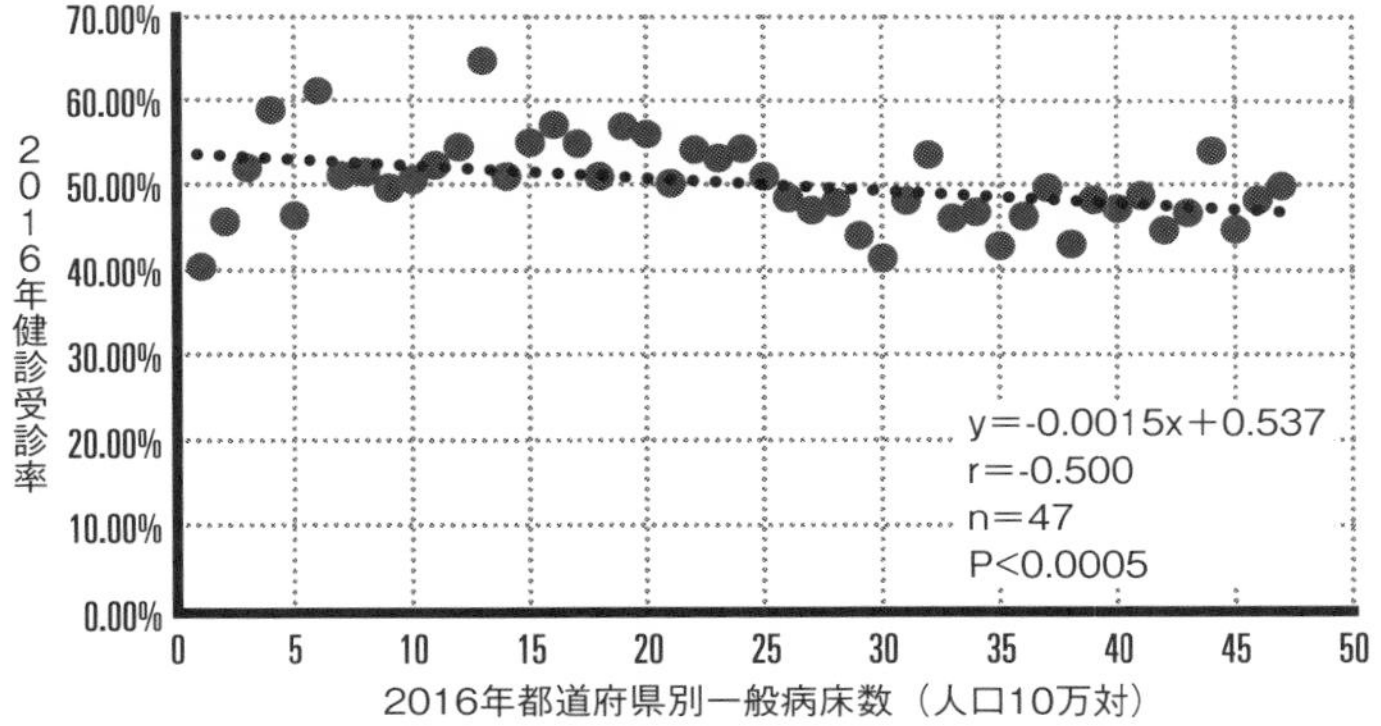

2016年特定健康診査受診率
47都道府県平均　50.21%
2016年一般病床数（人口10万対）
平均病床数　766

【主な中核都市の受診率】
全中核都市平均受診率：34.6%
（カッコ内は各都道府県平均）

船橋市：48.5%（54.4%）
八王子市：45.6%（64.8%）
青森市：40.0%（45.7%）
川越市：40.7%（38.8%）
西宮市：35.2%（47.9%）
大分市：35.0%（54.0%）
豊中市：33.2%（47%）
横須賀市：30.1%（51.0%）

倉敷市：23.6%（46.8）
下関市：19.0%（42.8%）
久留米市：34.2%（47.2%）
【政令指定都市】
福岡市：23%（47.2%）
北九州市：36.1%（47.2%）

各市のホームページ資料より引用

2020年

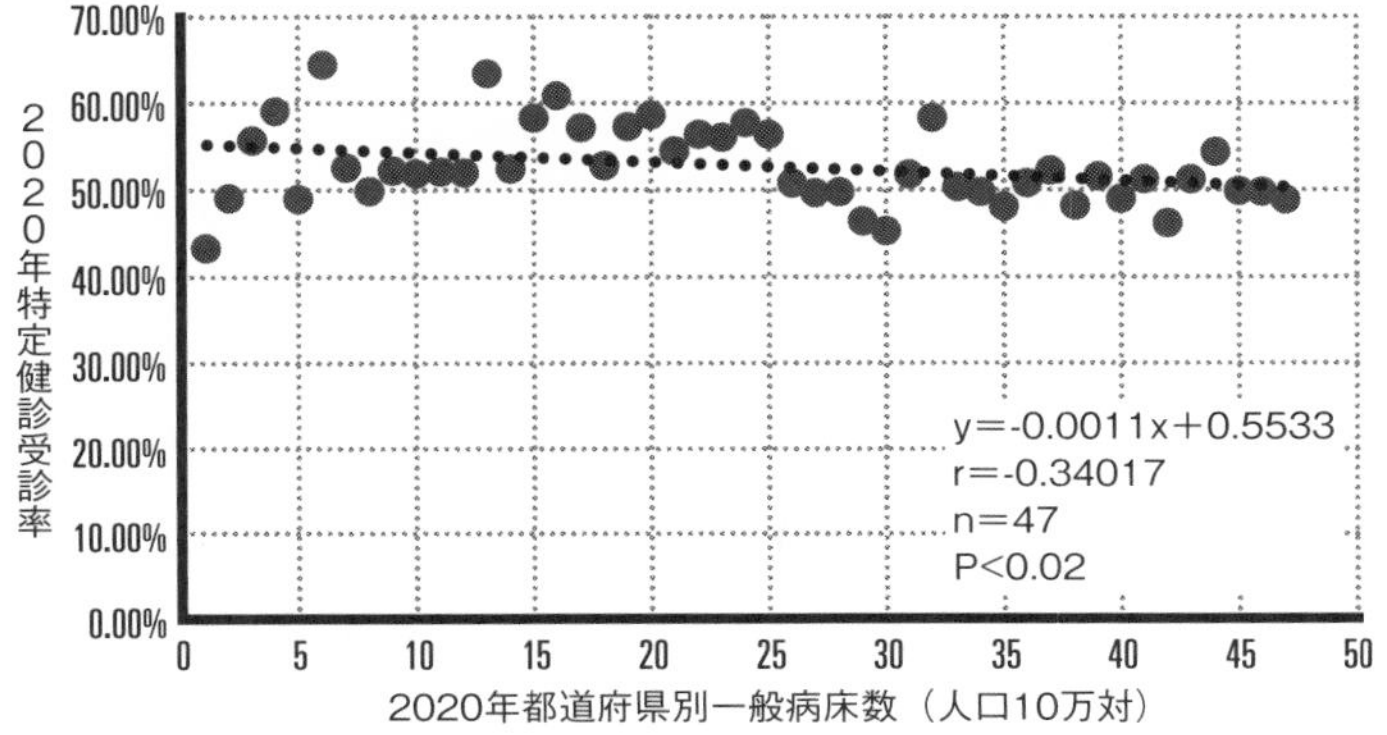

て両者の関係は薄く、２０１６年度の健康寿命以外では有意の相関関係は見られませんでした。

次に、医療機関が健康寿命と平均寿命に与える影響について考えてみることにしました（35ページ図）。今回、医療体制の充実の指標として一般病院の病床数（人口10万対）を用いました。そうすると、病床数の多い自治体ほど健診率が低い傾向にあるということがわかります。また、同じ県内でも人口の多い政令指定都市、中核市を見ると、同じ都道府県内でも比較的医療機関が多く存在する都市部では、健診率が低いのがわかります。

突出して健診率が高い自治体については、もしかしたら国のペナルティ回避のため、本来なら健診が必要のない市民（有病者）にまで率先して健診を受けさせている可能性も否定できません。２０１８年から国の指導が強化されていますが、２０１６年との比較で２０２０年では健康寿命と健診率の相関関係が低下傾向にあるのはそのような影響かもしれません。２０２２年以降の集計が気になるところです。ただし、新型コロナウイルスの影響で一概に比較ができないかもしれません。

まとめると、国全体で見れば、日本国民の平均寿命と健康寿命はともに延伸傾向にあります。また、男性の健診率と健康寿命・平均寿命は確かに、正の相関関係にありましたが、予想に反して健診率と病床数とは負の相関関係にありました。そうすると、おかしなことに気づきます。まず、病床数が多い自治体では、健診率が低いのはなぜでしょうか。一つの考え方としては、わずか病床数の多い（医療機関が充実している）ところは、日頃から医療アクセスが良いため、わずかな異常でも受診の機会が多いと考えると、健診の機会に改めて受診する対象者は減るために、健診率が低くなるというのは、容易に理解できます。日頃から受診の機会が多ければ、それだけ初期の段階で病気が見つかりやすいということであり、治療が開始されれば、健康寿命は短くなっても当然といえます。つまり理屈上では、健診制度を進めれば進めるほど健康寿命は短くなることになり、初期の『健診の普及により健康寿命を延ばす』という特定健康診査の趣旨に反することになります。

さらに男性に関しては、健康寿命が長いほど平均寿命も長い傾向にありましたが、奇妙なことに病床数の多い（医療が充実した）自治体ほど健康・平均寿命ともに短い傾向が示唆されました。女性に至っては、健康寿命および平均寿命の間に相関関係すら見当たらないというのは、私にも明確な理由はわかりません。しかしいずれにしても、医療機関が国民の健康寿命や平均寿命の延伸に寄与していないとすれば、慢性疾患に対する現在の医療提供体制は、何か大きな問題を抱えているのかもしれません。

第2章以降では、事例を交えて現代医療の現状をお伝えしながら、これらの問題点について皆さんに考えてもらいたいと思います。ただし、これは健康寿命、平均寿命といったマクロ的視点から見た結果であって、急性期や亜急性期の患者さんの治療成果に当てはまることではありませんので、勘違いして現在行っている治療を無断で中断したりしないようにお願いします。

コラム

構造主義の影響

構造主義を最初に唱えたのは、言語学者のフェルディナン・ド・ソシュールだといわれています。構造主義をひとことでいえば、「あらゆる社会現象の背景には、目には見えないけれども一定の構造があり、個々の人が行う意思決定に際しては、この構造に大きく影響される」と考える思想です。

構造主義によれば、私たちは常に主体的に自分で考えて行動しているように思っているけれども、実際には世の中の暗黙のルールや習慣、所属する地域、組織などの考え方に強く影響されており、思っているほど主体的に物ごとを見聞きし、決定しているわけではない。要するに、自身の独立性はかなり限定的なものだといっていて、自分の人生なのに、自分ではどうしようもない構造が世の中にはあるということを唱えているわけです。

さらにＡＩ技術の進歩は情報収集、分析、情報の拡散速度を一変させました。おびただしい量の情報を誰でも簡単に入手することが可能となりましたが、一方では国家による個人情報の収集が容易になり、監視社会が助長され、個々人の実存性が希薄となり、全体主義が世界を席巻してしまうのではないかという危惧もささやかれています。さらにフェイクニュース（fake news）、オルタナティブファクト（alternative facts）といったものも含めて、情報の真正性が大きな問題となっており、個々に対してメディアリテラシーが強く求められるようになりました。

こうした社会の変化というものが、日本の医療体制にも少なからず影響を及ぼしていることは意識しておくべきでしょう。

コラム　生権力と生政治

「生権力と生政治」とは、フランスの哲学者、ミシェル・フーコーの考えた国家権力に関する概念です。簡単にいえば、昔の権力者は自分に逆らったものを「殺す権力」を持っていました。しかし、現代では、国民を支配しやすいように誘導する権力、つまり「生かす権力」を持っているといってもよいかと思います。

例えばコロナショック下で、感染蔓延を防止する目的で国家権力がロックダウン（日本では自粛要請）を行ったことは、この生権力にあたります。また、厚生労働省が考案したCOVID・19陽性者との接触を通知する「COCOA」という公式アプリがありますが、これも政府の権力によって市民行動を監視するものです。

もう一つは、統計的手法を用いて国民全体の健康意識に影響を与えたり、特定健康診査などを実施して健康管理を行ったりするのも、生権力にあたります。さらに、検査結果に一定の基準を設け、基準から逸脱したものについては医療機関を受診し、ガイドラインに合わせて治療することを推奨していく行為は、生政治にあたります。生権力とは、国家権力により国民全体を一定の方向に誘導したり、管理監督したりする権力を指し、生政治とはその後の具体的アプローチが個々の市民に及ぶことと理解してよいかと思います。一見すると、国民の健康を守るための手段であればよいことだと思われるかもしれませんが、問題は、良い方向に向くとは必ずしも言い切れないことです。

COVID・19ワクチンについては、ワクチン接種は「義務」ではなく「推奨」とされていますが、その理由は「自分の身を守るため」から「他人を守るため」に、「感染防止のため」から「重症化予防」に変わるなど目的が定まりません。さらには未接種者が不利益になるようなワクチンパスポートが導入されたりしました。しかし一方で、ワクチン接種後の多数の死亡例が報告されていますが、ほとんどの事例で「因果関係はなし」、または「不明」とされ、何の補償もされないといったことが起こっています。過去にも、ハンセン病患者の隔離や優生保護法のような、一個人の尊厳や利益を著しく毀損してしまった例があります。

現代では、イタリアの哲学者であるジョルジョ・アガンベンがフーコーの考えを継承し、積極的な活動を行っています。『ホモ・サケル』はその代表作であり、人の尊厳、命とは何か、国家権力は人命にどのようにかかわっているかを考える上では、とても参考になると思います。

時代とともに医師の診療方法も変わっていく

医学が発展途上にあった時期は、それぞれの医師が自己研鑽を重ねて医学的知識と技術を習得して患者さんの治療に対応してきました。そのため、医師の知識や技術にはばらつきがあり、実力が乏しい医師は「やぶ医者」などと揶揄されたものです。読者の皆さんも「医者選びも寿命のうち」という言葉を聞いたことがあると思います。

日本の医師は、最初に大学医学部で医学的知識を身につけていきますが、実践的な医療スキルは生身の患者さんに接して多くの経験を積まないと獲得できません。要するに「患者さんに習う」ことが肝心なのです。

私が若いころ、同じく医師だった父が「医者は10人殺して一人前になる」と言っていたのを覚えていますが、これはもちろん本当に殺すという意味ではありません。経験豊富な医師であれば助かったかもしれないのに、自分の未熟さで10人くらいの患者さんを助けられなかった経験をするということです。

だからこそ、私も新人医師の頃は日々経験したこと、先輩医師から指導された内容を自身のノートに書き留め、自分なりの治療指針を作成していました。常に試行錯誤を重ねながら、次の診療に役立てるよう努めていたのです。

このように、医師によって知識や経験にばらつきがあった時代と比較すれば、日本の標準的な治療指針である「診療ガイドライン」の存在は大変有意義であるといえます。特に経験の浅い医師にとっては大きな力となり、急性期疾患における有効性は高いと思います。

ただ、私は昨今の診療ガイドラインに重きを置きすぎる風潮には疑問を持っています。これは本書を書こうと思った理由の一つでもあるのですが、詳細は後述することにして、ここでは私の医学を学んできた経験を引き続き紹介していきます。

私が現場で経験を積み上げていくなか、医学の進歩とともに医学会などでは、先進的治療のノウハウが共有されるようになっていきました。標準的な医療行為ができるように、検査や治療の基準となるものがあるというのは、一般的な医師にとって大変心強いことでした。やがてこの方針は患者さんにとっても有益であるということで、「臓器別サブノート」「○○検査マニュアル」「標準治療指針」などの書籍が次々に出版されるようになっていきます。そのころ現場では、診療指針を参考としながらも、やはり、それぞれの医師の裁量により治療や検査が選択され実施されていました。

1980年代前半から、一般の医師のなかでも卓上コンピュータの使用が日常化していきます。特に統計ソフトが開発されてからは、学会発表のための資料作りの効率性は飛躍的に向上しました。当時、私の研究目的は、新たな心臓、腎血管、大動脈カテーテル技術の習熟と循環器関連の有効な治療法の研究でしたが、その一方で、多くの新薬の治験にも関与していました。このため、製薬会社の担当者とはかなり密な関係にあり、承認前後の薬の臨床試験の実施と結果の分析、あるいは市販後調査、学会発表、そして一般臨床医を対象とした研修会開催などを年間通じて行っていました。当然、そこには研究費、原稿料、講師料のほか、移動のための交通費などが支払われました。当時の大学病院勤務の若手医師は、ほとんどが無給に近い状態であり、収入は大学以外の市中病院におけるアルバイトだけでしたので、臨時収入としては大変助かっていました。

地元大学の教授あるいは専門医による新薬の講演会開催は、製薬会社にとっては薬の販売促進に欠かせないものとなっていました。その後、特定の大学教授あるいは医局と製薬会社の癒着や不適切な関係が社会問題となり、それまでのようなお金の動きは厳しく制限されるようになっていきました。

その後、日本は急速な高齢化とともに、従来の「急性期疾患」中心の医療から「慢性期疾患」への対応を迫られていくことになります。

急性期医療から慢性期を中心の治療モデルへの対応

急性期の治療モデルを高齢者等の慢性期にも適応させることは、社会保障費のなかにおける老人医療費の比率を急速に高めていくことになりました。さらに、高齢者の社会的入院と薬漬け・検査漬け医療も社会問題化されていきました。こうした状況において、1982（昭和57）年に「老人保健法」が制定され、老人医療制度にメスが入るようになったわけです。

この新法の目的は、慢性疾患が中心の老人医療に対応するために、医師・看護師の配置基準を緩和するというものでした。看護師の代わりに一定数の介護職を配置した「特例許可老人病院」が創設され、老人病院における医療の適正化が図られることになったのです。

私は当時のテレビで、新たに特例許可老人病院となった病院長がインタビューを受け、「薬を減らしたら患者さんがみんな元気になった」と満面の笑みで答えていたのを覚えています。その発言に驚いた私は、「あんた医者としてのプライドはないのかい？」と思ったものでした。

1990（平成2）年には「介護力強化病院」という定額払いの入院医療管理料の制度が始まり、過度の投薬・検査を減らすことに加えて、高齢者看護介護全般の改善が試みられました。そして、1992（平成4）年の医療法改正で「療養型病床群」が新設され、その後に医療療養型と介護療養型病床の制度に移行しながら、高齢者医療は診療報酬の包括化と介護力強化を目指して変化していったのです。一方、急性期医療についても、2003（平成15）年に特定機能病院を対象として1日当たりの入院医療費を算定する「包括医療費支払い制度（DPC）」が導入されました。

その後、他の一般急性期病院にも包括医療費支払いの方式は拡大されていきます。詳細については、本書の目的ではありませんので別書に譲りますが、いずれにしてもこれらの制度により、寝かせきりの医療や薬漬け・検査漬けなどの社会問題は是正されるだろうと考えられていました。ところが、実際はそうならなかったのです。

薬漬け治療はなぜなくならない？

いわゆる「薬漬け」の問題に関しては、こんな話があります。真偽は定かではありませんが、アメリカの大手製薬会社のCEOが、ある高名な大学教授に「薬の売り上げを飛躍的に伸ばすにはどうしたらよいか」と相談したそうです。するとその教授は「それなら予防薬を販売するといい」というアドバイスをしたというのです。

治療薬は病気になった人が対象であり、治れば中止となります。しかし、予防薬の対象者は不特定多数となり、副作用でもない限り、原則中止基準がありません。売り上げを伸ばす観点で見れば、理にかなっています。さらに教授は「市民に対しては、高名な医師による講演会やマスコミを使って健康に対する不安を煽ればいい」「医者にはおもちゃを与え、基準値を提示すればいい」とも言ったのだとか。

教授が言った「おもちゃ」とは、おそらく「検査機器」のことを指していると思われます。循環器科には「血液の粘度測定器（いわゆる血液サラサラ度測定器）」、整形外科には「骨塩量（密度）測定器」、脳神経外科、精神科には「脳の画像検査」といった検査機器を与えることを勧めているわけです。「基準値」は、血液検査の値や検査測定値のことを指しているのでしょう。

さらに、大規模試験によるメタ解析で治療の統計的有用性をエビデンスとして示し、エビデンスに沿って治療することを推奨すれば、放っておいても薬は売れていきます。実際、検査機器や基準値などが医療現場に導入された結果、薬の需要は拡大していきましたので、製薬会社は業績を伸ばすことに成功したといえます。

メタ解析による予防効果の有用性が確かめられたといっても、一般の人には詳細はわかりません。相対的リスク、リスク軽減率などの専門用語で説明されても、理解できる人は少ないでしょう。結局、薬の説明に対して多くの人は「お役所が言うことだし、偉い教授が言っていることだから正しいのだろう」と思ってしまうのです。そうなると、エビデンスとして示された数字が独り歩きをし始めることになります。

哲学者の千葉雅也氏がある雑誌に、「誰かがTwitterに『エビデンスの亡霊が徘徊している』

と書き込んでいたのを見て良いフレーズだと思った」と紹介していました。これは薬を売りたい側の戦略が成功していることを示しているようにも思えます。まさに『上に政策あれば下に対策あり』です。

その次に出てきたのは、「従来の基準値を下げる」という手段です。これに関しては過去の基準値について説明したほうがよさそうですので、以下に概要を書いてみます。

昭和50年代の正常血圧の基準値は140／90mmHg未満で、高血圧症と診断されるのは160／95mmHg以上、159~140／94~90mmHgは境界域とされていました。さらに治療開始の目安は、違う機会に3回以上座位での随時血圧を測定して、拡張期血圧が95mmHgを2回以上超えていた場合という条件が一般的に用いられていました。その条件に至るまでは、食事と運動療法で対処していたのです。それが今では、家庭での血圧が「135／85mmHg以上になったら気をつけろ」といわれるようになり、テレビのコマーシャルでも同様のことが毎日のように流されています。

この血圧が危険というのなら、壮年期を過ぎれば多くの人たちが薬を飲まなければならないことになります。そもそも働き盛りの就労者から、壮年・老年期、さらには後期高齢者までほぼ同じ基準で考えるというのは、おかしな話とは思いませんか。最近のガイドラインでは年齢によって多少の差はつけてありますが、現実にはないも等しい状況です。

血圧と同様にコレステロール値も、血中濃度の基準値が定められており、冠動脈（心臓の栄養血管）疾患の有無にかかわらず、高コレステロール血症は目の敵にされています。循環器病の面からはコレステロール値は低ければ低いほうが良いとされており、特別な病気を持たない高齢者に対しても、今は一定の基準値を超えると薬が処方されることが多いようです。

私は2005年にリハビリテーション科専門医の試験を受けましたが、その時の専門医試験では、「高コレステロール血症は脳卒中のリスクファクターである」というのは誤答であり、「脳卒中のリスクファクターは高中性脂肪血症」というのが正答でした（いつから答えが変わったのかは覚えていません）。最近では、むしろ「コレステロールが高いと脳梗塞になって認知症になる危険性が高くなる」といった情報が大半を占めていますが、コレステロールを厳しく制限した際の神経系、内分泌系ほか多臓器への影響も懸念されます。少なくとも、コレステロールが人間の細胞構成要素として重要な役割を果たしているのは事実ですので、循環器疾患には血中コレステロール値が低ければ低いほど良いとしても、人の総体にとってそれが良いというエビデンスは本当なのか、再度疑ってみたほうが良いかもしれません。高齢者に多く見られる「骨粗しょう症」に関しても、骨塩量を測定して低ければ薬を飲ませる必要があるというのなら、すべての老人が治療の対象となってしまうでしょう。

認知症予防薬（治療薬ではない）に至っては、少しでも物忘れがあれば予防のためと薬が処方されています。それも2剤、3剤が併用されている場合があるのです。本当に予防効果があるなら、増量したり多剤併用したりする必要性はないような気もします。そもそも、認知症になった高齢者に認知症の予防薬が効くのかといった素朴な疑問について、専門家でさえ納得いく答えは持ち合わせていないでしょう。実際にフランスでは、アルツハイマー病の治療薬は効果不明として、保険診療から除外されたと聞いています。

そもそも、全員に効果が出る薬はないのですから、効果がなければ中止するのが当然ですし、薬の効能書きにも、「3か月経過して効果がなければ中止」と書いてあります。ところが日本では、認知症診療医を含む多くの医師により効果不明のまま漫然と投与が続けられていることに誰も疑問を持たないのでしょうか。

私は市の介護保険認定審査会で委員をしていますが、そこで以前遭遇したある主治医意見書の記載に驚きました。寝たきり全介助の状態で胃瘻による経管栄養をしている施設入所者に対して、認知症予防薬、抗コレステロール剤、降圧剤、骨粗しょう症予防薬、安定剤など10数種類の薬が漫然と処方されていたのを見て、思わず怒りを覚えました。つまり、寝たきりで経管栄養の患者に対し、明らかに過剰かつ不要な投薬が死ぬまで処方されているという現実があるのです。これを「標準的で質の高い医療の提供」とは、誰も思わないでしょう。

こんな状況で医療保険が維持できるわけもなく、まずもって患者さんのためになりません。私の病院に入院依頼で紹介されてきた患者さんでいうと、薬の処方数が一番多かったのは一人で32種類というケースでした。しかもその患者さんは、日本を代表する高度専門病院からの紹介だったのです。医療保険は誰のためのものかを考えれば、一定の年齢を超えた寝たきりの高齢者や、複数の病気を抱えて苦しんでいる患者に対する生活習慣病の予防薬や認知症予防薬などの処方は、もはや禁止すべきではないかと思えてきます。

大病院には医療に関連した倫理委員会の設置が義務づけられていますので、新薬や新たな医療技術の開発および使用に関しては審議が行われることになっています。ところが、診療ガイドラインや疾患別地域連携パスなどの画一的運用、ポリファーマシーの功罪についてはまったく議論されません。むしろ診療ガイドラインを逸脱する行為は、医療倫理に反する行為だと考える風潮さえあります。「質の高い標準的医療の提供」以前の問題として、医療界のルールを重視するあまり、不要な治療が漫然と続けられている現実に、もう少し目を向けるべきではないかと思います。

私の父は、象牙の聴診器で診察していました。医療技術は未発達ではあったけれど、患者の生活のなかで生死を診ていたように思います。私の時代は医療技術が最も進歩した時代であり、先進的医療機器を駆使して患者と向き合いながら新たな治療を提供していくことが使命でした。そして現在は、すべてがデータ優先の時代となり、患者は病人というより丸ごとデータ化され、統計学によってつくられたシステム（地域連携パス、ＥＢＭ、診療ガイドライン）内の存在になりました。医師もそのシステム内で診療行為を行うように教育され、良くも悪くも医師の裁量権というものが失われてきています。昭和、平成、令和と時代とともに医療技術の進歩には目覚ましいものがあり、その恩恵は計り知れないものがあると思いますが、医師として、何かかけがえのない大切なものを置き去りにしてきたのではないかと考えるようになりました。

ＥＢＭと診療ガイドライン

現在、日本における標準的な治療を示すものとして「ＥＢＭ」という考え方が主流として用いられているという前提があります。ＥＢＭはEvidence Based Medicineの略語で、日本語では「根拠に基づく医療」ということになります。つまり、「患者さんに治療を提供する際は、その効果が統計学的に有意と裏付けされた治療を提供しましょう」という考え方です。

このＥＢＭを基本とした診療ガイドラインの普及推進事業は、医学会等が進めてきたわけではありません。本事業の経緯としては、最初に厚生労働省が発案し、公益財団法人日本医療機能評価機構が２００２年度から厚生労働科学研究費補助金を受け、診療ガイドラインデータベース構築を開始し、２００４年度からウェブサイトを通じた診療ガイドラインの公開を始めました。そして２０１１年度からは厚生労働省委託事業（ＥＢＭ［根拠に基づく医療］普及推進事業）として継続しています（Mindsガイドラインライブラリの事業概要から一部引用）。

つまり、国の行政主導で開始されたという経緯があるのです。

ＥＢＭに関しては、京都大学の中山健夫教授が以下のような発言をされています。

「診療ガイドラインは、根拠に基づく医療（Evidence-based medicine：ＥＢＭ）の実践・推進のための情報源として大きな役割を担うものであり、診療ガイドラインは臨床家の自立を圧する上意下達の指示書でも、ＥＢＭによる新たな権威創出でもなく、その意義は、病気に向き合う医療者、患者、家族を力づけ励ます情報源」としての役割にこそある

京都大学大学院医学研究科社会健康医学系専攻・中山健夫

一方では、利益相反関係にある人たちによって確信犯的に治療内容がマニュアル化されていると考える人もいます。特に薬物治療に関しては、診療ガイドラインで推奨されるか否かでそ

の薬の売れ行きが左右されてしまうため、どうしても製薬会社とそこに関係する医師との間に利益相反が発生してしまうとの指摘があります（金屋隼斗著『現代医療の不都合な実態に迫る』日本地域社会研究所）。

厚生労働省がこの事業を日本で開始した当初の2002年3月4日に、マサチューセッツ総合病院の李医師が、日本のＥＢＭと診療ガイドラインに関する施策に対して、「本末転倒の誤解を広めるキャンペーンを厚生労働省が始めた」と厳しく批判したことがありました。それに対して当時の厚生労働省医政局研究開発振興課医療技術情報推進室長の遠藤弘良氏は、「診療ガイドラインは、日常診療で行われる診療の大多数の症例に対して参考となるが、この診療ガイドラインをそのまま適応するだけでは不十分であり、各患者の特性に沿うように柔軟性を持った利用が求められる」と説明しています。しかし李医師は、「医学教育者の努力を無にするかのように、ＥＢＭとは正反対の料理本医療をＥＢＭだとするキャンペーンを展開している」と切り捨てました。

それから20年あまりが経過しましたが、現状は李医師が指摘した通り、多くの診療の場面において、ＥＢＭによる診療ガイドラインは、本来の意味を逸脱して、マニュアル化、バイブル化が進んでしまったように感じている医師は少なくはないと思います。

さらに問題があります。現代医学が自然科学の一つだとするならば、反証可能性が担保されていなければなりません（カール・ポパー）。ＥＢＭは、一定の条件下で一定の集団において行われた結果であり、あるいは同様の研究を複数統合し解析する統計手法（メタ解析）を用いた結果ですから、前提条件や集団が変われば結果も変わってしまいます。学会で標準的な治療指針を提示することに異論はありませんし、大変有益なことだと思いますが、その一方で、人体は複雑ですから現実として診療ガイドラインから逸脱する事例が常に一定数含まれている現実があります。しかし治療がマニュアル化してしまったことで、暗黙裏に反証可能性が封印されてしまったのではないかと思います。

この後も診療ガイドラインの功罪についての話を各項で続けますが、私はEBMや診療ガイドラインそのものを批判しているのではありません。運用の時点でもう少し柔軟性があったほうが良いと考えているだけです。今度の新型コロナ感染に対する国民の一連の行動でも見られたように、日本は同調圧力が極めて強い国民性があります。国によるマスク装着や自粛要請は、そのまま戒厳令のような状況を作り出しました。そもそも「自粛を要請する」ということ自体が日本語としておかしいわけで、その意味では政府は確信犯といえます。

同様に、治療指針における『推奨』は、そのままマニュアル化してしまっています。反論する人がいるでしょうが、ある会社のホームページに「ガイドラインは国が示した法令順守に関する指針であり、マニュアルは、国が示したガイドラインを守るための内部規定」だと記されているのを見て、診療ガイドラインも同じように理解しているのかと、変に腑に落ちてしまいました。ちなみに日本の『同調圧力』は、世界の社会学者の間でも有名になりました。

その結果、前述の中山健夫医師が指摘しているような「病気に向き合う医療者、患者、家族を力づけ、励ます情報源」としての役割が、運用の時点で果たせていないのではないか。EBMが示している数値が独り歩きして患者がデータで分別され、人格を失い、画一的な治療の対象として扱われて尊厳が傷つけられているのではないか。私はそのように危惧しているのです。

エビデンスはどのようにして評価されているか

治療効果を評価するために、いろいろな統計手法が用いられています。少し前までは、治療の有効性が直接評価されていました。しかし現在は、「リスク減少率」あるいは「非劣性試験での優位性」といった指標が主流になっています。また、リスク減少率についても絶対的リスク減少率と相対的リスク減少率というのがありますが、一般の人には何のことかわかりません。そこで、今回話題になった新型コロナワクチンの有効率が、どのように計算され報道されたかを説明してみたいと思います。

まず、報道でよく耳にする「ワクチンの予防効果は95％」というエビデンスとは、どの程度の効果なのでしょうか。普通に考えれば、「100人に接種したら95人に効果があったが、5人には効果がなかった」と考えるでしょう。それが一般の常識的な解釈です。ところが、先に種明かしをすれば、予防効果95％のワクチンの実質効果は0・70％で、100人中1人以下というのが答えです。

少し説明をしてみましょう。紙に書きながらゆっくり考えていただければ、必ずわかります。ファイザー社は臨床試験に参加した約43500人のうち半分に本当のワクチンを投与し、残りの半分に偽薬（生理食塩水などの偽の薬）を注射して、1か月追跡調査を行いました。その結果、感染した人数は、偽薬群で162人、ワクチン接種群では8人でした。つまり、感染者比率は「8／162＝0・049」であり、約1：20ということになります。

つまり、偽薬なら20人感染したところを、ワクチン接種により1人に減らしたわけですから、有効率は「(20－1)／20×100＝95％」となるわけです。分母となる集団の数が同じなので、直接「(162－8)／162×100＝95％」でもかまいません（相対的リスク減少率RRR）。何も難しい計算ではありません。

ところが、この計算式には最初に何人いたのかが、計算に入っていないのです。分母が1000人でも100万人でも、同じ数値になってしまいます。これがトリックです。ここに母集団を計算に入れると、それぞれの感染率は偽薬群で162／21750人、ワクチン群は8／21750人です。ということで、「(162／21750－8／21750)×100＝0・70％」、つまりワクチンの恩恵があった人は、100人中0・70人ということがわかります（絶対的リスク減少率ARR）。

また、絶対的リスク減少率の逆数を「治療必要数（NNT：Number Needed to Treat）」といって薬の効果の指標の一つとしますが、今回のワクチンでいうなら、NNTはARRの逆数である1／0・0070＝143となり、確率としては143人に使えば1人に有効ということになります。これがコロナワクチンの有効性に関するエビデンスであり本当の実力です。この数値をもって有用性があると判断し、推奨に値するかどうかを決めるのは政府であり専門家会議の役割です。

実は一般に承認されている多くの薬剤が、コロナワクチンとほぼ同じような手法で有意性が評価され、診療ガイドライン上で推奨されていることを、知っておくことが必要です。

冒頭でご紹介したマーク・トウェインは、次のような言葉も残しています。世の中にあふれる情報をどのように解釈するかは、国民の皆さんのとらえ方次第です。

The NNT(Number Needed to Treat：)治療必要数

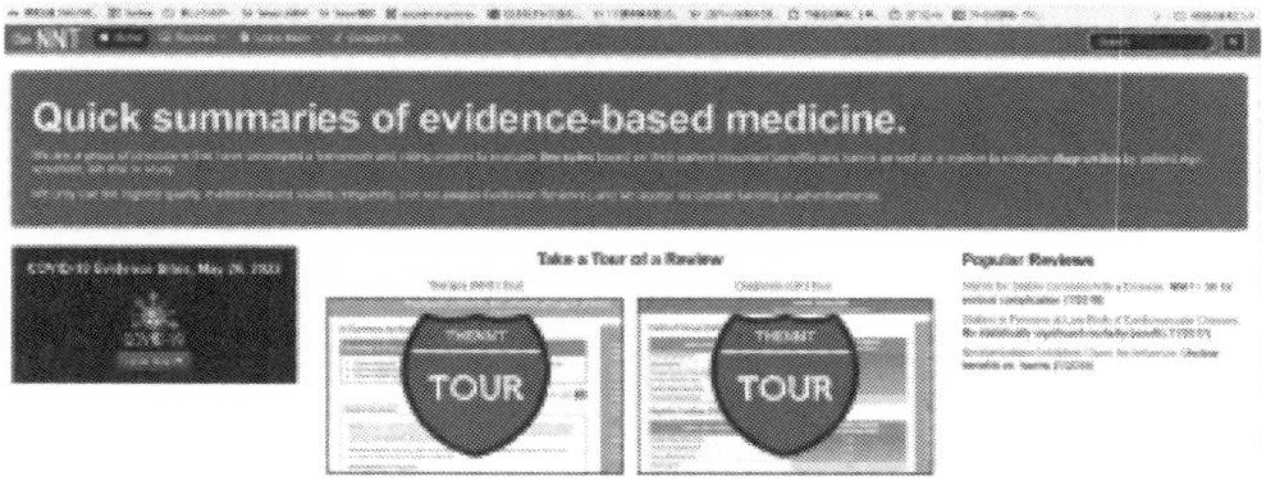

ある介入を対象者に行った場合、「1人に効果が現れるまでに何人に介入する必要があるのか」を表す数字。上記の公式ホームページでは、トップページに下記のような文言が掲載されている。

エビデンスに基づく医学の簡単な要約。
私たちは、患者の重要な利益に基づいて治療法を評価するためのフレームワークと評価システム、および患者のサイン、症状、臨床検査または研究によって診断を評価するシステムを開発した医師のグループです。エビデンスに基づく最高品質の研究（すべてではないが大半はコクランレビュー）のみを使用し、外部からの資金提供や広告は受け付けていません。

コラム

マーク・トウェイン

マーク・トウェイン（1835－1910）はアメリカ合衆国ミズーリ州出身の作家です。数多くの小説やエッセイを発表していて、『トム・ソーヤの冒険』『ハックルベリー・フィンの冒険』などが有名です。社会風刺やユーモアあふれるちょっと辛口な名言を残したことでも知られていますが、アーネスト・ヘミングウェイなど著名作家のファンも多くいます。

統計で「有意差がある」とか「エビデンスが証明された」といわれると、つい鵜呑みにしてしまいがちですが、マーク・トウェインは統計についても厳しい見方をしています。

世の中には3種類の嘘がある：嘘、大嘘、そして統計だ。
There are three kinds of lies: lies, damned lies, and statistics.
数字は嘘をつかないが嘘つきは数字を使う。
Figures don't lie, but liars figure.

コラム

トロッコ問題

医療の提供に際しては、倫理的、技術的、経済的などいろいろな問題が複雑に重なり合っています。医師には高度な知識と医療技術に加え、高い倫理観が求められます。政府の立場としては、国民の健康を守る責任がありますが、経済性も考慮しなければなりません。このため、医療再編と併行して地域連携パスの運用とともに、診療ガイドラインに沿った医療（ＥＢＭ）提供体制を推進することで、「良質かつ適切な医療を効率的に提供する体制の確保」を目指しているわけです。

例えば、ある病気の治療薬として、一定条件下における有効率がＡ薬は80％、Ｂ薬は65％だとすると、Ａ薬のＢ薬に対する優位性は単純には（80％－65％＝）15％となり、その病気の治療においてはＡ薬が第一選択薬として推奨されたとします。すると一方ではＡ薬でも効果がなかった人、Ｂ薬のほうが良かったかもしれない人、Ａ薬の副作用で実害があった人などが合わせて少なくとも「（１００％－80％＝）20％」存在した可能性が残ります。つまり、薬剤間の15％の優位性のために20％の人がＥＢＭの恩恵にあずかれないことになります。

それでも確率的に有用性の高いＡ薬を推奨したほうが根拠に基づいた治療であり、全体から見れば効率的で適切な医療と評価されるわけです。なぜこんなことになってしまうのかといえば、問題が単純化されて、Ａ薬の80％かＢ薬の65％かの二者選択になっているからです。

イギリスの哲学者であるフィリッパ・フットが1967年に提起した「トロッコ問題」というのがあります。ご存じの方もおいでとは思いますが、簡単に説明すると、暴走トロッコを例に挙げて「ある人を助けるためにほかの人を犠牲にするのは許されるか」というもので、功利主義と義務論の対立を扱った倫理上の問題とされています。これに先ほどのEBMを当てはめると、A薬で80%の人に有効なら20%の人に害があっても、B薬で35%の害が出るより良いではないかという判断になります。もしこれが命にかかわるとしたら、死ぬのは35人より20人のほうが少ないため、理にかなっているという論理であり、20人は死に損ということになります。

医師であれば自分の患者のために、ガイドラインを参考にすることを前提に、A薬かB薬か、あるいはそれ以外の薬を選択するための知識や技量が求められ、その選択をする裁量権が確保されていることが必要ではないかと思います。ガイドライン運用に際しては、最終的には医師の判断と患者本人の合意が必要とされているのです。倫理性と効率（功利）性は必ずしも一致しません。倫理性は概ね普遍的なものですが、効率（功利）性は前提条件によって簡単に変わってしまうからです。

適切な医療が診療ガイドラインに沿ったEBMの実践だとすれば、国のいう「適切な医療を効率的に提供する」を言い換えると、「診療ガイドラインに沿って功利的に医療を提供する」ということになります。これは患者にとっては良い医療といえるのでしょうか。

医師の専門性とは

医学教育が現在のようにシステム化されていなかった時代には、医師は諸先輩の指導を受けながらも、患者さんを前に、自分の経験と知識を最大限に駆使して、自分で考え、診断し、最善の治療を選択しなければなりませんでした。医師としての自分の判断が、患者の生命および人生に大きく影響を与えることを認識していたのです。自分が目指すべき医師像を示す指針などはなく、永年にわたる患者さんとの一期一会で試行錯誤を繰り返しながら、主体的に自身の専門性を高める努力を続けてきたわけです。

また、若手医師は臨床経験を積んでいくほかに、医学博士の称号取得を一つの目標として基礎医学、または臨床研究を行っていました。大学医学部内や公的病院で出世するためには博士号の取得はそれなりに意味がありましたが、多くの市井の臨床医にとっては、医師としての専門性の証にもならない、ただ名刺の肩書として『医学博士』と記すだけの『箔付け』の意味しかなかったように思います。

私の父は、博士号を『足の裏の米粒』と言っていました。理由を尋ねると、「取らなくても支障はないが、取らないと気持ちが悪い」という意味だと聞いて、うまいことを言うなと思いました（結局、自分でも足の裏の米粒をつけてしまいましたが、私個人としては学位のための臨床研究も、その後の医師人生にとても役に立ったと思っています）。

その後、臓器別専門医制度が発足します。初期の専門医制度は各医学会に一定期間所属し、学会ごとに定められた規定に沿って経験を積み上げ専門医としての認定を受けるというものでした。このため、学会ごとに認定基準が定まっておらず、日本には１００以上の専門医資格があるといわれています。

国家資格でもなく、医療制度や診療報酬上で正式に認められた資格でもありません。極端な例では、動物実験が大好きで患者を診るのが苦手な専門医もいました。しかし、一部を除き多くの専門医の能力は、個々の臨床経験に裏付けされたものであると思います。

その後、厚生労働省の「専門医制度に関する検討委員会」で第三者的認定機関の必要性が指摘され、２０１４年に一般社団法人日本専門医機構が設立され、２０１８年からは新専門医制度が発足し、新基準での専門医の育成が試みられています。その目的はこれまで学会ごとに異なっていた認定基準を統一して誰にでもわかりやすい制度設計として質の担保を図るとされています。ここにも政府の関与がみて取れます。

専門医を目指す医師は、2年間の臨床研修後に機構が認定した研修プログラムに基づいた研修を受けなければなりませんが、プログラムを終了して認定試験に合格すれば最短6年程度で何かしらの専門医の称号を得ることができます。こうして育成された専門医は、「その時々の最新知識を持ちその時点での標準治療（エビデンスに基づく医療）を患者さんに提供できる医師」「よく知られた診療科において標準的で適切な診断・治療を提供できる医師」と定義されています。その後は、5年ごとの更新試験をクリアーすることが義務づけられています（日本専門医機構ホームページより抜粋）。

「専門医」というと、何かしら特別な熟練した医師のイメージを持ちますが、新専門医制度では前述のように標準的な医療を適切に提供できる医師を「専門医」としています。であれば「標準医」あるいは「認定医」のほうが正しいように思うのは、私だけでしょうか。また、日本専門医機構の定めた専門医には「総合内科専門医」「老年病専門医」もありますが、医師は何かしらの専門医である以前に全員が総合医を目指し、患者の年齢に見合った医療が適切に提供できることが前提ではないかという気がします。

認定基準を統一化したという意味では、新たな専門医制度は、画期的なシステムであるといえます。しかし、常に受動的立場で標準的治療を実践するために育成された医師に、多重疾患・障害を持つ複雑な病態の患者の治療が適切にできるのだろうか、自分の判断で患者が死に至った場合、医師としての責任をどれほど感じ取れるのだろうかと危惧します。

もし、責任を感じ取れないような人が出てくるならば、ＡＩ（人工知能）にすべての研修プログラムをインプットさせてしまえば、生身の医師など必要ないかもしれません。ＡＩは、数値化されたデータには無限の能力を発揮します。しかし、ＡＩのプログラムを作成したり、データを収集してインプットしたりするのは人間です。プログラム作成やデータ入力が特定の人間、あるいは団体によって恣意的に行われたとしたらどうなるのでしょうか。

現在、医療に効率性が求められていますが、シンギュラリティ（人間と人工知能臨界点）が起こり、ＡＩが独自で医療行為の効率性を判断するようになったら、非効率な存在である高齢者や障害者はバリアンス（標準から逸脱した存在）として排除されてしまうのでしょうか。いや、すでにＡＩ解析で得られたデータをもとに人間の医師がＡＩに代わって診療ガイドラインに沿って標準的医療を提供しているのではないでしょうか。このために一部の患者は不利益を被ってはいないかなど、悩ましいわけです。

現在の専門医には、最先端の医学知識とエビデンス（形式知）に基づいた標準的治療の実践が求められるとされていますが、前述の通り、運用の時点でエビデンス重視の論理実証主義（ルドルフ・カルナップ）が行きすぎると、目の前の現実に対する判断能力が弱まってしまい、反証可能性が薄れ、科学性さえも失ってしまうのではないかと懸念されます。

アリストテレスは、医学は科学ではなく芸術だといったそうです。医師に最先端の知識（形式知）が必要なことは当然ですが、患者は複雑で多様性を持つ存在であるため、様々な状況に対応していくには、多くの経験を積むことで、判断力、時機（カイロス：タイミング）を見極め行動ができる才覚（経験知）が必要だといっています。計算通りにいかないのが医学、人命というわけです。

私の考える専門医は、ガイドラインに示された治療指針などは当然習得していながら、ＡＩが決して理解（数値化）できない、患者の心理、自覚症状、体調などを見極め、人生観、価値観などを考慮しながら、個々の患者にとって適切と思われる治療法を選択していくことができる医師であり、場合によっては時機を見て敢えて治療に踏み切らない医師、そしてそれをわかりやすく説明できる医師を指します。医師の専門性とは、ガイドラインに沿って間違いなく行動できることではなく、特殊事例あるいはバリアンス（逸脱事例）に対して適切に対応できる経験値を持っていることではないかと思うのです。

第 2 章

診療ガイドラインに振り回される医療現場

疾患別診療ガイドラインの運用
――高血圧症の例から

２０２２年４月の時点で、どれくらいの数の診療あるいは疾患別ガイドラインがあるのかわかりませんが、ここでは、冒頭で触れた代表的疾病のうち、高血圧症、脂質異常症（主にコレステロール）、糖尿病などの治療や、加齢に伴う骨粗しょう症、認知症などに対する対応、さらに最近多用されている抗凝固・抗血小板薬について触れてみようと思います。これらについて治療が必要ないといっているのではありません。国民の健康に医療が過剰介入しすぎていないか、医療があまりにも単純化されていないかということを、各ガイドラインの運用実態を実際の事例を通じて皆さんに問いかけをしてみようと思います。

わかりやすいのが高血圧症の例で、すでに述べたように、私が医師になった昭和50年代からつい最近までの高血圧診断基準は、高血圧症（１６０／95ｍｍＨｇ以上）、境界域高血圧（１５９～１４０／94～90ｍｍＨｇ）、正常域（１４０／90ｍｍＨｇ未満）となっていました。そして、治療開始の目安は、外来で坐った状態で血圧を測定し、異なる機会に3回続けて拡張期血圧（下の血圧）が95ｍｍＨｇ以上を示した場合に治療を開始しましょうというものでした。また、拡張期血圧も１０５ｍｍＨｇまでは「軽症高血圧」と言っていたくらいの認識でした。ところが、徐々に血圧基準値は以前よりも低く設定されるようになっていったのです。

２０１９年度の日本高血圧学会の診断基準では、１４０／90ｍｍＨｇ以上が高血圧症ということになり、家庭血圧の場合は１３５／85ｍｍＨｇ以上になれば要注意と記載されています。加えて65歳以上で喫煙習慣がある人、またコレステロール高めの人はさらに中等度リスクに分類され、心臓病や脳卒中の確率が高くなると示されています。それに合わせてテレビコマーシャルでも１３５／85ｍｍＨｇの人は要注意、サプリメントを飲みましょうと喧伝されるようになっていきました。こうした数値が基準となると65歳以上の多くが当てはまることになりますので、不安になる人は増すばかりです。

その結果、多くの人が降圧剤を服用することになり、サプリメントの売れ行きも好調という状況になっていきました。降圧治療の成果を考えてみますと、この十数年の脳出血は徐々に減少しています。しかし、逆に脳梗塞や心疾患は増加の一途をたどっています。

この現象は、論理的に説明することができます。確かに若年発症の脳出血は、放置された高血圧が原因の一つと考えられますので、当然、降圧治療は再優先課題となります。しかし、そのほかの脳梗塞や多くの心疾患の一番の原因は動脈硬化であり、特殊事例を除けば、最大の危険因子は「年をとること」なのです。若返りの薬がないのと同じで、一定の年齢を過ぎて加齢に抗って病気の発症を抑えることはなかなか難しいのです。疾患別統計を見て高齢者に脳梗塞や心臓病が多くなるのは当然の帰結です。

正常血圧の人でも１日の日内血圧変動を測定すれば、当然変化はあります。私の経験では収縮期血圧で50～60ｍｍＨｇ前後、拡張期血圧でも20～30ｍｍＨｇ程度は容易に変化するのです。心的要因による変化もありますので、嫌な人と出会った時、税金の申告書を作成している時、高速道路を運転している時などは、もっと上昇していることも日常で珍しくありません。

第1章でもご紹介しましたが、治療に関しては治療必要数（NNT：Number Needed to Treat）という指標があります。これはある病気イベントが一人に起きるのを予防するためには、治療（薬物投与を含む）を何人に行えば実現するかという、治療効果を評価する指標です。このNNTを活用する形で、もともと心臓血管疾患のない血圧の軽度の上昇（収縮期血圧140～159、または拡張期血圧90～99）を有する8912人の被験者を対象とした調査がありました（The NNT）。この研究は、降圧剤の種類を問わず、投与群と未投与群に分けて調査が行われています。調査の結果は、軽症高血圧症については降圧治療の有用性がないだけでなく、約9％（12人に1人）の対象者については、副作用のため投与を中断したことが示されています。しかし、日本の高血圧治療ガイドラインでは、軽症高血圧にも降圧剤治療は有用となっているのです。この差は何なのでしょうか。

見解の相違が発生する要因には、統計処理を行った人種や対象集団、統計処理法の違いなどが考えられます。もう一つの懸念は、The NNTの活動は利害関係者がいない「非営利団体」によって運営されているものですが、降圧剤に限らず、多くの診療ガイドライン作成においては、産学間における利益相反が、有用性の判定に何かしらの影響を与えていないか気になるところです（金屋隼斗著『現代医療の不都合な実態に迫る』日本地域社会研究所）。

血圧値に関する介護施設での問題

当院では最近、血圧に関して頻回に介護施設の職員から電話や相談が入るようになっています。相談内容は、「血圧が170／80mmHgもあるので風呂に入れることができない」「血圧が180～130／100～60mmHgと毎回変動するのでどうしてよいかわからない」「血圧が不安定でリハビリができない」といったものです。それで自覚症状や何かほかに異常はあるのかと聞くと、「何もない」と言うのです。

異常がないのは当然です。加齢により動脈硬化が進んで血管が固くなれば、心臓が丈夫なら収縮期血圧は若い時より上昇し、逆に拡張期血圧は下がります。おまけに高齢になるほど血圧の変動は大きくなる傾向にあり、これは加齢に伴う生理的現象です。加えて、介護サービスで送迎したり集団で血圧を測ったりすれば、ストレスによって随時血圧は大きく変動します。

私はこのような相談を受けるたび、「そんなものはほっときなさい」と説明するのですが、相手は「何かあったら責任問題になるので先生から家族に説明してください」と言って、家族を連れて外来受診に来るわけです。いらだつ気分を抑えてまずは説明しますが、すると今度は「血圧がいくつ以下なら風呂に入れてよいか指示を書いてくれ」と言ってきたりするのです。以前、同様のケースに遭遇した私は思わず、「馬鹿言うんじゃない。高齢者は血圧に関係なく何が起こるかわからない。そんなものがないと風呂にも入れることもできないなら、介護サービスなんかやめなさい」と言ってしまったこともありました。

これは明らかに診療ガイドラインによる弊害です。「血圧が高い＝脳卒中、心臓発作」という図式が刷りこまれてしまい、血圧の数字だけが独り歩きをしているのです。危険ということになれば本人も家族も過剰に心配しますし、事業者も利用者の顔色や体調などを観察しながら判断することができなくなってしまいます。そして、多くの医師はガイドラインに沿う形で、降圧剤を処方するわけです。

家族も事業者も、降圧剤が処方されただけでとりあえず安心はしますが、朝の送迎時に血圧が少しでも高かったりすると、すぐに安静にさせるということが実際に起こっています。寝たきりにならないように通所介護施設を利用しているはずなのに、そこで寝かされているのです。

このような現状があることを、高血圧治療ガイドラインを作成した委員会の高名な先生方は、おそらくご存じないのでしょう。さらには、有用とは思えない処方による医療費の無駄遣いだけでなく、高齢者の健康被害や不要な生活制限につながっている可能性も出てきているのです。

高齢者の平常血圧が若年者より高いことは、通常の医師なら誰でも知っているはずですが、日常診療に反映されていない場合が多いように思われます。少なくとも、80歳を超えた高齢者の収縮期高血圧症は、自覚症状や明らかな臓器障害がない限りは、特例を除き降圧剤の処方は必要ないと思っています。

個々に見合った血圧というものが存在します。高齢者で収縮期血圧が２００ｍｍＨｇ前後の人や逆に１００ｍｍＨｇ以下の人もいますが、そういう人が元気で生活しているケースは珍しくありません。臓器障害がなければ何もする必要はない場合が多いのです。

ここで、血圧に関して外来における具体的な相談事例を挙げてみましょう。次に挙げるのは、実際の診察における医師（私）と患者、ＣＭ（ケアマネージャー）とＣＷ（ケアワーカー）の会話です。

・A・Yさん(89歳女性)の場合

医師「今日はどうかされましたか？　介護スタッフの方もご一緒のようですが？」
CW「私はデイサービスの職員です。よろしくお願いします」
CM「私は担当ケアマネジャーです。よろしくお願いします。実は、Ａさんはご利用時にいつも血圧が高いので困っているんです。何かあるといけませんので、いつもご利用時には寝かせているのですが、血圧が不安定ですので入浴もできません。もう1か月くらい入浴されていませんので、薬を処方していただこうかと相談に来ました」
医師「なるほど。それで、ご本人から気分不良とか頭痛とか、何か訴えはありますか？」
CW「いえ」
医師「その時、顔色が悪いとか、脈に不整があるとかは？」
CA「ありません」
A・Y「………」
医師「(家族に) 自宅では何か変わったことはありませんか？」
家族「別に変わったことはありません」

医師「それで血圧はいくつぐらいですか？」

ＣＷ「送迎後に１６０／80ｍｍＨｇ前後、高い時は１８０／90ｍｍＨｇくらいになることもあります」

医師「いつもはどれくらいですか？」

ＣＷ「いつも高いので困っているんです。薬を出してもらえますか？」

医師「当院外来での血圧値は、通常１５０～１２０／90～70ｍｍＨｇですね。この１年変わったこともないし、心臓や腎臓にも目立った異常はありません。高齢者の血圧は、動脈硬化の影響もあって収縮期高血圧症（上の血圧値が高い）である人が多く変動しやすい傾向にあります。薬を服用していても血圧は随時変動します。だからといっていきなり脳出血や心不全を起こしたりするわけではありません。とはいえ、高齢になれば血圧が高くなくても何が起こるかわかりません。実際のところＡさん的にはどんな感じですか？」

Ａ・Ｙ「私は何ともないよ。腰と膝が痛いくらい。嫁が良くしてくれるから別に大丈夫」

医師「そうね。現在、血圧の薬は１剤服用されています。外来血圧は概ね良好だし、自覚症状もない。今のままで、いいんじゃないですか？」

ＣＷ「血圧を下げてもらわないと困ります。入浴もできません」

医師「なぜ入浴ができないのですか？」

ＣＷ「血圧が高いから」

医師「血圧がいくつなら入浴させますか？」

ＣＷ「正常血圧でないと困ります。何かあったら責任持てません」

医師「あなたの施設の利用者は、みんな正常血圧なんですか？　参考までにあなたの施設の正常血圧を教えてくれませんか？」

ＣＷ「とにかく、いくつだったら入浴させてよいか先生の指示をください」

医師「はあ？　さっき高齢者の血圧は変動すると言いましたよね？　私たちは、患者さんの血圧値だけで体調の良し悪しを決めているわけではありません。自覚症状や顔色などを参考にしながら考えます。だから血圧値は特別高いとか低いとかがなければ、別に入浴させていいと思いますよ」

ＣＭ「こちらは先生の指示がいただきたいんです。お願いします。それに薬もお願いできませんか？」

医師「先ほども言いましたけど、血圧だけで判断はしません。正常血圧の人だって、気をつけていなければ入浴中の事故があります。高齢者を預かるとはそういうことでしょう？　あなたのところの責任者は、なんと言われていますか？」

ＣＭ「私が責任者です」

医師「そんなに心配なら、あなたの施設では入浴サービスを止めたらどうですか？　ご家族の方はどう思われますか？」

Ａ・Ｙさんの家族「私は何も心配していませんけど、今日は施設の方がどうしてもと言われるので一緒に受診しました」

医師「あとは、ご家族と施設側で相談して決めてください。それから、さっき血圧が高くて風呂で何かあったら責任は持てないと言われましたよね。そちらの施設では、高血圧症の人が入浴中に急変した場合は施設の責任で、血圧が正常域であったら責任はないということになるのですか？　だとしたら、それは現実的なルールではないと思いますよ。そもそも入浴中の事故は、血圧が下がって失神することのほうが多いんですよ。血圧上昇が問題となるのは、冬場の入浴前後の脱衣場でのことが多いというのを知っていますか？」

＊

こんな会話を何度したかわかりません。あまりにも「高血圧は危険」という宣伝が行きすぎているため、介護職が過剰反応してしまっているのです。また、家族からのクレーム対応にも神経を使っているのだろうと思います。

介護職だけではなく、医師や看護職の中にも数値だけにとらわれている人がよく見られます。高齢者を観察して、実際の状態を判断する能力が欠けてしまっているため、結果的に、わずかな血圧の昇降にも一喜一憂しているのです。高血圧ガイドラインを推奨する医師たちは、「ガイドラインはあくまで指標なので、患者の容態をよく観察した上で、総合的に結論すべきである。ガイドラインにもそう記載されている」と答えるでしょうが、私には降圧剤の販売普及啓発活動にしか思えません。

この現状は、あまりにも数値化、マニュアル化されたことによる弊害です。ガイドラインを逸脱した状況で事故が起これば、訴訟に負けるといった情報も相俟って、医療や介護場面で患者を観察して判断することができなくなっているのです。

また、指針さえ守っていれば、自分の責任を免れると考えている人も多いのではないかと思われます。介護職の現場に安心感を与えるためにも、もう少し現実的な指標や指導が必要なのではないでしょうか。

脂質異常症
――血中コレステロール値はどれくらいが適切か？

脂質の代表は、コレステロールと中性脂肪です。高コレステロール血症は、動脈硬化の危険因子として一般に周知されています。まずは、日本におけるコレステロール値に関する治療指針をお示しします。74ページの表は、２０１４年に日本人間ドック学会がメディア向けに発表したもので、下表は動脈硬化学会が提示している基準値です。当初、このように団体によって基準値が異なっていました。

どの指標を推奨するかは、医師の専門性によって異なります。循環器科専門医の間では、コレステロールは高血圧症とともに悪の代表格であり、かなり厳格に管理すべきものであると教育されています。このため、特に冠動脈の病気で血管拡張術（ステント埋め込み術）後の患者さんには、再狭窄予防のために血中コレステロール値を極端に低下させるように別途基準が定められています。循環器を専門とする医師の中には血清コレステロール値は低ければ低いほど良いといった指導をする人もいます。患者さんは、また手術になるのは嫌ですから、その目標

新たな健診の基本検査の基準範囲(日本人間ドック協会)

		従来値	新基準	
		(男女共通)	男性	女性
血圧	収縮期血圧	130未満	88〜147	
	拡張期血圧	85未満	51〜94	
体格指数(BMI)		25未満	18.5〜27.7	16.8〜26.1
γ-GTP		0〜50	12〜84	9〜40
総コレステロール		140〜199	151〜254	**30〜44歳**
				145〜238
				45〜64歳
				163〜273
				65〜80歳
				175〜280
LDLコレステロール		60〜119	72〜178	**30〜44歳**
				61〜152
				45〜64歳
				73〜183
				65〜80歳
				84〜178

を守るため一生薬を飲み続けることになります。

　このように、治療の指針となっている数値が学会によって異なるのは、調査対象の条件が違うという点にあると思います。日本人間ドック学会は、基本的には「健康診断や人間ドックに来た健康な人たち」およそ１５０万人のデータを集計した結果であり、動脈硬化学会や日本心臓財団は「病気で受診した人たち」を対象に分析した結果ということになります。そうなると、どうしても循環器の医師のほうが基準が厳しくなるのは当然ではないでしょうか。患者さんとしては、

リスク区分脂質管理目標値

治療方針の原則	管理区分	脂質管理目標値（mg／dL）			
		LDL-C	Non-HDL-C	TG	HDL-C
一次予防 まず生活習慣の改善を行った後、薬物療法の適用を考慮する	低リスク	＜160	＜190	＜150	≧40
	中リスク	＜140	＜170		
	高リスク	＜120	＜150		
二次予防 生活習慣の是正とともに薬物治療を考慮する	冠動脈疾患の既往	＜100 （＜70）＊	＜130 （＜100）＊		

＊：家族性高コレステロール血症、急性冠症候群の時に考慮する。糖尿病でも他のリスク病態（非心原性脳梗塞、末梢動脈疾患、慢性腎臓病、メタボリックシンドローム、主要危険因子の重複、喫煙）を合併するときはこれに準ずる。

●一次予防における管理目標達成の手段は非薬物療法が基本であるが、低リスクにおいてもLDL-Cが180mg/dL以上の場合は薬物療法を考慮するとともに、家族性高コレステロール血症の可能性を念頭においておくこと。
●まずLDL-Cの管理目標値を達成し、その後non-HDLの達成を目指す。
●これらの値はあくまでも達成努力目標値であり、一次予防（低・中リスク）においてはLDL-C低下率20~30%、二次予防においてはDLD-C低下率50%以上も目標値となり得る。
●高齢者（75歳以上）については、ガイドライン第7章を参照。

出典：動脈硬化性疾患予防ガイドライン・エッセンス（日本心臓財団）

どちらを信用してよいかわかりませんよね。その後、学会間で議論が交わされたのでしょうか、2022年度以降の人間ドック学会の改訂版を見ると、なぜか、当初の性別、年齢別区分がなくなり数値も動脈硬化学会の基準値に近くなっています。ただし、表現方法に違いがあり、むしろわかりにくくなった感があります。表が細かいため、今回紙面ではお示ししませんが、興味のある方は書籍やネットで検索してみてください（人間ドック学会基準値）。

一方、既存の大規模試験を集約して得られた結果（The NNT）によると、もともと心臓病を持たない人にスタチン（コレステロールを低下させる薬の一種）を5年間服用させても、生命予後には何も関係なく、心臓発作を予防できる確率は104人に1人（約1％）、脳卒中予防は154人に1人（約0・7％）となっています。しかし、スタチンの副作用のため50人に1人が糖尿病を発症、10人に1人が筋肉損傷をきたしたとも報告されています。

それでは、心臓病または脳卒中を起こしたことのある人たちに対する効果はどうかというと、こちらは一定の効果が認められたと報告されています。実際にはどれくらいかというと、救命できる確率は83人に1人（約1・2％）、心臓発作の予防は39人に1人（約2・6％）、脳卒中予防は125人に1人（0・8％）となっています。そして急性の心筋梗塞を起こした人に、14日間以内に服用させた場合、誰一人として有用性を示すことなく、副作用だけが報告されたということです。この数値を見ると「たったこれだけ」と思ってしまいます。

The NNTの資料は、5年間の集計を基本としています。なぜ5年間かというと、コレステロール値や血圧を下げることによって心臓病や脳卒中が防げるかどうかを最終目標（エンドポイント）として評価しているからです。要するに、その検証には治療を開始してからおよそ5年間が必要ということです。それが先ほどの結果なのです。

繰り返しになりますが、心臓病や脳卒中の一番のリスクファクター（危険因子）は、「年をとること」です。残念ながら若返りの薬はないし、どんな治療をしても、加齢とともに心臓病や脳梗塞での罹患率、死亡者数は増えていきます。

もう一度コレステロール値の表を見てください。日本人間ドック学会指標には年齢別に数値が提示されていますが、80歳以上になると基準値は示されていません。そうすると後期高齢者や、ましてや寝たきりで経管栄養をしているような人のコレステロール値を薬で下げることに、どれほどの意味があるのでしょうか。

コレステロールはたんぱく質やリン脂質とともにすべての細胞膜に含まれていて、細胞膜の流動性を調節する働きをしています。特に脳と神経系に多く、成人体内コレステロール量100～150gのうち1／4が脳に集中、神経系全体では1／3強となります。このため脳の発達や神経系の機能を維持するためにはコレステロールは不可欠なのです。また、消化器系では脂肪の消化に不可欠な胆汁酸の材料であり、その他多くの副腎皮質、性腺ホルモンなどのステロイドホルモンもコレステロールから作られています。

このため、いくら動脈硬化のリスクファクターだからといって、低ければ低いほど良いというのは乱暴な話です。2019年12月に発表された、96000人を対象としたアメリカのデータによると、LDL値（俗称：悪玉コレステロール）が70mg／dl以下では脳出血のリスクが上昇し、50mg／dl以下では、さらに1・69倍に増加するとありました。日本でも、低コレステロール血症は脳出血を増加させることが危惧されるとしながらも、脂質異常症に対してスタチンによる脂質改善法が脳出血を増加させないとするメタ解析結果が示されたといいます。

また、SPARCL研究を含めた解析によると、脳卒中既往例に対する脂質改善療法が脳出血を増加させたことが記されていますが、LDLコレステロール低下度と脳出血発症率とは相関がなかったとしています。ただし、男性、高齢者、高血圧症例、特に脳出血既往例に対する脂質改善薬は慎重投与とされています（脳卒中治療ガイドライン）。そのほかにも、総コレステロール値は180mg／dl以下、LDLコレステロール値は100mg／dl以下にすると生体に悪影響を及ぼすといった報告もあるのですが、なぜかそのような情報はあまり周知されません。日本のデータでは、低コレステロールで脳出血を起こすことが危惧されるが、統計上は有意差がなかったということでしょうか。

しかし、統計的数値は、対象とされた症例数や前提条件で変わりますから、現時点ではやはり極端な低コレステロールは脳出血の可能性が高まると考えておいたほうが良いと個人的には思っています。

それ以前の65歳を過ぎて、病気もないのに無理に体重を落としコレステロールを制限しようとすると、特に女性は顔の皺が増えて老け顔になる人が多いので、「あなたはほかに病気もなく元気なので、無理して痩せる必要はありません。日本女性は閉経後には、ある程度血中コレステロールも高くなるのが普通です。体重も標準体重の10％くらい多い人のほうが、むしろ長生きだというデータもあります（あとは自己判断ですけどね）」と言うと大体喜んでくれます。

ネットで検索した情報によれば、２０１９年のコレステロール降下剤の世界市場は２４３億３０００万米ドル、２０２５年まで安定した収益成長が続くと予想される見込みとありました。現状としては、心臓病、特に冠動脈に異常がある患者さんは、循環器科専門医が推奨する基準に合わせて治療を行い、それ以外の人たちは、人間ドック学会などの基準に合わせるのが無難なような気がしています。私の長男も循環器科専門医ですが、コレステロール値については、やはり私より厳しい指導を行っているようです。

それにしても、「悪玉コレステロール」という名称には、今更ながら「悪意」を感じますし、コレステロールは低ければ低いほど良いというのも根拠に乏しいだけでなく「罪作り」な印象を覚えます。これは皆さんのご判断にお任せします。

・H・Iさん（78歳女性）の場合

H・Iさんは、両膝人工関節置換術後のリハビリテーションで2022年9月に前医整形外科より紹介入院となりました。転院時は膝折れ（膝から崩れ落ちる）がするため歩行器歩行レベルでした。身長：147・7cm、体重：54・6kg、BMI［体重kg÷（身長m）^{2}］：25。併存症としては、高血圧症、脂質異常症、頸動脈硬化症、陳旧性ラクナ梗塞とあり、降圧剤2種類、脂質降下剤1種、鎮痛剤等を含め9種類の持参薬がありました。相変わらず薬が多いなと思っていました。入院時の血液検査ではすでに血清総コレステロール値は133mg／dl（正常値：120～220mg／dl）、LDL62mg／dl（正常値：70～140mg／dl）は基準値を下回っていたので、脂質降下剤を中止しました。入院中に食事と運動療法を行い、約2か月後には日常生活は独歩で自立し、血圧は安定、体重はマイナス8・0kgの46・6kg、BMI：21・1（18.5<標準<25）となりました。血清LDLは、食事と運動療法のみで54mg／dlと入院時よりさらに低下していました。このため退院時の薬は入院時の9種類から減量して降圧剤2種類のみとして自宅退院となりました。

それからしばらくして紹介先の循環器科専門医から当院の担当医に診療情報提供書が届きました。記載内容を見て唖然としました。「中止いただいていたスタチンに関しては患者は頸動脈硬化症を有しており、動脈硬化の予防のために半量から再開とさせていただきました。ご紹介ありがとうございます。（原文ママ）」とあったのです。

この患者さんは、画像上でラクナ梗塞はありますが、年齢相応であり、もちろん無症状です。心臓病もありません。頸動脈硬化はあるけれども狭窄があるわけでもありません。食事と運動療法を行い、先に示したようにＬＤＬ値は正常域以下です。無投薬でも先ほど示したどのガイドラインの範疇にも入りません。本人も薬が減って体調も良く、喜んでいるのです。

ところがこの循環器科専門医は、動脈硬化があるという理由だけで薬の量を減らしてでも脂質降下剤を投与しておきたいようです。歳をとれば誰でも動脈硬化は出てきます。しかも動脈硬化の原因はコレステロールだけではありません。最大の要因は加齢です。もし将来Ｈ・Ｉさんが、ホルモン異常や、抑うつになったり、さらに脳出血を発症した場合、もしかしたら低コレステロールが原因かもしれないなどとは、この医師には考えも及ばないのだと思います。

糖尿病——最適な血糖管理とは

糖尿病は、膵臓から分泌されるインスリンの働きが低下することによって血糖値が高くなってしまい、全身の血管や多臓器に悪影響を及ぼしてしまう病気です。ほかに、甲状腺や肝臓の病気、免疫異常、薬物性など、数多くの原因で起こる二次性糖尿病というものがありますが、ここでは一般的な糖尿病について話をしましょう。

「Ｉ型糖尿病」はインスリン分泌量が不足した状態であり、治療の原則としてはインスリン補充療法が必須となります。「Ⅱ型糖尿病」はインスリンの反応（インスリン抵抗性）が鈍くなった状態であり、成人型糖尿病は概ねこのタイプです。治療の原則は食事と運動療法ですが、治療薬としては各種の経口糖尿病薬と必要に応じたインスリン療法の併用ということになります。糖尿病の三大合併症といえば網膜症、腎症、神経障害がありますが、その他、血管障害に伴い、脳血管、冠動脈、四肢動脈などの障害をもたらす危険性もあります。

網膜症や腎症は、糖尿病になって後、平均10年から15年くらいでの発症が多く、それに比べて神経障害は比較的早い段階から現れるとされています。糖尿病治療のエンドポイントは、糖尿病合併症の予防です。このため、目先の治療としては、随時血糖とＨｂＡ１Ｃ（ヘモグロビンエーワンシー）値を指標として治療を行います。ＨｂＡ１Ｃとは血中Ｈｂ（ヘモグロビン）とブドウ糖がくっついたもの（糖化ヘモグロビン）で、高血糖の環境でその比率は増加し、食事などの影響を受けず、過去１～２か月の血糖値を反映するといわれています（一定以上の貧血があるとＨｂＡ１Ｃ値はあてになりませんのでグリコヘモグロビン値を用います）。

正常域は、一般成人で空腹時血糖値１１０ｍｇ／ｄｌ未満、ＨｂＡ１Ｃ４・６％以上６・２％未満とされています。治療の大原則は随時血糖値の管理です。血糖管理が良好であれば基本的には合併症は起こりません。起きてしまった合併症は、糖尿病のなれの果てですので、もとに戻すことは現実的には難しいのです。

神経障害や血行障害の治療薬というものがありますが、その効果は極めて限定的であり、あまり期待はできません。だからといって血糖値は低ければ良いわけではなく、糖尿病治療で最も注意が必要なのは、むしろ低血糖です。

日本糖尿病学会によると、重症低血糖で救急搬送された患者のうち66・7％がインスリン使用中だったと報告されています（２０１７年）。また、糖尿病患者が発熱、下痢、嘔吐、食欲不振などで食事ができなくなった場合のことをシックデイといいますが、やはり危険な状態ですので覚えておいたほうが良いでしょう。

最近、多くのインスリン、経口糖尿病薬が開発され、高齢者にも一般成人と同様に使用されていますが、高齢者は少なからず、記憶力の低下、理解不足、視力低下などがあり、さらにポリファーマシー状態であることが多いため、インスリンも含めて、その管理は容易ではありません。

しかも、合併症があるほど危険性は増します。高齢になれば、厳重な血糖管理は必ずしも必要ではなく、逆に危険性が増す場合があります。網膜症の予防には適切な血糖管理が求められますが、いったん網膜症が発生した状態での厳重な血糖管理は、むしろ網膜症を悪化させることになります。

また、高齢者において厳格な血糖管理を行うと、かえって認知症増悪の原因になる可能性も指摘されています。このため、特に一人暮らしの高齢者の場合は、自己管理ができる範囲内での治療とケア計画が同時に求められます。後期高齢者の場合は、年齢的に10～15年先の臓器障害まで考える必要のない場合も多く、複数の病気を抱え自己管理も儘ならない人が多いため、高齢者の全身状態、自己管理能力に加え生活の質（ＱＯＬ：Quality of Life）に配慮しながら治療を行うことが求められます。

ちなみに、後期高齢者であれば、随時血糖値は200mg／dlを超えない程度、HbA1Cの目標も7・5～8・0％あたりを目安に治療することでおおむね問題はないと思います。参考までに、HbA1C値の正常値は、通常検査では6・2％以下、人間ドックや特定健康診査では5・5％以下、後期高齢者健康診査では6・5％以下となっています。

当然、個人によって状況は異なりますので、かかりつけ医と十分相談してください。

・K・Tさん（76歳男性）の場合

糖尿病を患っていたK・Tさんは、もともと夫婦と息子さんの3人家族でした。息子さんは独立しており、奥さんは40歳代で脳出血を発症し在宅療養されていましたが、その後、お亡くなりになり、K・Tさんは一人暮らしとなってしまいました。

K・Tさんはまじめな性格で人付き合いも良く、農家の傍ら地元の森林組合の役職や地元のお世話役などをされていました。楽しみは毎日の晩酌だったそうです。もともと高血圧症、糖尿病性腎症などがありましたが、2016年8月に糖尿病が重症化したため、糖尿病専門医は大学病院での教育入院を勧め、1か月ほど治療を行いました。退院後は再度当院の糖尿病専門外来で経過観察していましたが、2018年9月に痛風発作のため歩けなくなり、当院に緊急入院となりました。

入院時の血糖値は299mg／dl、夕食後の血糖値は396mg／dlでした。着替えもないため、入院翌日に当院の相談員が家族と自宅訪問を行ったところ、そこで驚くべき光景を目にしたのです。報告によると、K・Tさんの自宅はゴミ屋敷状態で、冷蔵庫の中には未使用のインスリン注射の瓶がたくさん放置され、しかもカビが生えていたそうです。

本人の話によれば、食事といえばコンビニでつまみを買い、お酒を飲むといった生活だったようで、内服薬はある程度服用していたようですが、多くの残薬があり、インスリンはまったく使用していなかったようです。受診もまちまちであったので、糖尿病外来の医師も気づいていませんでした。このため、高血糖と脱水、低栄養で痛風発作を引き起こしたものと推測されました。

約3か月の入院治療を行い、同年12月17日に自宅退院となりました。退院に際して、糖尿病専門医はインスリンの継続を指示しましたが、私としては、今後もインスリンの自己管理は困難と考え、内服薬のみでの緩和な治療を医師に指示しました。その後も時々入退院を繰り返していましたが、顕著な糖尿病の増悪はありませんでした。しかし、これまでの生活が災いしてか、徐々に認知機能の低下が見られ、時々尿失禁するようになっていきました。息子さんは、これ以上一人暮らしはさせられないとして、２０２０年5月に本人の強い帰宅願望に反して施設入所となりました。

K・Tさんの自宅は病院から目と鼻の先にあり、近所の人も皆顔見知りです。知人に会えば楽しそうに話をされます。介護保険制度で訪問看護、ホームヘルプ事業などを利用しながら、民生委員、地域包括支援センター職員などの協力があれば、外来治療を継続しながら在宅生活も可能であったかもしれません。ただ、一人暮らしで何かあったら大変ということで、家族の意向により、最終的に施設入所となりました。

ご家族のお気持ちを考えれば当然の結果だろうと思いますが、なぜか釈然としません。介護保険の本来の目的は在宅支援です。動けなくなっても、認知症になっても、住み慣れたところで自分らしく生きることを支援する制度のはずでした。ですが実情は、監視が必要な一人暮らしの高齢者は施設入所という流れができてしまいました。K・Tさんは死ぬまで、見知らぬ施設で好きなお酒も飲めずに暮らすのでしょうか。毎日何を思いながら生きていくのでしょうか。そのことを思うたびに気分が塞ぎます。

骨粗しょう症
――薬の有用性を考える

骨粗しょう症について、WHOの定義では「低骨量と骨組織の微細構造の異常を特徴とし、骨の脆弱性が増大し、骨折の危険性が増大する疾患である」とされています。つまり骨量と骨組織の微細構造の異常があるということです。骨量は骨の硬さ、微細構造は骨の弾力性（しなり）を維持するのに必要です。骨粗しょう症の指標として一般的に骨密度が用いられますが、骨密度（骨量）と骨の強さは必ずしも同じではありません。

骨粗しょう症の薬として汎用されているビスフォスフォネート製剤は薬を飲めば検査では骨密度の数値は上がるかもしれませんが、骨は硬くなるため弾力性は失われます（チョークのような骨、大理石骨病）。その結果、薬の発売当初から、3年以上薬を使い続けると骨はむしろ折れやすくなるという文献もあります。しかし臨床の場で、そのような話をされる先生にお会

Alendronateによる大腿骨骨折の頻度

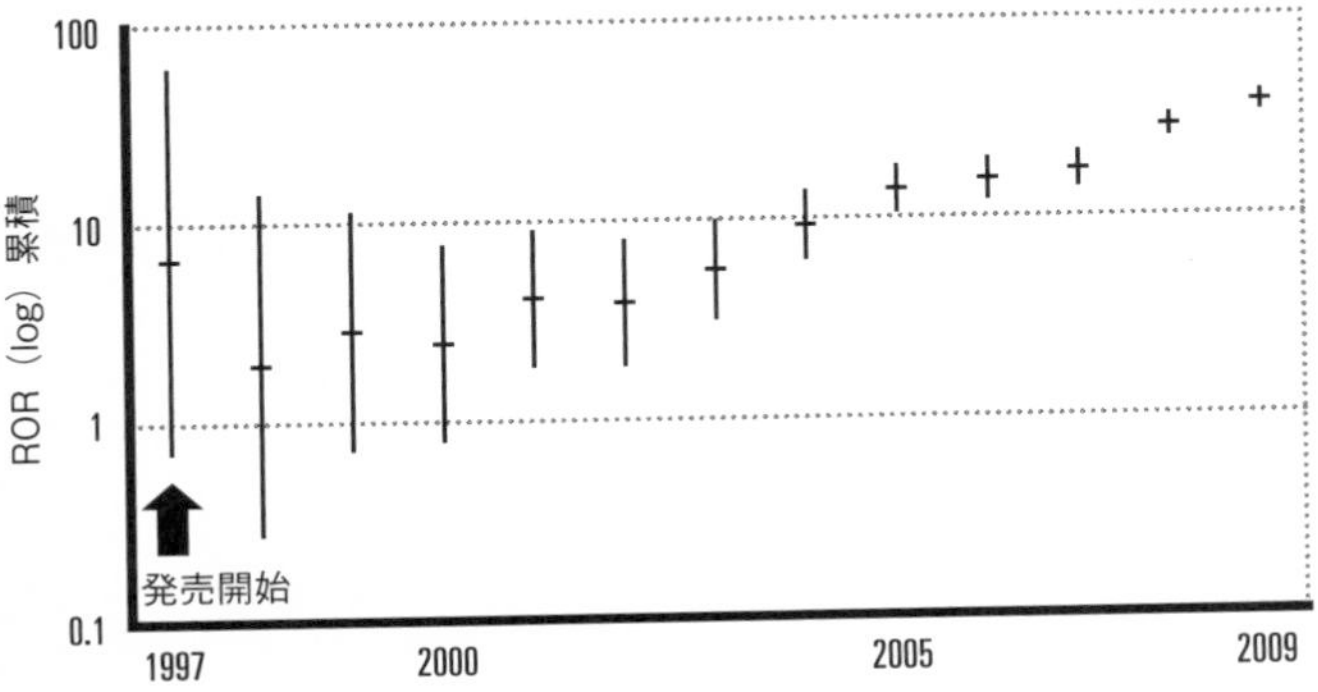

出典：東京北医療センター（旧東京北社会保険病院）作成資料

いすることはめったにありません。このビスフォスフォネート製剤が臨床的に有意義なのは、早期閉経や婦人科腫瘍など若くして女性付属器の切除を余儀なくされた人や、ステロイド療法など骨が脆弱になる薬を使用している人などについては、積極的に適応を考えていかなければなりません。

86ページの図は「Andoronate」という薬の２０１０年の資料を引用したものです。これを見ると、発売開始後すぐに大腿頚部（太ももの骨）骨折の頻度は減少していますが、効果はすぐに横ばいとなり、４年後の２００１年ごろから骨折件数は増加傾向に反転しています。その後、７年目あたりから、明らかに骨折件数は投与前より増えていきます。このため、３年以上は処方しないほうが良いということがいわれているのだと思います。ちなみに、骨粗しょう症の骨折の代表は大腿頚部骨折、椎体骨折です。

これが、前述のように薬により骨が硬くなりすぎると大腿骨幹部非定型骨折（しばしば両側同時）が増えてくるといわれており、当院でもこれまで2例の同様の非定型骨折術後のリハビリテーションを経験しています。

治療必要数（The NNT）の観点からすると、２０１１年の時点では、ビスフォスフォネート製剤は、事前に骨折のない閉経後の女性における骨折の予防に有用性はないという報告があります。一応、骨折の既往がある人や、非常に骨密度の低い女性にはある程度有用であるようです。どの程度かというと、椎体圧迫骨折では20人に一人、股関節骨折では１００人に一人程度に有効とされています。

しかし、この資料の時点では5年以上の長期投与のデータは入っていないそうで、長期使用した際の、非定型骨折、顎の骨壊死（顎の骨が腐る、特に歯科治療などの際は要注意）、胃腸（潰瘍）、骨格筋への影響（筋肉が溶け出す）など重篤な副作用については警告されるべきであるとされています。このような副作用は投与前に知らせるべきですが、医師から患者さんに対して、どの程度説明がなされているかはわかりません。

また、80歳を超えたような高齢者のみを対象とした解析データも見たことはありません。さらに意外と知らされていないのが、服用時の注意です。ビスフォスフォネート製剤には、次の注意事項が記載されています。

①朝起きた時に、コップ一杯（１８０ｍｌ）の水でかまずに飲むこと
②服用後、少なくとも30分は横にならずに、水以外は飲まないこと

③ミネラル分が多く含まれる高度の高い水での服用は避けること

①②は、服用した時に薬が食道内に停滞して食道粘膜を荒らさないためとされています。加えて食道アカラシア（胃食道接合部の動きが悪く拡張した状態）、食道裂孔ヘルニア（胃の一部または全部が横隔膜の食道裂孔から胸腔内に滑り出した状態）を持つ人、常時寝たきりの人なども同じ理由で服用は適していません。

ちなみに食道裂孔ヘルニアは、骨粗しょう症で胸腰椎に多発骨折がある高齢女性によく見られます。円背で背中が丸まっている人が多く、その影響で横隔膜の食道裂孔から胃の一部が胸腔内に滑り出した状態をいいます。

・N・Oさん（82歳女性）の場合

以前、当院に80代女性のN・Oさんが、「胸が痛いんです。心臓かもしれない。近所の人が、柴田先生に診てもらうといいよと勧めてくれたので、来ました」と言って外来受診してきました。話を聞いていたら、心臓ではなくよくある胸やけの症状であり、胃カメラ検査の結果は、食道裂孔ヘルニアに加え重度の逆流性食道炎と一部に食道潰瘍の所見が見られました。

お薬手帳を見ると、骨粗しょう症の予防薬であるビスフォスフォネート製剤が近医から処方されていました。そこで私は、患者さんに薬のことを聞いてみました。

*

私　「具合が悪くなったのは、これを飲み始めてからではありませんか？」
N・O　「そういえばそうかもしれません」
私　「おそらく、この薬が原因だと思います。この薬は、空腹時に服用して30分くらいは起きてないといけないし、食道裂孔ヘルニアがある人で、食道内に薬が引っかかりやすい人は、そこで炎症を起こしてしまうことがあるんですよ。いったん、薬を止めて症状が治れば、これが原因です。逆流性食道炎と潰瘍の治療薬を処方しますから、しばらく飲んでください。良くなるはずです」

（およそ1か月後）

N・O　「薬を変えてから数日で症状は嘘のように良くなりました。でも整形外科に行ったら、この薬はずっと飲み続けないと骨粗しょう症が悪化する。骨折を起こしたら一生寝たきりですよと言われたんです。それでまた飲み始めましたが、やっぱり調子が悪いです。どうしたらよいですか？」
私　「整形の先生に、食道裂孔ヘルニアと食道潰瘍の話はされましたか？」
N・O　「しました。胃薬と一緒に飲めば問題ないと言われたんですけど、やっぱり調子が……」
私　「なるほど。では、私から整形の先生にお手紙を書いてあげましょう」

そこで、診療情報提供書を作成しました。それから数日後、整形外科の医師から私に電話がかかってきました。

「先生、私の患者は骨密度が少なくなっていて、将来、圧迫骨折の可能性があります。なぜ骨折予防のために薬を飲ませてはいけないのですか？」

その医師に薬のことを聞かれ、私は少し困ってしまいました。なぜなら、診療情報提供書には、巨大食道裂孔ヘルニアがあり、重度の逆流性食道炎と薬による食道潰瘍が発生していることを明記していたからです。食道潰瘍が改善した後、本人が服用を再開したら、やはり調子が悪いというので中止が望ましいということを、私は書面で報告していました。

＊

私　「診療情報は書面でご報告していましたが、お目通しいただきましたか？」

整形医師「読みましたが、骨密度が少ないんです。これでは将来骨折の恐れがあります。ご存じかもしれませんが、ガイドラインでは治療の対象です。ですから飲ませていいですよね」

私　「ガイドラインは知っていますが、誰にでも確かな効果があるわけでもありません。さらにこの患者さんの場合は、服用させたら、また食道潰瘍が再発しますよ。食道穿孔（穴が開く）でも起こしたら危ないですよ」

整形医師「飲ませたらだめですか？」

私「……基本的に効能書にも食道狭窄やアカラシア（食道が弛緩した状態）には使わないようになっているはずですよね。私は食道裂孔ヘルニアがある人にもビスフォスフォネート製剤は好ましくないと思うし、現に食道潰瘍を発症しているので使用しないほうがいいと思いますよ。あとは先生が患者さんとお話しされて決めてください」

*

ちなみに最近は、注射製剤も発売されているので、薬を服用できない人でも使用できますが、そこまで本当に必要かどうかは、私にはわかりません。結局、その患者さんは、通っていた整形外科には行かなくなりました。

日本人の場合、閉経後または60歳以上の女性を対象に骨密度を測定すると、ほとんどの人は検査上の骨量が少ないという結果が出ると思います。ということは、極論をいえば、壮年期以降の女性で骨密度が正常値以下の対象者には、必ず薬を使う必要があるということになります。

ガイドライン作成の目的で多くの臨床試験の結果が解析されていますが、対象者に80歳以上の人はどれだけ含まれているのでしょうか。そもそも80歳を超えた人たちにも薬による骨粗しょう症の予防効果があるのか、はなはだ疑問です。さらに、経管栄養で施設入所中の寝たきり高齢者にも、骨粗しょう症の薬が漫然と処方されている現実が多々あります。さすがにガイドラインで推奨しているとは思いませんが、普通に考えておかしいですよね。

また、こんなこともありました。私の外来患者さんで有料高齢者住宅にお住まいの元気で自立した80代の女性が、満面の笑顔で次のように話してくれました。

「先生、昨日ね。同じマンションのお友達の勧めで、3人で評判のいい先生に診てもらいに行ったのよ。それで精密検査をしてもらったら、みんな骨密度が低いと言われてびっくりしちゃった。やっぱり専門の先生よね。ちゃんと検査してくれて、説明もわかりやすかったし、みんなでお薬もらって帰ってきたの。これで安心よね。」

開いた口がふさがらないとは、こういう時に使うのでしょうか。私は少し前、その女性に対して「あなたのように元気で杖も必要なくて、年に数回も旅行に行ける人には薬はいらないものですよ」と言ったばかりでしたので、余計に驚いてしまいました。

その時、私は「80歳代の女性であれば、どんなに元気そうでも骨密度は低いものなんですよ。それくらいは精密検査などしなくても、私なら当てられます」と言いたかったのですが、とりあえず「そうでしたか」と大人の対応をしました。

認知症
——特効薬は存在しない？

認知症の原因としては、アルツハイマー型、脳血管性、レビー小体型、前頭側頭型などがあります。それぞれ症状の違いや対応方法には違いがありますが、根本的治療がないということでは一致しています。アルツハイマー型認知症の症状としては、中核症状（短期記銘力の低下）と周辺症状（徘徊、せん妄、妄想など）があります。詳細は専門書に譲るとして、この本では日常診療でよく遭遇する事例についてご紹介します。

・H・Mさん（82歳女性）の場合

２０１８年11月、Ｈ・Ｍさんは77歳時に右大腿頚部骨折の術後のリハビリテーションで紹介入院となりました。病歴を確認すると２０１６年12月に自宅で転倒して、外傷性くも膜下出血での治療歴がありました。軽度の認知症と高次機能脳障害があり、これまでも再々転倒を繰り返してきたようです。

Ｈ・Ｍさんは約2か月の入院リハビリテーションにより、１本杖自立で1月に自宅退院となりました。退院時は介護保険で「要介護１」の判定があり、週2回のデイケア（通所リハビリテーション）と月1回のショートステイ（短期入院サービス）を利用することになりました。

その後、しばらくは落ち着いていましたが、めまいや頭痛などの不定愁訴が頻回に見られるようになり、自宅でも夫に対して攻撃的な言葉が目立つようになってきました。そしてある日、娘さん同伴で外来を受診されました。

＊

私　「今日はどうしました？」
娘　「最近、母が父に対して攻撃的で困っています」
私　「Hさんは、気分はどうですか？」
H・M「頭が痛い、めまいがする。あと、お父さんが私の貯金を勝手に引き出して黙っているので頭にくる」
私　「なるほど。それでめまいはいつからですか？」
H・M「もうずっと前から。治らないよ。薬はないですか？」
娘　「脳卒中の再発でしょうか？」
私　「もともと軽度の認知症があり、抑うつ傾向にありましたが、どうやら『モノとられ妄想』が出てきたように感じます。画像検査では、以前とあまり変わりません。認知症を検査する長谷川式スケールの点数は低下傾向を示していますが、数値的には大した変化ではありません。夜は眠れていますか？」
娘　「寝てはいるようですが、何回も目を覚ましているようです」
H・M「お父さんが、あたしを馬鹿にするから、腹が立つのよ」
私　「とりあえず精神安定と就寝目的で夜にクエチアピン25ｍｇ（向精神薬の一種）を1錠使ってみましょう」
娘　「あの……認知症の治療薬はありませんか？」
私　「認知症の薬というのは、投与してもあまり効果的ではありません。とりあえず、今日出す薬を飲ませてみてください」

＊

それから1週間後、デイケアスタッフから「以前より顔の険しさが改善しています。デイケアでもトラブルがなくなりました」との報告がありました。さらに1か月ほど経過すると、Hさんの娘さんが来院され、当院以外の施設で治療を受けたことを知らせてくれました。

「実は近所の人に勧められて、認知症物忘れ外来に母を連れて行ったんです。その後、大学の認知症センターを受診して検査をしてもらい、ドネペジル（抗認知症薬）をもらって帰ってきました。その時は、また1か月後に受診するよう言われました」

それから半年ほど経過した2019年9月に、Hさんの精神不穏が強くなり、当院外来を再受診されました。その時は、自宅でも夫への暴力がひどいので精神科を紹介してほしいと依頼されました。それまでの状況を聞くと、向精神薬は中止となり、症状は悪化、Hさん本人が医大受診も服薬も拒否するため中断したということでした。

＊

私「以前の記録では、クエチアピンが効果的だったと思うので、もう一度服用してみませんか。あと、先に言っておきますが、認知症治療薬といわれているものは、個人的には患者さんに使って効果を感じたことはあまりありません」

娘　「先生、母を精神科に入院させることはできませんか？」

私　「精神科で隔離して薬漬けにするんですか？　それはやめたほうがよくないですか？　軽い向精神薬を使用して生活リズムを作れば、落ち着く可能性がありますから、試してみましょう。それからお父さんと一緒だと興奮してしまうみたいなので、しばらく離したほうがいいかもしれません。とりあえず、当院に入院して、薬の調整を行いリハビリしながら生活リズムを整えてみましょう。あと、一応ご希望ですので、精神科の先生にも診てもらいましょう」

*

このケースの場合、精神科の医師の意見も同じでしたので、私が提案した処方は変わることなく、約2週間の入院で精神状態も安定し、笑顔で自宅退院となりました。しかし、その後も家庭内で同じようなことが繰り返されたため、ほかの精神科受診も行い、新たに認知症薬が追加されたりもしました。それでも症状は軽減せず、強い薬が処方されると動けなくなり、介助量が増えるということを繰り返しました。一時は認知症薬のほか数剤が処方されていた時期もありましたが、２０２２年現在、当院外来でHさんへの常用薬は、クエチアピン25ｍｇ１剤のみになっています。

デイケアは人が多く、広すぎて落ち着かないため、利用は中止することにしました。その後は、病院併設の小規模多機能施設での通所と短期入所サービスを利用しながら、在宅生活を継続しています。利用時には、なじみのスタッフが声をかけて話し相手になりながら、時に花壇の世話、ほかの利用者の話し相手など役割があると良さそうです。それでも不穏の増悪があった場合は、一時的に注射または内服薬を使用することもありますが、その回数も徐々に減り、現状は1年以上にわたり何とか在宅生活が維持できています。

＊

H・Mさんのケースのように、認知症で周辺症状が進んでくるとご家族は戸惑います。そして何とか治ってほしいという願いから、認知症専門を標榜する医療機関を転々とします。しかし、認知症の特効薬などどこにもありません。効かない薬は専門医が出しても効きません。どの病気も同じです（時にプラセボ効果が期待できますが、認知症患者には期待できません）。

私は認知症の専門医ではありませんので、間違っているかもしれませんが、リハビリテーション医の立場から見た認知症患者への対応は、周辺症状が出る原因を探し患者と向き合うことと環境整備、そしてその人に見合った最少量の投薬です。

コラム

抗認知症薬

いわゆる認知症の治療薬「抗認知症薬」は、現在4種類の薬が販売されています。そのうち「ドネペジル」は、2007年から国内初の認知症治療薬として大きな期待を持って販売が開始されました。今後も認知症患者は増加し続けると考えられているため、さらなる新薬の開発販売が予定されており、日本の認知症・MCI（軽度認知障害）治療薬市場予測は2029年には4000億円を突破するといわれています。

発売当初は、多くの医師が藁をもすがる気持ちで抗認知症薬を処方していましたが、投与後に効果があった実感はないことが圧倒的に多いという結果となりました。効果を求めるために、増量ルールに従ってみても、かえって悪くなる場合もあったのです。私も、認知症が進行すると内服での治療は難しいなと漠然と思っていたわけです。

左記は製薬会社が発行した効能書きの一部です。

ドネペジル塩酸塩錠の効能／効果
アルツハイマー型認知症における認知症症状の進行抑制。
〈効能・効果に関連する使用上の注意〉
1　アルツハイマー型認知症と診断された患者にのみ使用する。

２　本剤がアルツハイマー型認知症の病態そのものの進行を抑制するという成績は得られていない。
３　アルツハイマー型認知症以外の認知症性疾患において本剤の有効性は確認されていない。

さらに、ドネペジルという薬は、コリン作動性神経終末においてアセチルコリンの作用を阻害することを介して、行動障害の改善及び進行抑制作用が報告されているとありました。つまり「治療薬ではない」と明記されているのです。また、進行を抑制するという成績も得られていないが、認知症症状の進行を抑制するというのです。正直、皆さんにはよくわかりませんよね。実際、どれくらいの効果があるのかというと、それもはっきりしません。

４種類ある抗認知症薬のうち、「メマンチン」だけはＮＭＤＡ受容体拮抗で作用機序が違いますが、適応も効果も似たようなものです。さらにアルツハイマー型認知症のみに使用するよう記載がありますが、医療現場では拡大解釈されており、パーキンソン病に起因する認知症や脳血管性認知症にまで幅広く処方されているのが実情です。

私のところはリハビリテーション病院ですから、脳卒中や神経難病の患者さんが多く紹介されてきます。その患者さんの多くは、抗認知症薬が処方されている状態で来院されます。当院で抗認知症薬の処方を中止しようとすると、患者さんの家族にお叱りを受けることがあります。

65歳以上の認知症患者数と有病率の将来推計

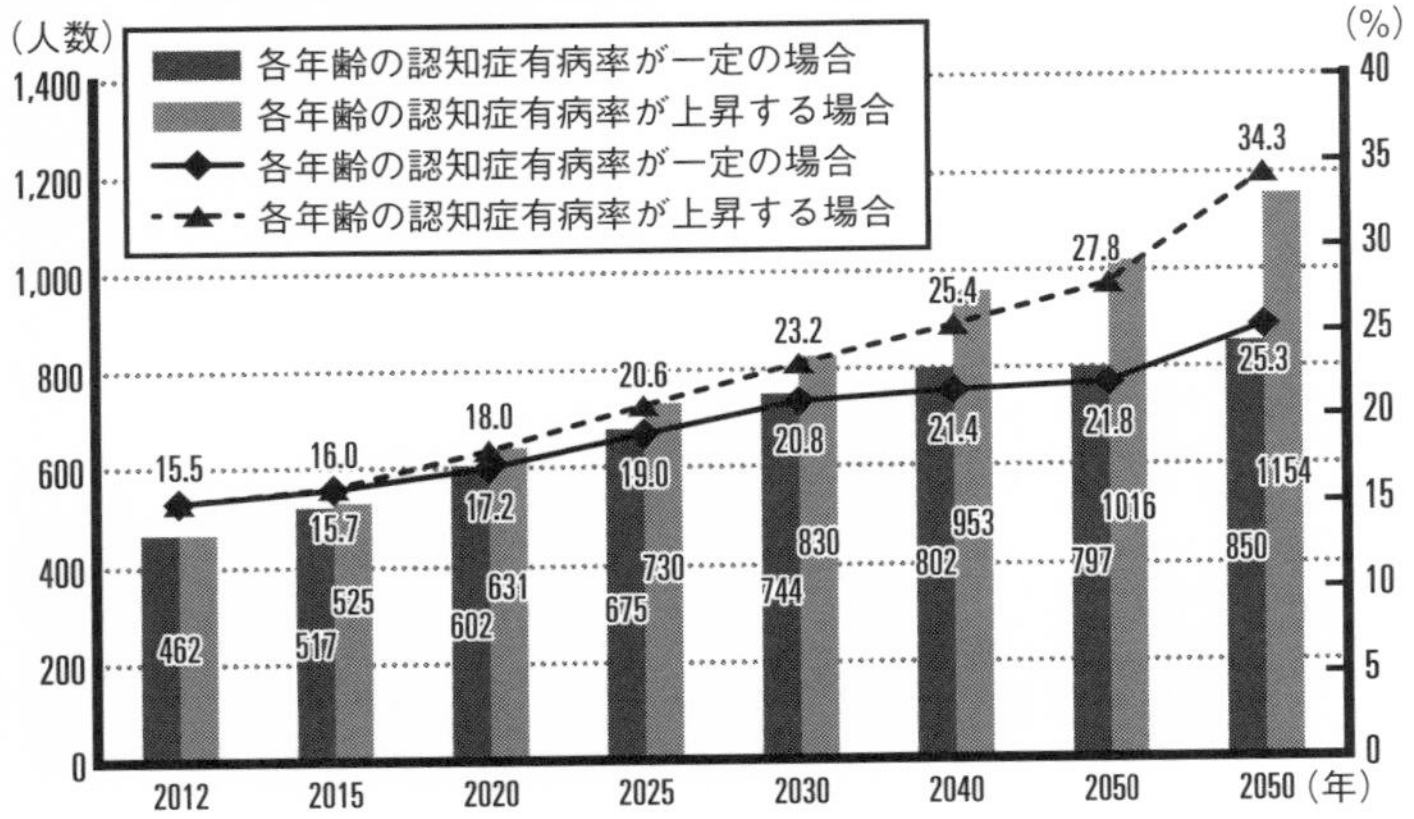

出典：九州大学二宮教授発表資料をもとに作成

よくあるのが、「この薬は一生服用するように専門医に言われているのに、リハビリの医者が勝手にやめるとは何事だ」といった内容のクレームです。こちらも最初は丁寧にお話をして中止していましたが、どうしてもだめだという人は、仕方がないので処方を続けたこともあります。ただ、必要のない薬に固執する人は別のことでもトラブルになる確率が高いので、最近では、脳卒中後も認知症の薬を続けたいという人は入院をお断りすることもあります。

ドネペジルが発売されて、およそ15年が経過しましたが、認知症の薬の有用性はどれだけ検証されたのでしょうか。

100ページの図は、内閣府が作成した認知症の有病率の将来推計ですが、抗認知症薬が普及したからといって認知症患者が減少する気配はありません。これは効果がないことを示す証拠のような気がしています。それでも相変わらず薬の売れ行きは好調であり、２０２０年の認知症治療薬の市場規模は２９００億円ということでした。

最近、「アデュカヌマブ」「レカネマブ」などといった新薬が話題を呼んでいます。いずれも認知症の原因は脳で作られるアミロイドβが脳内に沈着（アミロイド斑）して発症するという説に基づいたものです。これに異論を唱える学説もありますが、レカネマブについては、２０１９年３月からアメリカ、日本、ヨーロッパなどで軽度の認知症患者や発症前段階の患者合わせて、およそ１８００人を対象にした治験が行われています。その結果、投与から１年半経過した時点で症状の悪化が27％抑制されたことで、臨床的有用性が確認できたとされています。

私は認知症の専門医ではないので何ともいえませんが、わずか１８００人を対象に、しかも軽度または発症前段階の患者の症状の27％を抑制したといわれても、どれほどの意味があるのかわかりません。さらに、副作用として点滴中に起こる発熱・呼吸困難・アレルギーが26・４％、脳の画像診断では、ある種の脳浮腫が12・６％、脳内出血などが17・３％に確認されましたが、多くのケースで症状はなかったと報告されています（ＮＨＫ解説委員室）。点滴治療により脳浮腫や脳出血が10％以上も出現したのに、自覚症状がなかったからいいんだということでしょうか。はたしてこれは、本当に安全といえるのでしょうか。

こうした治験では、対象者の陰には一定数の逸脱事例（治験途中で継続が不適切として脱落する事例）が存在します。当然、これらの分析も必要です。また、承認された場合の薬価も気になるところです。

アデュカヌマブは、米国で承認されてから1年以上経過したところで、効果不十分ということで高齢者向け保険の適用は見送られました。レカネマブについても、安全性、有効性がある程度確立するまでは健康保険対象とはせず、発毛剤のように自費診療扱いにしておくのが無難だと思いますが、皆さんはどのようにお考えでしょうか。

「血液サラサラ薬」を要する症例
——使用適応と功罪

高齢者で血液サラサラ薬の治療対象となる病気の代表格は、脳梗塞、虚血性心臓病（心臓の血管が細くなる病気）、下肢静脈血栓症などです。脳梗塞は血栓性脳梗塞と塞栓性脳梗塞に大きく分けられ、ガイドライン上の治療法が異なります。虚血性心臓病には狭心症、心筋梗塞などがありますが、それぞれの病気の詳細は別書に譲るとして、ここでは血液サラサラ薬（抗凝固薬、抗血小板薬）の使用適応と功罪について話します。

血液を固まりにくくすると血管の閉塞を予防することになりますが、逆に出血しやすくもなります。何かで出血を起こした際は止まりにくくなるため、大出血につながることもあるのです。患者さんは一人で出血性の病気（消化性潰瘍、ポリープ、がん、血液疾患、脳出血ほか）と梗塞性の病気（脳梗塞・心筋梗塞、肺梗塞、腎梗塞、下肢動・静脈血栓症ほか）を同時に持っている人も珍しくありません。このような患者に血栓予防治療が行われると、別臓器の出血性の合併症を引き起こしてしまう可能性が出てきます。

また、肝硬変などがあるともともと凝固系に異常が見られ、出血しやすい人もいます。アルコール常習者も血小板が凝集しにくい人がいます。そこに、ガイドライン通りの治療が行われると、さらに出血の危険性が増してしまうことになります。

こうした弊害があるため、大変有用な薬であることは確かですが、安易な使用はトラブルを多発させるおそれがありますので注意が必要です。これからは具体的事例をご紹介していきながら理解を深めていただきたいと思います。

・H・Mさん（78歳男性）の場合

Ｈ・Ｍさんは78歳の男性で、２０２２年6月に自宅で転倒して右大腿骨転子部骨折の重傷を負いました。すぐに骨接合術が行われ、術後のリハビリテーション目的で当院に紹介入院となりました。転院時点では歩行器歩行レベルの状態でした。また、持病の糖尿病があり、血糖管理が不十分であったせいか、手術創部が離開して再出血、再縫合されていました。既往歴として２００８年に心筋梗塞で冠動脈拡張術が行われ、併存症として気管支拡張症と慢性間質性肺炎があり、肺ＣＴ検査では両肺全体に器質的変化が著明で、左下肺には空洞のような所見も見られました。また、中等度の認知症も見られました。

紹介元の医療機関は、総合病院でした。今回は骨折で入院なので、整形外科が主治医となり、糖尿病内科、循環器科、呼吸器科は別の医師によって個々に管理されていました。この状況で、経口糖尿病薬2種類とインスリン注射1種類、脂質異常に対して2種類、抗血小板薬2種類、心不全に対して1種類、胃薬1種類、眠剤1種類と合わせて10種類の持参薬がありました。

紹介状には、もともと心臓病と糖尿病で通院治療している間に、転んで骨折して整形外科に入院したと記載がありました。呼吸器科と麻酔科の管理下で手術が行われた際に、血糖管理が不十分で切開部が離れてしまい、再縫合を余儀なくされたとのことでした。

手術に際しては出血を予防するため、抗血小板薬は一時中止されましたが、術後に再開されました。前医の循環器科医からは、抗血小板薬2種類は中止しないようにと紹介状に念を押してありました。これは冠動脈拡張術後の再狭窄を起こさないようにとの配慮であることは想像できました。

当院に入院後、全身管理を行いながらリハビリテーションを進めていきましたが、間質性肺炎が良くなったり悪くなったりで、落ち着きません。この場合、通常の細菌性肺炎ではないので抗生剤の効果は期待できません。放射線科専門医からは結核や肺がんも疑われていましたが、結核に関しては否定的でした。全身の状態から肺がんの精密検査はできませんし、これ以上の検査は本人も望んでいませんでした。

間質性肺炎の治療にはステロイド剤が著効するのですが、ステロイド剤を使用すると随時血糖値が悪化してしまうため、治療に苦慮していました。すると突然、看護師さんから「ごみ箱のティッシュが真っ赤です」と連絡が入ってきました。急いで確認すると、血痰というより大量の喀血（肺からの出血）が見られました。本人にどうしたのかと聞くと、「以前からこんなことはよくある。ここ数年良かったり悪かったりしている」と答えたのです。

つまり、気管支拡張症があるため容易に出血してしまう状態だったのです。このことを前医の循環器医は知っていましたが、心臓のことしか考えていなかったのでしょうか、出血を承知で薬を飲み続けるよう指示を出していたのです。また、治療にかかわったほかの医師も投薬を止めないまま、H・Mさんは転院をしてきたことになります。

1か月ほど経過を見ていると、徐々に貧血が進行していきました。冠動脈拡張術が施されたのは10年以上前の話であり、発作もないので病巣は安定しているはずです。それより、目先で肺からの出血を繰り返しているのに、ガイドラインに沿って薬を投与し続けることのリスクについて前医はどう考えていたのでしょうか。

私は、やはり抗血小板薬は減量したほうが良いと判断して、本人とご家族に説明した上で中止としました。娘さんは看護師さんでしたので、十分理解してくれました。本人も、「もう年だし、いろいろな病気を持っているから薬が多い。とにかくできるだけ早く家に帰りたい。薬はやめてもいい。あとはこの病院外来に来るのでよろしく頼む」と言っていました。

さらに娘さんからも、「出血の話は前医でもあったようです。本人も言っている通り、この病院で診てください。よろしくお願いします。何かあっても寿命です。本人の好きなようにさせたいと思います」と依頼されたこともあり、抗血小板薬は中止して自宅退院としました。それでも血痰は出ましたが、日常生活には支障がない程度であり特に問題はありませんでした。

その後は外来で経過観察を行っています。時に血液交じりの痰が出るようですが、貧血が進行するほどの喀血はなくなりました。心臓病も安定しています。

このケースに遭遇した時、私はH・Mさんを担当した前医に聞いてみたいと思いました。しかし直接会うことはないので、どういう議論になっただろうかと想像し、過去の同様の経験をもとに架空の問答を想像してみました。これは、私の若い医師へのメッセージでもあります。

*

前医との架空の問答

前医「H・Mさんの件ですが、冠動脈術後には抗血小板薬を継続して服用することになっていて、これについての有用性はエビデンスが示され確立しています。薬を中止することで血管の再狭窄が起こっても責任は負えませんし、裁判になったら責任を問われる可能性がありますよ」

私「患者さんは基礎疾患に気管支拡張があり大量喀血を何度か経験しています。輸血が必要なほどの貧血も経験していますから、中止が妥当ではないですか」

前医「先ほど申し上げましたが、冠動脈術後の再狭窄予防治療としてエビデンスが確立されています。もし中止するのであれば、止血できたら再投与をお願いします」

私「いったん止血できても病気が治ったわけではないので、投薬したらまた出血しますよ」

前医「私は責任が負えないと言っているだけです。先生のご判断でお願いします」

私「わかりました。そのようにしますが、先生は、薬の中止で冠動脈の閉塞を起こしたら責任は負えないと言われました。手術は12年前ですが、今でも薬は2種類必要なのですか？　薬を中止することで、どの程度の危険性が考えられますか？」

前医「それはわかりません。私は循環器科の専門医として、ただ、ルールに従っているだけです」

私「薬の処方に関して、先生はこの患者さんに責任を持っているのでしょう？　現在、比較的多めの出血が持続しています。薬の影響で夜間就寝中に肺から大量に出血して、それが原因で気管が閉塞してお亡くなりになった場合、先生は責任をお取りになるつもりですか？」

前医「そんなことは言っていません。心臓の管理に責任が持てないと言っているだけです。呼吸器管理については私の責任ではありません。そちらでお願いします」

私「わかりました。ご家族と相談の上、こちらで判断して継続経過観察させていただきます」

・K・Uさん（75歳男性）の場合

自宅で一人暮らしをされていた75歳の男性であるK・Uさんは、２０２２年2月12日に自宅で倒れていたところを訪問した家族に発見され、救急病院に搬送されました。診断名は低体温症、外傷性くも膜下出血、急性硬膜下血腫、両側肋骨骨折、外傷性血気胸でした。搬送後に急性期処置が行われ、K・Uさんはどうにか一命を取り留めました。救急搬送から約１か月経過した3月中旬、全身管理とリハビリテーションを目的に紹介入院となりました。

入院時、意識はしっかりしていましたが、中等度の認知症（長谷川式認知症スケール10点）がありました。身の回り動作は不安定でバランス不良、突発的な行動も見られるため、常時監視を必要としていました。受傷した時の状況は、移動時に転んで頭と胸を強打し、自力で動けなくなり一定時間倒れたまま、2月ということもあり、低体温症になったものと考えられます。前医によると、入院の際の検査で無症状の陳旧性心筋梗塞が見られ、心臓の動きが少し悪かったようです。それで血栓発生防止のために抗凝固薬（ワーファリン）が処方されていました。

当院に入院して2・5か月が経過した5月25日、一人歩きもおおむね安定、特に神経症状の悪化もありませんでしたが、退院前の検査として頭部CT検査を行いました。すると一定量以上の硬膜下血腫が再増悪していることがわかり、慌ててワーファリンの中止と薬の効果を中和するための治療を行いました。その後は血腫の吸収を促進する内服薬を併用し様子観察としました。その後7月下旬には血腫は改善し、自宅退院としました。

このK・Uさんは、中等度認知症がありながら自宅で自立した一人暮らしをしていましたが、今回の入院をきっかけに多くの病気が見つかり、薬も増えてしまいました。いつ発症したかわからない心筋梗塞でしたが、将来の心臓内血栓発生予防を目的に抗凝固薬が処方されていました。しかし、その薬が硬膜下血腫再発の原因となってしまったのです。

K・Uさんは今回の入院まで病院にかかったことがなく、認知症のため退院後も薬の自己管理も難しい状況でした。中等度以上の認知症がある高齢者の一人暮らしに、抗凝固薬ほか厳重な管理が求められる薬を処方することは適切ではありません。もし、再出血に気づかず退院させていたら、今度は副作用による脳出血の悪化で倒れていたかもしれません。

K・Uさんのケースに限らず、抗凝固薬による同様の事例は時々見受けられますので、当院では状況を説明して画一的に処方することは控えるようにしています。もちろん梗塞性の病気の発病リスクは残りますが、どちらが危険かをご家族によく説明を行い選択してもらうようにしています。多くの場合は「先生にお任せします」ということになります。

・M・Mさん（69歳女性）の場合

M・Mさんは陳旧性脳梗塞による軽度の左上下肢麻痺と言語障害がありましたが、一人暮らしができる状態でした。それがある時、自宅で転んで左大腿骨骨折を起こし、人工骨頭置換術が行われ、２０１４年7月にリハビリテーション目的で入院となりました。

当時のM・Mさんは腎動脈狭窄術後、慢性腎不全、慢性心不全、心房細動、両側大腿動脈バイパス術後など多くの病気が重なっており、たくさんの薬が処方されていました。血行障害や心房細動に対してはワーファリンが処方されていましたが、薬の効果が不安定であったことや、退院後の管理を考えて中止も検討しました。ただ、心房細動に伴う脳梗塞の既往があり、年齢もまだ比較的若いことから、ご家族にも説明を行い、やむを得ずＤＯＡＣ製剤という最近開発された薬に変更しました。

ところが、薬の変更から5日後の朝に気分不良の訴えがあり、検査をしたところ急性の進行性貧血がありました。意識レベルも低下したため、急性消化管出血を疑い救急病院に緊急搬送しました。検査の結果は、上部消化管からの大量出血であり、その後も出血が止まらず、出血性ショックでお亡くなりになったとの連絡が入りました。ご家族には状況を説明してご理解いただきましたが、大変残念で悔やまれる事例でした。脳梗塞の予防のためにとった治療でしたが、それが仇となってしまいました。

過去には死亡には至らなかったけれども、M・Mさんと同じような患者さんに遭遇したこともあります。当院では一人ひとりの患者さんの年齢、病状、家庭環境に配慮しながら薬の選択を行っていますが、それでもこのようなことがあると、トラウマになってしまいます。

コラム

抗凝固薬と抗血小板薬

いわゆる血液サラサラ薬の代表格が、抗凝固薬と抗血小板薬です。抗凝固薬は血液成分のうち血球成分の凝固を阻止します。抗血小板薬は文字通り血小板の凝集を阻止する薬です。

最近、薬の使用が増えた原因は、高齢化以外にも、心血管エコー、血管内視鏡、造影CTなどの検査の進歩により、病変が発見されやすくなったことも関係しているように思います。また、血液検査でも血のかたまり具合を数値化して予測できるようになってきました。抗血小板薬としては、古くからアスピリン製剤が使用されてきましたが、最近では新しい薬効の薬が多数開発されており、競争が激化しています。

また、心臓血管内科・外科、脳神経外科など医師の専門性の違いによっても薬の選択に多少違いはあるようです。ただ、薬を変えたからといって、薬効にそれほどの違いがあるとはいえないような気もします。疾患によっては2剤以上の薬が併用されることもあり、特に高齢者においては、前述のように、潜在的な出血性の病気（痔核、ポリープ、憩室、無症候性がんなど）を持っている人も多いため、気づかないうちに消化管からの出血性貧血が進行している場合もあり注意が必要です。

抗凝固薬の多くは、心房細動による心房内血栓、心筋梗塞などに伴った心室内血栓症ほか、下肢・下大静脈血栓症、肺動脈血栓症などの静脈系血栓症に使用されます。従来からおもに使用されるワーファリン（クマリン誘導体）は、治療開始から調整がつくまで5～7日ほど時間を要すること、薬効が食事（納豆や緑黄色野菜など）に影響を受けるため食事制限が必要なこと、有効濃度を維持するのに定期的な検査（トロンボテスト）が必要なことなどの欠点があります。一方、最近開発されたDOAC（NOAC）製剤は、ワーファリンのような欠点がなく、安定した効果が得られるとして使用頻度が急速に伸びてきています。DOAC製剤はワーファリンとの非劣性試験で劣っていない（主効果で勝ってはいなかったが、副作用面ではむしろ少なかった）とされていますが、それほど大きな差があるとは思えません。

さらにワーファリンと比較してみると、高薬価であること、作用時間が半日から1日程度であるためより正確な服用が求められること、万一、副作用により出血した場合は、大出血を起こす危険性が高いこと、止血には特殊な注射薬（直接作用型第Ｘａ因子阻害剤中和剤）を要するなどのリスクがあり、服薬には厳重な管理が必要です。このため高齢者の一人暮らし、特に認知症があり服薬管理に問題があるような患者さんには使用しないほうが良いと考えています。あくまで個人的な意見ですが、ＤＯＡＣ製剤に関しては、不利益よりも有益性のほうが過大評価されている印象を受けます。

これらの薬の処方を受けた場合は、薬の効果や危険性を十分理解した上で使用しないと、高い治療費を払い続けて不利益を被るということにもなります。そうならないためにも医師からしっかりとした説明を受けるようにしてください。

現時点で私の場合は、一般論として、薬の予防投与で新たな病気を回避することと、予防薬によって引き起こされる病気の発症率と重症度を考えながら、本人ご家族に治療方針を相談します。しかし、出血のリスクが高いと考えて患者さんに抗凝固療法を控えたことで、脳塞栓症を引き起こしてしまった経験もあります。本人ご家族には、事前に投薬した場合としなかった場合のリスクは十分に説明したあとではあっても実際の処方については毎回悩みます。

第 3 章

日常的に見かける病気の治療と限界
——慢性疾患における全人的ケア

ここからは、日常でよく遭遇する病気のケアについて、事例を交えながら少し触れてみたいと思います。

パーキンソン病

パーキンソン病は、最もポピュラーな神経難病疾患の一つです。病名が似ている「パーキンソン症候群」との区別があまりつけられておらず、一般的には「パーキンソン」として一括りにされていますが、治療方針も病状の経過にも大きな違いがあります。

パーキンソン病は、脳のドーパミンが減ることによって発症する難病です。典型例では振戦（ふるえ）、動作緩慢、筋強剛（筋固縮）、姿勢反射障害（転びやすい）などの症状が出ます。治療の基本はドパミンの補充療法であり、根本的な治療を行っているわけではありません。そのため、人によって程度の差はありますが、永年の経過とともに薬の効果は徐々に少なくなってきます。

一方でパーキンソン症候群は、パーキンソン病と似た症状を示す疾患群であり、原因となる病気としては進行性核上性麻痺、多系統萎縮症、脳血管疾患、正常圧水頭症のほか、薬物性パーキンソニズムなどがあります。パーキンソン症候群や加齢に伴う老人性振戦への薬物の効果はあまり期待できません。

パーキンソン病の根治的治療薬はありませんが、生活機能改善には薬物療法が効果的です。また、パーキンソン病の初期段階の患者や比較的若年層に対しては薬物療法がより有効になってきますが、パーキンソン病の後期や進行した状態には、期待するほどの効果は得られにくくなります。

一般的に比較的初期から中期のパーキンソン病では、リハビリテーション科専門医の出る幕は、あまり多くはありません。さらに病状が長引くと、薬を飲んでも症状や身の回りの動作が改善しなくなるため、なんとか改善しようとして薬が増えていくことになりがちです。そしてそのころから、徐々に介助量も増えていく傾向があります。歩行状態が悪くなって転ぶ機会も多くなり、機能維持や、転倒による骨折や硬膜下血腫を併発して、術後回復を目的としたリハビリテーションが必要となってきます。

また、飲み込みが悪くなってくると誤嚥性肺炎の併発も増えてきます。なかには幻覚、幻聴に悩まされて精神科を紹介され、さらに薬が増えて寝たきりになったというような事例も散見されます。パーキンソン病患者さんの高齢化が進むと、状態の悪化が病気の進行なのか、薬の副作用なのか、認知症などを含む加齢に伴う変化なのか、すぐにはわからない場合が多くなります。

前述の通り、パーキンソン病のような国が指定した難病疾患は難治性であり、根治的な治療薬はありません。だからこそ難病指定後は、治療費も全額支給されるわけです。それでも患者さんは治りたいと思っていますから、薬の効果がなくなったあとでも、薬を飲み続けることになるわけです。

しかも、薬の効果が疑わしいことがわかっていても、永年服用してきた薬を神経内科の専門医でもないリハビリテーション科医が変更することに抵抗を示す患者さんは多く、すると当然のことながら、副作用ばかりが前面に出てくるようになります。そのような場合、私たちは患者さんとの信頼関係を作りながら現状をお話しして、「薬の副作用かもしれないので、少し薬を減らしてリハビリをしてみましょう」といった説明をします。それで薬をやめてみて症状が何も変わらないか、むしろ良くなるのであれば、薬はいらないということになります。

そして現場では「薬の減量で症状が悪化したなら再投与すればよい」という説明をしながら、患者さんの様子を見つつ、徐々に減量、中止していきます。多くの医師は、ほかの医師が処方した薬を減らすことは越権行為であると考えていますので、なかなか減らそうとしません。ですが、そのことが高齢者や障害者のポリファーマシー（過剰投与による弊害）の一因となっています。

また、処方を最小限にするのと併行して、認知症の程度、身体機能、退院後の生活環境、主たる介護者のことを考えながら、リハビリテーションを継続していくことも重要です。具体的には筋力強化、拘縮の改善、身の回り動作の安定・向上、状態によっては自助具の選定に努め、自宅での安全な移動手段と環境整備、介護サービスの準備、家族指導を行っていきます。

繰り返しますが、パーキンソン病の進行期あるいは終末期には、原則的には抗パーキンソン病薬は減らすべきです。減量により症状悪化があれば戻せばよいだけのことです。また、パーキンソン病あるいはその類似疾患、難病などに併発してきた認知症の諸症状に、認知症予防薬を処方するのは愚かなことです。これは、当然のこととして知っておくべき事柄です。

医師も、安易に処方すべきではありません。もし処方が行われた場合、患者が拒否しなければ、前述した無駄な治療が延々と続けられることになります。せっかく薬を減らしてリハビリテーションを行い、歩いて自宅に帰ったのに、退院したあと歩行状態が悪化して、かかりつけ医に受診するとまた薬が増えてしまうといったケースは、珍しいことではありません。退院後に歩行状態が維持できないのは、退院後に自宅で何もしないとすぐに筋力が低下し、歩行能力が落ちてしまうからです。適度の運動やリハビリテーションを継続しておかなければなりません。歩行状態の悪化を、「薬を減量したせいだ」と考えて増量すれば、元の木阿弥ということになります。

日本では「病気は薬で治す」という薬信仰が医師、患者側双方にも強いといえます。私はある神経内科の先生に思い切って、「この患者さんへの投薬は、ポリファーマシーによる弊害があるように思いますが、どのようにお考えでしょうか」と聞いたことがあります。その時の答えは、「患者が『調子が悪い』と言って受診してきたら、神経内科の医師としては薬を増やすしか方法がない。僕たちはリハビリテーションができないから」というものでした。そこで私は、「先生、高齢者のパーキンソン病の生活機能低下は、薬の副作用や加齢によるものも結構多いんです。当院で薬を減らして、リハビリテーションにより体力をつけることで生活機能が改善した事例はたくさんありますよ。日ごろからの筋力維持や環境整備が大切なんです。だから、薬を増やしても良くなりそうにない時はご紹介ください。薬で困った時は必ず相談しますから、よろしくお願いします」とお話ししたら、その後の関係はとてもスムーズなものとなりました。

最近では、噂が広まったのでしょうか。「先生、薬が合っていないようなので診てくれませんか」「薬を減らしてくれると聞いたので来ました」「リハビリテーションで治りますか」と言って受診される方が増えています。当院の場合、パーキンソン病の患者さんを増やすことが目的ではありませんので、かかりつけ医の先生と対診しながら、生活面での機能維持について連携するなかでお役に立てればいいわけです。

時には、短期入院で集中的にリハビリテーションを提供したりもしますが、長い目で見れば、施設入所をすることなく自宅生活を続けられるほうがいいわけですから、その実現に向けて最善を尽くすように心がけています。

神経難病に伴うパーキンソン症候群

ここで「パーキンソン症候群」についての事例を一つご紹介します。事例に出てくる患者のS・Sさんは、52歳の若さでパーキンソン症候群の診断を受け、入退院を繰り返している方です。

・S・Sさん(57歳女性)の場合

S・Sさんは、夫と長女の3人暮らしです。過去に35歳で子宮全摘出術を、48歳で胆石摘出術を受けた既往歴があります。2015年52歳の時に糖尿病を指摘され、治療を始めたころから手指の振戦（ふるえ）が見られ、S病院神経内科で多系統萎縮症、パーキンソン症候群の診断を受けて入院治療が始められました。その後、毎年のように脱水症や状態不安定で入退院を繰り返しています。私の病院には、２０１９年2月に在宅療養中の倦怠感、食欲低下、振戦（ふるえ）増悪などの診断で全身調整とリハビリテーションを目的に紹介入院となりました。初期診断から3年半が経過していました。

Ｓ・Ｓさんは車椅子生活で、身の回りの動作の多くに介助を要しました。意識ははっきりしており、会話も通常通り可能でしたが、顔貌は不安でいっぱいで、手指にはふるえが確認されました。体格は、身長１６１・３ｃｍ、体重38ｋｇ、ＢＭＩ14・６で、やせ傾向です。薬は抗パーキンソン病関連薬の4種類を含め、多剤が処方されていました。入院後、内服薬の調整を行い、薬は最小限にとどめる形に変更しました。精神的サポートを行いながら、約２・５か月の入院治療で、車椅子介助レベルから一人で歩けるまで改善して自宅退院となりました。

２度目の入院は、２０１９年12月17日から２０２０年3月29日です。そして退院後、約半年が経過した２０２０年9月に、状態悪化のため車椅子全介助状態で夫とともに外来受診となりました。退院してから外来受診するまでは、自宅近くの神経内科で治療が継続されていたようですが、定期受診と投薬のみで、症状悪化の際に2週間の短期入院となりました。積極的なリハビリテーションも生活指導もないまま、薬の調整のみで自宅退院となったようです。

当院受診時の状態は、やはり抗パーキンソン病薬が4種類、しかも最大量処方されていましたが、改善は見られなかったとご主人が話されていました。当院を前回退院した後は、神経内科通院のほかは、地元社会福祉協議会主催の体操と介護保険による施設デイサービスを利用していたとのことでした。

難病情報センターの資料によれば、多系統萎縮症はタイプにもよりますが、パーキンソン病薬の効果はあまり期待できず、発症から平均5年で車椅子生活、8年で寝たきり、およその罹患期間は9年と示されています。この経過からすれば、S・Sさんは発症からすでに5年が経過しており、薬での治療より、適切なリハビリテーションと家族を含めた精神的サポートと生活指導、そして在宅での環境整備の支援をしていくことが求められます。

ところが、一部の医療機関の対応としては診療報酬に無関係な治療以外のケアは、介護事業者や障害者事業所に任せきりの場合が多いのが実情です。そして薬以外の医療的支援がないまま、最後は高齢者と同じ介護施設で生涯を送ることになってしまうのです。

これらを避け、できるだけ自宅での生活を支援するためにも、まずは「薬に依存する」という考えを捨てることが重要で、そして処方薬は最小限にとどめ、リハビリテーションで身体機能を少しでも維持しながら介助量を減らし、環境整備を行い、自律支援のサポートを続けていくようにするべきでしょう。

そして、状況に応じて短期入院を行い、本人の全身調整による健康管理、家族の介護疲れのサポートを行っていくと、思いのほか長く、在宅での温和な生活が維持できるようになります。もちろんリハビリテーションをやれば誰でも改善するというわけではありません。身体的改善にも限界があります。その時は環境整備で対応していくこともあり、この点についてもご理解をいただかなくてはなりません。

最も避けるべきは、病気を治すことに固執して、効果の期待できない薬を飲み続けながら人生を病院通いに費やすことです。必要以上に薬に依存しリハビリテーションや環境整備をおろそかにしておくと、薬の副作用と筋肉の廃用が進んでしまい、介護量が増えることで在宅生活困難として、残された貴重な人生を施設のなかで画一的な介護を受けながら余生を過ごすことになってしまいます。

加齢

加齢に伴う心身の衰えは、高齢者の治療・介護において避けることができない課題です。ただ、その原因が加齢によるものではなく、投与されている薬にある場合も多く見られますので、判断には注意が必要です。その事例を以下にいくつかご紹介します。

・Y・Kさん（83歳女性）の場合

83歳のY・Kさんは当初、日常生活は自立していたようですが、徐々に手の振戦（震え）が目立つようになり、家族に連れられて近医を受診しました。パーキンソン病の診断を受けて薬が処方されましたが、症状の改善は見られませんでした。そこで別の医療機関を受診し、さらに薬の量が増えましたが振戦は治らず、昼夜逆転と不穏の増悪により、精神科に入院します。認知症の診断を受け、認知症の予防薬、向精神薬が処方されましたが、入院期間中に手足の緊張が高まり、動けなくなって寝たきりとなってしまいました。そうした状態で、当院にリハビリテーションを目的で紹介されてきたのです。転院時には、向精神薬、眠剤、認知症予防薬、抗てんかん薬、ビタミン剤、骨粗しょう症薬、胃薬など、あまりの薬の多さに驚きましたが、家族に説明して薬を少しずつ減量しながらリハビリテーションを地道に続けました。

後になって思えば、そもそもの原因は、加齢に伴う振戦に対して薬物療法をしたことから始まります。薬を処方した医師に、罪の意識はありません。そもそも老人性振戦に薬が有効ではないことは、医師ならわかっています。しかし、せっかく受診した患者さんに対し、何もせずに帰すのも心苦しいと思われたのでしょうか、ともかく薬が投与し続けられたのです。その患者さんは入院治療に数か月を要しましたが、最終的にはすべての薬が中止となり、１本杖歩行自立で自宅退院となりました。

患者さんのなかには、病気が進行しているためいくら治療をしても介助量の軽減に至らず、入院が長期化したり、結果的に、在宅支援に至らず、施設入所となる患者さんもいらっしゃいます。しかし、当院では、ご家庭の事情さえ許せば、在宅サービスを利用しながら、住み慣れた自宅での生活が続けられるよう可能な限りお手伝いすることにしています。

・Ｏ・Ｔさん（59歳男性）の場合

当院を受診された59歳男性のＯ・Ｔさんの診断は、当院看護師による報告から始まりました。外来看護師は、「先生、脳神経外科から紹介状を持ってきた新しい患者さんが受診されています。どうやらパーキンソン病のリハビリテーション依頼のようです」と言いましたが、私は診察室に入ってこられたＯ・Ｔさんを見た時、体の動きや顔貌から、動作緩慢ではあるけれどパーキンソン病ではないなとすぐに思いました。そこでＯ・Ｔさんに状態を尋ねると、次のような返答が返ってきました。

「以前からどもりがあって、言葉が出にくいです。歩く時に前のめりになるし、歩きづらいです。物忘れもひどいので、先日（令和2年5月24日）、近くの脳神経外科を受診しました。それで頭の検査（頭部ＭＲＩ・ＭＲＡ検査）をしたんです。そしたら、パーキンソン病だと言われました」

ちなみに検査時の所見は、紹介状によると「明らかな異常所見なく、右上肢に振戦を認める」ということで、パーキンソン病と診断されたようでした。その後、本人がパーキンソン病のリハビリテーションがしたいと医師に相談したため、同年7月21日に紹介状を持って受診となったようです。

Ｏ・Ｔさんの体格は身長１６６ｃｍ、体重96・５ｋｇ。知的障害があり、少し前まではＡ型作業所で仕事をしていましたが、体調が優れずうつ病も悪化したため、仕事を休んで自宅療養していました。その後、手の震えがおさまらなくなり、脳神経外科に行ったところ、パーキンソン病と言われて薬をもらったようです。しかも睡眠時無呼吸症候群でＣＰＡＰ（非観血的呼吸器）をしているため、呼吸器内科、そのほか糖尿病、高血圧症などで2ヵ所の内科、そしてうつ病のため心療内科に通院していたことがわかりました。お薬手帳を見せてもらったところ、4ヵ所の医療機関から合わせて33種類の薬が処方されていました。

＊

私「これ、全部飲んでいるんですか？」

O・T「全部飲みきれないので、時々選んで飲んでいます」

私「体がだるい、倦怠感、手の震えなどは薬の副作用かもしれないですよ。先生に相談しましたか？」

O・T「………」

私「今日はここまでどうやって来ましたか？」

O・T「車で来ました」

私「自分で運転してきたの？」

O・T「はい」

私「運転してはいけないと、誰か先生に言われなかった？ 薬剤師さんは？」

O・T「いえ」

私「ご家族は？」

O・T「妻と子供が一人います」

私「あまりにも薬が多すぎます。このままではリハビリなんて状況ではありません。薬を減らしたいんですが、今の先生方にお願いしても難しそうですね。これは提案です。もし、同意してもらえれば、うちの病院に入院して薬を調整してみましょう。これだけの薬を外来通院で調整するのは難しいです。相談したいので奥さんと受診してください」

それから数日後、O・Tさんは奥さんと一緒に受診されました。

妻　「先生、ありがとうございます。夫から聞いてきました。私も前から薬が多すぎるので減らせないのかと言っていたのですが、夫は話を聞いてくれないので喧嘩ばかりしていたんです。でも、初めてお医者さんから『薬を減らす』という話が出たのを聞いて、今日は飛んできました。先生、よろしくお願いします」

私　「まず、これだけの薬を調整するには、おそらく6～12か月くらいはかかると思います。あと、長期入院も好ましくないし、本人も我慢できないと思うので、入院2週間の間にできるだけ調整して、あとは外来でゆっくり継続治療を行っていきましょう」

＊

O・Tさんの入院時の日常生活レベルは、独歩近接監視レベルでした。そこでまずは入眠剤には手を付けずに、薬効が似通った向精神薬等から減量中止を始め、担当看護師、薬剤師が毎日観察しながら経過観察を行っていきました。最終的に11種類程度まで減らすことができましたが、入院経過中の病状は著変なく、リハビリは転倒などに注意しながら、筋力・関節可動域（ROM）訓練・ストレッチ・起立・バランス・歩行・発声・構音などの訓練を進めていきました。

そして約2週間の入院治療を終えましたが、その後は本人、家族の希望により、私と糖尿病専門医と二人で治療を継続しています。退院時の体重は89ｋｇとなり、顔つきも良く歩行も安定しました。手の震えは十分に改善していませんが、生活には支障がないため、時間をかけて様子を見ようということで理解してくれました。

糖尿病は内服とインスリンによる微調整が必要であるため、私の外来と併行して糖尿病専門医と対診で管理しています。外来でも重複した眠剤の減量を試みましたが、不眠を訴えたため、もとに戻し、しばらくは眠剤の減量は行わずに様子観察としました。

また、生活リズムをつけるために当院隣接のB型作業所で働くことを提案しました。これから先、どのようになるかまだわかりませんが、焦らずに家族とともに社会生活を支援していきたいと考えています。

コラム

ポリファーマシー

「ポリファーマシー」とは、薬の数が多い状態というだけではなく、多剤併用が有害事象につながる状態のことをいいます。何剤以上という定義はありませんが、おおむね6剤以上が目安となっているようです（日本老年学会）。しかし、複数の病気を持っている患者さんにとっては、多剤併用にならざるを得ない場合も多々あります。この際は担当医が患者さんの生活環境、価値観、病状などを総合的に考えて、処方内容を含め治療計画を患者さんに提示した上で、患者さんに不利益が出ないように実践していくことが求められます。

厚生労働省を始め、日本看護協会、日本薬剤師協会などがポリファーマシー問題についての協議をしていますが、当の臨床医がこの問題に対してどのように考えているかは、実のところはっきりしません。多剤併用になれば副作用などの弊害も起こりやすくなります。医師は、薬の主作用には詳しいのですが、副作用や飲み合わせなどについては思いのほか無頓着のことが多く、加えて複数の医療機関あるいは診療科にかかっていると、ほかの医師が何を処方しているのかさえ確認していない医師もいます。そこで、薬剤師の存在が重要となるのです。

皆さんは、薬剤師は調剤（薬を処方箋に合わせて調合していく）が仕事だと思っていると思いますが、見えないところでは、医師の出した処方箋の用法・用量に間違いはないか、その患者に対する禁忌薬（使ってはならない薬）はないか、飲み合わせは大丈夫かなどを細かくチェックしています。また、患者さんには服薬指導を行い、薬の効能、使用方法、副作用などを説明しているはずです。薬剤師は医師が適切な処方をするための支援を行い、処方ミスを事前に防ぐなどで防波堤の役割をしています。そのため、病院の中で薬剤師の権限が弱いところでは薬に関するトラブルが多いのではないかと思います。

２００４年１月から６月の間に、日本で有数の民間病院（５００床以上）３施設で実施された薬害に対する調査結果の新聞報道がありました。内容は、入院患者の２割で、薬による健康被害があったというものです。調査結果によると、３４５９人のうち７２６人に

1010件の有害事象があり、うち14人が死亡したというものでした。

これは民間病院だから起こっていることではなく、公的病院でも起こり得ます。公的病院ではこのような調査はできないだけです。日本でこのような報道がなされることは大変珍しいことだと思いますが、その後は、一部の週刊誌で取り上げられることはあっても新聞やテレビなどによる報道はほとんどなくなりました。

第 4 章

治療はどこまで
続けるべきなのか

進行がん患者で治療中止が奏功した事例から

回復の見込みがない末期がんの患者さんの場合、治療中止の選択をするケースは多く見られます。ここでは、実際にどのようなケースがあるのか、具体例をいくつかご紹介します。

・T・Nさん（75歳女性）の場合

T・Nさんは、2017年5月22日にA病院で肝細胞がんの診断を受け、肝臓がんの切除術が施行されましたが、その後に肺への転移が確認されました。2018年6月5日からは、抗がん剤による全身化学療法が行われましたが、肺がんは縮小しないばかりか、薬の副作用によると思われる食欲不振・倦怠感・下痢が出現します。さらに栄養不良も重なり、著明な全身浮腫、腹水貯留があったため、本人から根治治療中止の希望が出されました。

その後、本人の強い希望により、全身調整目的で当院へ紹介入院となりました。肝細胞がん術後、C型肝硬変症、転移性肺がんで余命半年の診断でした。入院時、T・Nさんは涙を流しながら、ご主人、息子さんと一緒に来院されたことを覚えています。当時の体格は身長144cm、体重49kgでしたが、両下肢は著明な浮腫のため、ゾウの足のようでした。

入院後はメンタルサポートを行いながら、利尿剤2種類とアミノ酸製剤、胃薬と眠剤の頓用程度にして、浮腫の軽減、体力の回復を目指し、リハビリテーションを行いました。2019

年1月16日からの約1か月の入院で、全身の浮腫は概ね改善して体重は42ｋｇまで減少。身の回り動作も車椅子介助レベルから概ね自立したため、自宅退院してもらい、その後は外来で継続経過観察ということにしました。

２０１９年2月14日に当院を退院し、その後は外来を通院しながら在宅療養中でしたが、２０１９年5月末頃より物忘れが顕著となり、妄想や徘徊も見られるようになりました。そこで在宅での管理が困難となってきたと相談があり、肝性脳症の疑い含め精査、全身調整にて２０１９年7月14日に再入院となりました。

入院時の長谷川式認知症検査では、前回27点から11点に低下、さらに体重も36ｋｇまで減少していました。しかし、精査の結果は、在宅での不安神経症の悪化、栄養不良であり、病状に問題はないことが判明しました。

その後、メンタルサポートと栄養改善を行い、認知症スケールも25点（30点満点）まで回復したため、２０１９年8月27日に自宅退院としました。ちなみに、治療期間を通して認知症予防薬等は使いませんでした。それからは、精神安定と体力向上を目的に、当院の通所リハビリテーションを週3回利用してもらいながら、生活リズムを整えていくことにしました。その後の体調は良好でした。

それから1年ほど経過したころ、経過観察のため２０２０年9月1日に胸部レントゲン写真を撮影しました。それを見て、私は目を疑いました。なんと、肺がんの腫瘍陰影が見えなくなっていたのです。胸部ＣＴでも確認しましたが、わずかの引きつりを残して縮小した所見が見られました。それは初回診断から2年間積極的治療を続けても進行を続けたがんでした。治

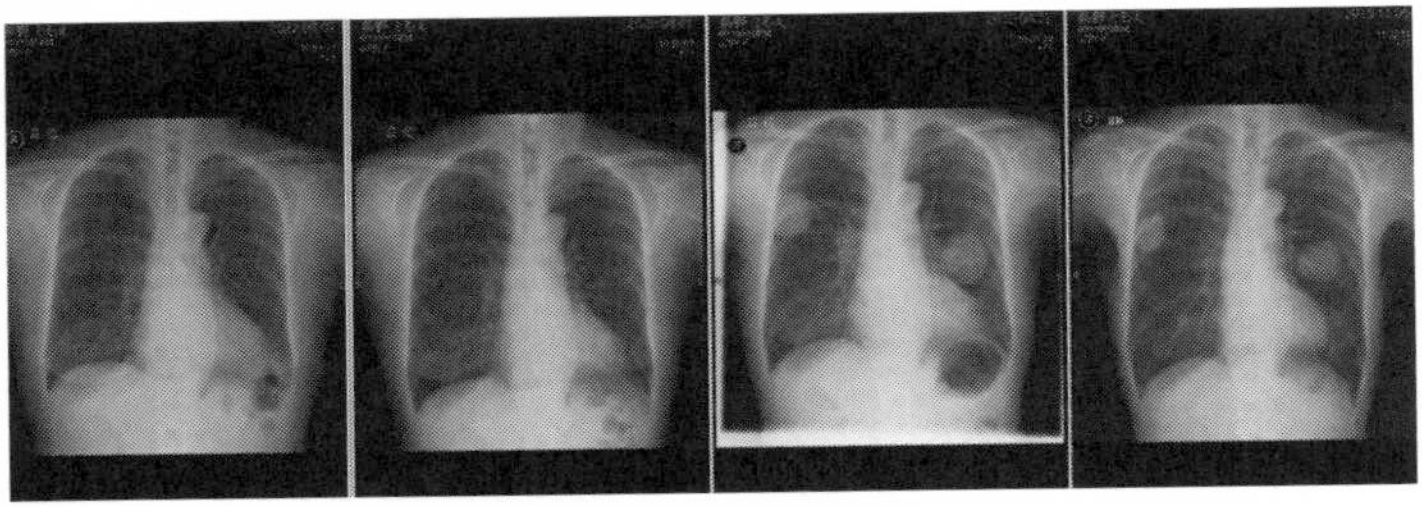

2019年１月に当院入院。その時点で抗がん剤を中止。2019年７月５日の時点では胸部レントゲン写真で両側の肺には丸い転移性肺がんの所見あり。2020年９月１日には両側の肺がん陰影が消失、2022年６月７日時点では肺がんの再増悪は見られていない。

療を中断し、余命半年と言われて1年半後のことでした。

２０２２年5月時点で、肝細胞がんの診断を受けてから約5年が経過しましたが、Ｔ・Ｎさんの体重は45・５ｋｇまで戻り、良好な体調を維持しています。いったん減少していた肝臓の腫瘍マーカーは、この半年程前から再上昇を始めており、腹部エコーでも肝臓腫瘍の再発が疑われていますが、自覚症状は変わらず日常生活にも支障がないため、ご家族にも説明して現状を維持していくことにしています。

現在の処方は、眠剤の頓用（飲みたい時だけ服用）のみです。再発は確認されましたが、進行は緩徐であり、自覚症状もないため、自然経過を見ながら人生を全うされることに期待しています。

・Ｔ・Ｉさん（仮名）（92歳女性）の場合

Ｔ・Ｉさんは一人暮らしをされている92歳の女性です。２０２２年3月に元気がなくなり食欲も低下していたため、認知症の疑いで脳神経外科を受診され、そこで肝障害を指摘されたため、さらに消化器外来を受診されました。その時点で、末期の肝細胞がんにより血管や胆管にもがんが転移しているという状態でした。これでは治療の対象にならないため、食欲増進のためステロイドを処方されましたが、改善せず余命1～3か月と診断されました。

高齢だったこともあり、息子さんが「自分の家に引き取って看取りたい」と、車椅子を押しながら一緒に受診されました。初診時は完全なうつ状態で、食事ができず脱水、低栄養状態でした。さらに検査で比較的大きな肝臓がんが確認されました。しかし、思いのほか血液検査は安定していました。

お話を聞いてみると、ご主人が数か月前にお亡くなりになったばかりということで、元気がないのはその影響もあるだろうと考えました。そこでうつ病の薬を少量処方してみたところ、1週間程度で表情が良くなり、食事がとれるようになったと息子さんから感謝されました。

その後も経過は順調で、体重は徐々に戻り始め、2022年5月には初診時の47kgから52kgまで回復し、1本杖で歩けるようになりました。あまり調子が良いので腹部の検査をしたところ、肝臓腫瘍が縮小しており、腫瘍マーカーも正常化していました。奇跡のような話ですが、事実です。

ほかにも過去5年間で、何人ものがん患者さんが治療を中止後に驚くほど回復を見せ、がんの縮小とともに一時的ではありますが、元気に在宅生活を送れたという事例を実際に目撃しています。

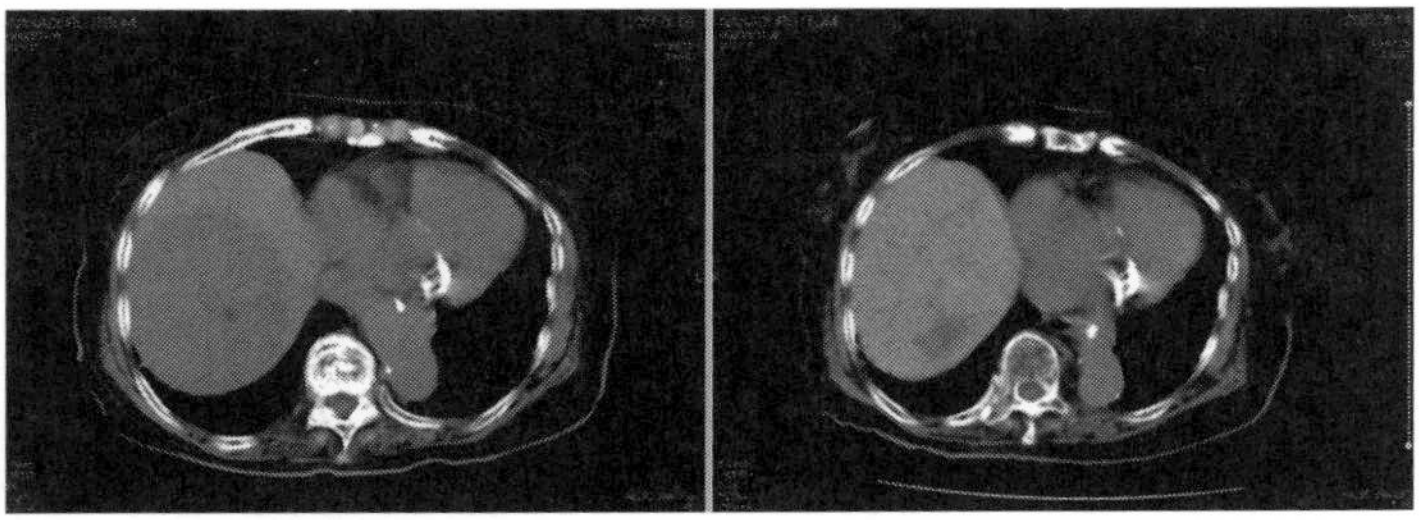

2021/03/09　　2022/06/14

左図は外来受診時の腹部エコー図で、肝臓の右葉に大きな腫瘍所見が見られる。右は約１年３か月後の腹部エコー所見で、腫瘍像が著明に縮小しているのが確認できる。

・K・Sさん（75歳男性）の場合

Ｋ・Ｓさんは進行性胃がんの診断で、２０１６年9月から胃がんの化学療法が開始されて在宅療養中でしたが、２０１８年3月に自宅で転倒し、左大腿骨骨折を受傷して緊急入院となりました。診断では手術困難で保存的治療となりましたが、経過中に誤嚥性肺炎を繰り返す状態でした。耳鼻科における嚥下機能評価では、咽頭知覚低下による嚥下障害と診断され、絶飲食の状態となっていました。この時点で抗がん剤治療は中止となり、右胸部にはリザーバー（体内に薬剤を注入するためのカテーテル）が埋め込まれ、24時間点滴管理の状態でした。余命は3か月と宣告されていました。

当院への入院目的は、全身調整を行いながら在宅サービスを調整して、在宅看取りの準備をすることでした。入院後は、緩和ケアのため麻薬製剤を用いながら、点滴による栄養管理とリハビリテーションを行いました。約2か月の入院治療を行ったあと、介護保険を申請して小規模多機能施設を利用することで在宅療養に切りかえ、経過を見ていました。しばらくして食事がしたいとの本人からの希望があり、誤嚥を覚悟で可能な範囲での経口摂取を開始しました。

ところが、徐々に体重も増え始めたため、２０１９年６月に胃カメラを行ったところ、胃がんが縮小して通過障害が改善していました。食事も３食食べられるようになり、体力も回復して車椅子、歩行器での自力移動が可能となったのです。Ｋ・Ｓさんは、２０２２年５月31日にお亡くなりになるまで、家族との生活を続けることができました。

・Ｎ・Ｍさん（89歳女性）の場合

Ｎ・Ｍさんは、がん性疼痛と薬の副作用で体力が低下していた時、自宅で転倒して腰椎圧迫骨折をきたし、完全寝たきりとなって２０１８年１月に紹介入院となりました。前医より抗がん剤が継続処方されていましたが、抗がん剤による副作用と思われる皮疹も見られ、年齢と状態を考え、ご家族に了解を取り、抗がん剤の中止を指示しました。その後は、麻薬による疼痛緩和と栄養管理を続けました。

当初はいつ急変してもおかしくないと思っていましたが、およそ5か月後の同年6月には、1本杖歩行で自宅退院となりました。その後も尿路感染、熱中症、圧迫骨折の再発などで入退院を繰り返しましたが、この1年余りは入院することもなく、92歳（２０２２年8月時点）ではありますが、自宅で草取りをしながら在宅生活を続けています（外来通院はしています）。

高齢者のがんというものは、事例によっては治療してもしなくても余命はあまり変わらないか、時として積極的治療が寿命を縮めてしまうこともあると感じています。積極的治療は行わず、栄養管理を行いながら体力を温存しておくと、がんのほうが自然に縮小してしまうこともあるのです。しかし、がんが完全に消滅してしまうことは極めて少なく、経過とともに再増悪することもあります。また、外科的手術も非常に結果が良い場合もありますが、手術後はチューブにつながれ、完全寝たきりというケースも頻繁に経験しています。それでも術後の生存率のデータにはカウントされるのです。

延命できたとしても、治療のためだけに残りの人生を病院通いに費やし、生涯を終えるほど愚かなことはありません。もちろん、治療が著効する人も中にはいますので、治療はしないほうが良いとも一概にはいえないでしょう。

すなわち、高齢者にとってがんの早期発見早期治療は、必ずしも良いとはいえない場合があるのです。専門医師は統計の数値をよりどころに治療を勧めますが、その統計結果が自分自身に当てはまるとは限りません。人にはそれぞれの人生があり、特性があります。自分の命を統計資料の結果だけで処理されても困るのです。

＊

前述の患者さんたちは、それまでの治療が継続されていれば、余命宣告日以前に確実に死んでいます。ガイドライン治療というものは、個々の特性は考慮せずに、過去の統計データというエビデンスに基づいて実行されます。そのため、一定の対象者には有意義でも、それ以外の人たちは、初めから統計上の除外対象の事例であったということになるのです。

治療を継続すること自体は簡単です。長く生きれば効果があったことになるし、亡くなれば「最新の治療を行いましたが残念でした」ということで済まされます。治療しなければどうだったかについては、誰もわかりません。ですから、基本的に医師としては治療を選択したほうが、専門職としてのアイデンティティは保たれることになります。治療すれば収入になり、結果が良ければ感謝され、非難される確率は極めて低くなります。

一方、治療をしないという判断は非常に難しく、事情を知らない家族の方から何故治療をしなかったのかと後でクレームが来ることもあります。治療をしない、あるいは中断するという選択は、とても経験を要することですし、患者・家族への説明の技術も必要とされます。それ以前に、積極的な治療を勧めないことが患者のためになる、という確乎たる信念を持っていないとできません。

難治性心不全でDNARでも家庭復帰ができた事例から

高齢者で難治性心不全の疾患がある方は珍しくありませんが、重い症状の場合、家庭復帰するのはなかなか難しいものがあります。ここでは、実際に家庭復帰ができた事例について、2事例ご紹介してみます。

・Y・Yさん（82歳女性）の場合

もともと慢性心不全だったY・Yさんは、ペースメーカーを埋め込んでおり、近医の管理下で在宅療養中でした。2020年1月に自宅で転倒すると、骨盤骨折（右寛骨臼骨折、中心性脱臼）の重傷を負い、救急病院に搬送されました。そして入院中の2月17日にCOVID－19院内感染が判明し、それから重症肺炎、敗血症性ショック、播種性血管内凝固（DIC）、肝腎障害、重症貧血などを併発し、約2か月の間、生死を彷徨いました。

その後、2020年4月7日に継続治療を目的に紹介入院となりました。入院時点では両肺の3分の2に胸水が貯留、四肢体幹全身に浮腫が見られ、酸素吸入、経鼻経管栄養で全介助状態であり、とてもリハビリテーションを行える状態にはありませんでした。

前医からの添書には家族に「DNARの方針」を伝えていると記載がありました。「DNAR」とは「Do not attempt resuscitation」の略で、急変して助かる見込みがない時は、心臓マッサージなどの救命処置はしないことにするという約束事です。「DNAR」を伝える時は、「厳しい状況であるから覚悟しておいてください」と言っているのと同じ意味なのです。

入院初日に本人を診察した際、MRSA（メチシリン耐性黄色ブドウ球菌）肺炎と重症心不全、腎不全、重症貧血、低栄養の状態にありました。

＊

私「いかがですか？　大変でしたね」
Y・Y「……（うなずく）」
私「お話しできますか？」
Y・Y「……はい。できます」
私「苦しかったり、痛いところはありますか？」
Y・Y「背中が、痛いです」
私「よく頑張りましたね。ここに来たからには、頑張って生きましょう」
Y・Y「……（うなずく）」

＊

Y・Yさんは意識がはっきりしており、受け答えもスムーズでした。そして目に力を感じたのを覚えています。私は、もしかしたらうまくいくかもしれないと心のなかで思いましたが、明確な自信はありませんでした。娘さんには、「目に力があるのはいいことです。保証はできませんが、見込みがないわけではありません。DNARであることには違いありませんが、できる限りやってみます」と説明しました。

そして感染症の治療と重症心不全の治療計画を立て直して、少し強引ではありましたが、輸血、抗生剤治療を行いながら強心剤と大量の利尿剤点滴を併用した治療を行ってみました。すると約1か月程度でMRSA肺炎は治癒、全身浮腫、胸水も軽減しました。

Y・Yさんの身長は150cmでした。体重は入院時30kgでしたが、胸水、全身浮腫が改善した時は最小25kgまで減少しました。入院時には誤嚥性肺炎も見られ、絶食で点滴管理としていましたが、4月26日から粥食を始め、少しずつ嚥下訓練を行い、5月31日からようやく3食とも常食が可能となりました。

当初は体重が少しでも増えると心不全、胸水の増悪が見られるため、細心の注意を払いながらリハビリテーションを進めていきました。6月末には歩行器歩行であればトイレまでの移動も可能となり、当院入院後3・5か月、前医に救急搬送されてから約6か月経過した2020年7月28日に自宅退院を達成しました。

退院時の体重は29・7kgでしたが、胸水も浮腫もない状態でした。退院後2回だけ当院外来を受診してもらい、おおむね安定を確認したあと、自宅近くの循環器科専門医に継続治療をお願いしました。退院後は、娘さんと実姉と一緒の3人で在宅生活を続けられています。

入院時は14種類の内服処方でしたが、退院時の処方は、強心剤1、抗不整脈薬1、血管拡張剤1、胃薬1、眠剤1、抗不安薬1など8種類として、認知症、脂質異常、骨粗しょう症など直接生命やQOL(生活の質)にかかわらない薬はすべて中止して、基礎疾患の治療のみにターゲットを絞り、優先順位をつけた処方に変更しました。

・H・Sさん(仮名)(80歳女性)の場合

H・Sさんは、肥大型心筋症、難治性心不全の診断で、地域の基幹病院Aの循環器科とかかりつけ医で長期管理が行われてきました。危険な不整脈が見られたため、植込み型除細動器（ＩＣＤ）が装着されていましたが、心不全の悪化や頻拍発作などが原因で、繰り返し緊急搬送されているような状態でした。急変時はＤＮＡＲの了解のもとに、全身調整と心臓リハビリテーションを目的に紹介入院となりました。

２０２０年4月の入院時には15種類の内服薬が処方されていましたが、頻拍性不整脈が頻回に見られ、日常生活は車椅子介助レベルでした。入院時の体格は、身長１５０・６ｃｍ、体重60ｋｇ。これまでの経過から、通常の治療では改善は困難と考え、荒療治を覚悟してほしいと本人と家族に伝えました。

その上で再度ＤＮＡＲの確認を行い、24時間点滴管理下において、急性循環不全で用いる特殊な薬や大量の利尿剤を使用して、心臓が耐えうる体重まで血液量を減らすことにしました。観察するものは、自覚症状、体重、血液検査と心電図、心臓エコー、胸部写真などです。体重が50ｋｇを切ったころから自覚症状が急速に改善してきたため、点滴主体の管理から内服薬のみの治療に切り替えていきました。それと併行して心臓リハビリテーションのための下肢筋力強化を毎日行いました。

入院から2・5か月ほど経過し、これ以上は施設基準で定められた入院期間（最長90日以内）を超えてしまい、治療費が著しく減算されてしまうため、入院継続が難しい状況になってきました。ですがその時はまだ、在宅生活を行うまでには回復していませんでした。そこで、病院に隣接している小規模多機能施設のケアマネジャー、看護師等に依頼し、短期入所サービスを利用することで入院と同等の治療を継続し、最終的には47ｋｇまで体重を落とすことで、杖歩行による自立した生活ができるようになりました。ちなみに、H・Sさんの入院時体重60kgのうち10kg以上は全身浮腫、胸水などのかたちで余剰な水分が体に溜まっていたことになります。

それから2度ほど入退院を繰り返しましたが、その後は栄養状態も改善して、体重は50kgですが心不全の悪化はなく、顔色も良好となりました。2020年8月時点で心不全発症から約1・5年、当院入院から4か月程度が経過しましたが、薬剤数は、循環器薬剤（強心剤、抗不整脈薬、利尿剤など）、経口糖尿病薬、眠剤、胃薬を含めて9種類（入院時は15種類）と多めではありますが経過は良好です。

H・Sさんは、心臓以外にも糖尿病や腎不全があり、ガイドラインに準じた治療では改善しないばかりか薬の量も増えてしまうため、本人、家族に状況を説明して了解を得た上で、優先順位をつけて調整しました。本人も今が一番絶好調だと喜んでくれていました。

それから2か月後、ペースメーカーチェックを目的にA病院を紹介しました。約1週間の検査と電池交換のための入院でした。実は、紹介時点では難治性心不全でDNARでしたので、ペースメーカーチェックが中断されていたのです。

車椅子介助でいつ急変するかもしれない患者が日常生活に戻り、約半年ぶりに歩いて再診したわけですから、さぞほめてくれるだろうと思っていたのですが、A病院の診療情報提供書の記載内容を見てがっかりしました。そこには「ご紹介ありがとうございました。長時間心電図と血液検査の結果から一部薬剤の変更をしていますので、継続して経過観察をお願いします」と書かれていたのです。さらに抗不整脈薬、心不全薬がガイドラインに沿って別の薬剤に変更

され、ほかにも薬が追加処方されていました。こっちの苦労がわかってないなと思いながら、
私は本人に尋ねてみました。

＊

私　「薬が変わっていますが、体調はどうですか？」
H・S「先生、薬が変わった後から調子が悪いんです。前のほうが良かったです。なんか動悸を感じて気分が悪くて……」
私　「A病院の先生は、検査の結果、不整脈によってペースメーカーが誤作動しているところがあるため、薬を変更したと書かれていました。何か説明を受けましたか？」
H・S「話はありましたが、私たちに難しいことはよくわかりません」
私　「どうしましょうか。もとに戻しますか？」
H・S「私にはわかりません。先生が決めてください」
私　「どの薬も完全ではないので、もう少し、このまま経過を見て、やはり良くないようであれば、A病院に再受診してみませんか？」
H・S「もう行きたくありません。ここでお願いします」

＊

その後もしばらく外来で治療継続していましたが、外来治療では心不全の改善が得られず徐々に浮腫も増悪していくため、やむを得ず再入院として治療をやり直すことになりました。入院1か月が経過した時点で自覚症状は改善したものの、以前と同様の状態までは回復せず、1段階低いところでの調整となりました。ただし、頻拍発作もなく、本人としては自覚症状も改善し、日常の温和な家庭生活は可能となり、入院から約1・5か月経過したところで、体重は47kgまで減らし、自宅退院となりました。現在も継続して当院の循環器専門外来で継続治療を行っています。

基幹病院専門医とかかりつけ医の役割

日本の医療システムには「疾患別地域連携パス」というものがあります。これは、大学病院をはじめ、地域の基幹病院の各疾患別専門医と地域の「かかりつけ医」との連携によって、各病気の管理をしていきましょうというものです。とても良いシステムだと思うのですが、このシステムが往々にして患者さんに不利益を与えてしまうことがあります。

前述のH・Sさんの場合、A病院の医師は、これまでの経過を理解せずに、1回だけ行った長時間心電図と血液検査の結果のみで薬剤変更をしています。薬を変更した後の状況を観察することはできません。そのため、その直後から病状が悪化していたのにも気づいていません。

このような時、どうするのが適切だったといえるでしょうか。A病院への入院目的はペースメーカーの電池交換です。たまたま検査したことで異常があれば、それに対して適切な処置を行うことは専門医として理にかなっています。しかし、ガイドラインに載らないような難治性疾患では、長期経過を考えずに治療の選択をするのは危険です。このような患者の場合、担当した医師は緊急性を伴わない限りは自分で処方の変更は行わずに、検査結果の報告と治療方針の提案にとどめるほうが望ましいかと思います。

治療方針の最終決定は、「かかりつけ医」が患者に説明して、患者との合意のもとに決めたほうが良い場合があります。なぜなら、「かかりつけ医」は、患者さんのこれまでの経過を把握しており、今後も患者さんを観察することができるからです。

特に難病や難治性の病気の治療には、その患者さんにとってベストというより、ベターな治療選択が必要とされる場合があります。患者さんの生活様式だけでなく、生命にも直接かかわってきますから、患者さんの最も身近にいる「かかりつけ医」に判断を委ねるのが良いと思います。

一方、生命に直接の危険がある場合、あるいは「かかりつけ医」が、まったくの専門外であった場合などは、治療方針が確定し状態が安定するまではA病院の医師が担当医としての責任を果たすべきだろうと思います。

入院治療をお断りする場合もある

ここでお示しする2事例は、当院で入院受け入れをお断りしたケースです。記述内容は、紹介状から読み取った患者さんの経過を書いたものです。なるべく患者さんは受け入れたいと思っているのですが、状況によってはお断りする場合もあることをお伝えしておこうと思います。

・U・Mさん（94歳女性）の場合

U・Mさんは、高血圧症、腰部脊柱管狭窄症、肺アスペルギルス症、右眼白内障、左眼緑内障などの診断により、自宅近くのA病院呼吸器外来に通院していました。１本杖での歩行が何とかできる程度ではありましたが、とりあえずは娘さんと二人で元気に暮らしていました。ところが、２０１９年3月13日深夜帯に突然の吐き気を伴う腹痛が始まり、B病院に救急搬送されました。検査の結果は下部消化管穿孔（大腸に穴が開いた状態）とわかり緊急手術となりました。

その際、手術中の検査で大腸（横行結腸）がんが見つかり、最終的に腫瘍摘出と腹膜炎に対する処置、そして空腸瘻および人工肛門造設術（ハルトマン手術）が行われました。ハルトマン手術とは、大腸がんなどが手術の時点ですでに進展しており、がんを完全に取り切れない場合や全身状態が悪い場合に行う術式です。

同月24日には呼吸状態が悪化して気管切開が行われ、さらに同月29日には手術創が離開して腸管が飛び出してきたため、再度縫合手術が行われています。高齢で大手術の後ですから、術後の回復は思わしくなく一進一退を繰り返したようですが、およそ術後３か月の6月16日に、もとのA病院にリハビリテーションを目的に転院となりました。

A病院では3か月ほど入院療養が行われ、7月28日に再発転移病巣の検査のため胸腹部造影CT検査が行われ、翌日の7月29日にはCリハビリテーション病院に転院となっています。その約5週後の9月3日に、C病院からリハビリテーションの継続依頼の紹介状が当院に送られてきたという流れでした。

紹介状には、意識はあるが認知症ではないこと、気管切開部にはスピーチカニューレ（声が出せる工夫がされている管）が挿入されてはいるが、発語はなく頻回の喀痰の吸引が必要であること、口から食べることは今後とも困難であり、空腸瘻（人工栄養を注入するために小腸に挿入されたチューブ）からの経管栄養を行っているが、水様性下痢が続いていること、手術後の再発の可能性があることなどが面々と記載されていました。

しかし、担当医は94歳で気管切開をされて声も出せず、数か月にわたり療養しているU・Mさんに認知症がないとなぜ判断できたのか、疑問でした。最後には「娘さんには状況を説明しましたが、気管カニューレの抜去と経口摂取を希望されていますので、引き続きリハビリテーションをお願いします」と記載されていました。薬については、降圧剤、循環改善剤、抗うつ剤、眠剤など内服薬が15種類、目薬は4種類処方されていました。

この患者さんのこれまでの経過を見て、皆さんはどのようにお感じになるでしょうか。このU・Mさんの事例は、現在の医療制度のなかでは必ずしも珍しい事例ではありません。娘さんと高齢母親の二人暮らし、おそらく娘さんにとって、母親を失うことの喪失感は他人にはわからないほど深いものだと思います。娘さんの母親を思う気持ちは十分に伝わってきます。

それぞれの病院の医療従事者も一人の患者さんの命をつなぐため、ご家族の思いにこたえるために、懸命の努力をしています。それでも私には納得がいきません。何かが間違っている、何かが欠けている気がします。いったい何がおかしいのでしょうか。

まず一つ目は、双方とも「当事者意識」に欠けているという点です。

娘さんのほうは94歳の母親にとって、本人のために何をしたら良いかが考えられないようです。娘さんの思いは、最愛の母親に病気前の元気な体に戻ってほしいという願いだけです。永年一緒に生活をしてきた母親がいなくなることが想像できない、寝たきりになってしまうことが許せないのです。だから、「回復しない」ということに思いが及びません。本人の状態とは無関係に、理不尽なほどの医療行為を医師側に求めています。

また、医師のほうにも治療の目的、あるいは治療計画としてのゴールが見えていません。要するに、この患者をどうしたいのかが見えないのです。医師も、おそらく娘さんに対して繰り返し説明(インフォームドコンセント)を行っていたはずです。U・Mさんが病気前の状態にはけっして回復しないことを知っていながら、家族の希望というだけで、ひたすら延命治療を続けているように思えます。

家族と医師の思惑がすれ違ったまま、延々と医療行為が続けられるという状況。そこに患者本人の意思はありません。治療を受けている患者の苦痛や不利益は治療の選択肢に入っていないのです。

家族も、「もし自分だったらどうしたいか」ということを考えないといけません。今回の大腸穿孔による緊急手術は、突然の出来事であったかもしれないけれど、原因はがんであることがわかり、しかも転移も見つかり、根治術（完全に治す手術）が不可能であったためハルトマン手術が選択されました。

しかも気管切開がなされており、経腸栄養によって命がつながっている状態になっています。その状態が3か月も続けば、本人に意識があれば、どれだけ辛いことかを理解しなければなりません。おまけに、その状態で病院を転々としながら勝ち目のない治療を強いているのです。

以前、別の重症患者さんの例で「あなたなら延命してほしいですか？」と聞いたことがありますが、その時、ご家族が「自分は絶対しないけど、親には頑張って長生きしてほしい」と言われました。この時私は、愛情表現が間違っていると思いました。

医師側にも責任があります。救急搬送時は、救命が最優先されることは当然のことです。その後、原因が悪性疾患で、しかもある程度進行していることがわかり、根治術が困難と判断した時点で、最低限の苦痛を取り除くための姑息的手術を選択したところまではまったく問題ありません。その後、創部離開や気管切開をせざるを得ない状況になった時点で、これ以上の治療は本人のためにならないことを、家族に理解させるべきではなかったかと思うのです。94歳という超高齢患者に対して、ただ、家族が望むからと延命処置をひたすら続ける医療のあり方には強い疑問が残ります。

それ以外にも、気管切開部にスピーチカニューレ（1個4000～7000円）を選択していますが、この患者さんには意味がありません。意識がはっきりしていて発声ができる人には有用ですが、話ができないだけでなく、頻回に喀痰を引かなければならない人には管が細いた者にも使用しているのだと推測します。

め詰まりやすく、また肉芽などで閉塞してしまったりすることもあります。なぜ、スピーチカニューレを使ったのかというと、声を出す機能があるからという理由だけで、話もできない患者にも使用しているのだと推測します。

また、寝たきりで動けない、さらにいえば、飲み込みもできない経腸栄養の患者さんに対して薬の処方が多すぎるのも問題です。

医師が治療の限界を提示せず、ただガイドラインに沿って、数値合わせのために薬が処方され続ける。そして、一般病院の施設基準上の入院期限は最長90日以内ですので、長期入院は不利益となるため、3か月おきに転院をさせることになる。その結果、家族は治療の中止を決断できずに苦しむわけです。

私の病院ではこのような延命を続けるだけの医療行為を目的に入院を受け入れることはしていないとして転院依頼をお断りしました。その後、U・Mさんがどのような経過を辿られたのかは知ることはできません。

私は、この娘さんや医療従事者を批判するつもりは毛頭ありません。今の時代がこのような医療をさせてしまうのだと思います。

・U・Yさん（85歳男性）の場合

U・Yさんは、夫婦二人で介護サービスを利用しながら自宅で過ごされていましたが、介助量が増えたということで、2018年夏にお一人で現在の施設に入所となりました。子供さんは娘さんが3人ですが、いずれもご家庭を持たれて別世帯で暮らされています。

よくある話ですが、U・Yさんは入所中に誤嚥性肺炎を起こして2021年2月24日に救急センターに緊急搬送されました。3月6日まで肺炎治療のため抗生剤の点滴治療を受け、その後中止となりましたが、翌日にはすぐに肺炎を再発しています。持病としては多発性骨髄腫、胃がん術後、慢性B型肝炎がありました。U・Yさんは、もともと要介護4で施設入所されていて、訪問診療においてそれぞれの治療が継続されていました。処方薬は7種類、その中にはB型肝炎の治療薬が含まれていました。

ご紹介いただいた時点では、意識曖昧、ベッド上全介助、経管栄養、おむつ、1日3～4回の喀痰吸引が必要という状態でした。絶食となっていましたが、薬を飲ませるために鼻から胃管チューブが挿入され、別に点滴で栄養剤が注入されており、チューブや点滴を自己抜去しないように両手にはミトン（グローブのような抑制グッズ）がはめられ、ベッドに固定されているようでした。そこでご家族（娘さん）から経口摂取ができるようにリハビリの希望があったため、3月12日に嚥下訓練を目的とした入院依頼があったのです。

私は紹介資料を見て、多くの問題点に気づきました。誤嚥性肺炎を起こして急性期病院に搬送し、治療が行われたまでは当然のことだと思いますが、喀痰吸引を毎日数回繰り返しながら、食事を再開できていないにもかかわらず誤嚥性肺炎を再発しています。もともと多くの介助が必要となって施設療養となっていたのですから、この時点で回復が極めて難しいことが推測できたはずです。そこで医師は、点滴での栄養管理を継続しながら、内服薬を服用させるためだけに経鼻胃管チューブを挿入したのだと思います。そして、そのチューブと点滴を自己抜去しないように両手を縛ったわけです。私は、そこまでして、この内服薬は必要なのかという疑問を感じました。

処方内容を見ると、B型肝炎治療薬1、ビタミン剤1、骨粗しょう症薬1、向精神薬1、脂質降下剤1、眠剤2、ほかに帯状疱疹の内服薬などがありました。意識も曖昧で、会話も経口摂取もできない全介助状態なのに、これだけの薬が必要なのでしょうか。血液検査で肝機能には異常がありませんでしたが、B型肝炎ウイルス検査が陽性というだけで、この高齢者に、肝炎治療薬が必要でしょうか。治療薬は1錠約700円で、年間で25・55万円かかることになります。

食事も入っていない寝たきり高齢者に、コレステロールを下げる薬は果たして必要なのでしょうか。寝たきりの人に、骨粗しょう症の予防薬は効果的といえるのでしょうか。もともと必要なかったかもしれないのに、前医が使っていたことを理由に、ただ機械的に処方を続けるというのは、あまりにも怠慢なように思えます。

娘さんたちは、肺炎を繰り返し、鼻からチューブが入り、点滴のため両手を縛られて身動きができないお父さんを見てどう思われたのでしょうか。リハビリをしたら、元気に口からおいしそうに食事を食べているお父さんが想像できたのでしょうか。その前に、お父さんはリハビリを頑張れると思ったのでしょうか。また、うちの病院にリハビリのための紹介状を書いた担当医師は、ご家族にどのような説明をしたのでしょうか。リハビリをすれば回復すると思ったのでしょうか。

U・Yさんは、85歳で施設に入った時点で要介護4（ほぼ寝たきり）です。それから半年ほどが経過して肺炎を起こしています。年齢と状態を考えれば体力は限界に近くなっていたものと思います。入所された時点で、娘さんたちは、親の年齢と余命を考えておかなければいけません。自分で歩けなくなったら、トイレに介助が必要となったら、食事が食べられなくなったら、どうしたら本人のために良いのかを具体的に話し合っていなければならなかったと思うのです。おそらく、今まで誰も考えていないし、話し合いもしていなかったのではないでしょうか。両親には長く生きていてほしい、ご飯は口から食べてほしい、自分の足で歩いてトイレに行ってほしいと、ただ一方的に思っているだけのような気がします。

医師は治療をするけれども、その後の方針は家族が決めることだとでも思っているのでしょうか。本人にとって重要とは思えない薬を処方し続ける。回復の見込みがないとわかっていても、死ぬまで濃厚な治療を続ける、少しでも命を長らえさせることが、医師の使命だと思っているのでしょうか。U・Yさんはそう長くはありません。いつまでこの状態を続けるのでしょうか。誰が止められるのでしょうか。

結局、U・Yさんの当院への受け入れはお断りしました。理由は、私の病院では皆さんのご期待には応えられないということ、U・Yさんにリハビリを頑張れというのは無理があるということ、そして万一リハビリが成功して一時的に経口摂取が可能となったとしても、すぐに誤嚥を起こすだろうということの3点の理由からでした。そこで、U・Yさんにとって最も幸せな選択は、すべての治療を中断して、残りのわずかな時間を自宅のベッドで過ごし、ご家族に見守られながら最期を迎えるのが最善だとお伝えしました。それは訪問診療、看護師さんなどの介護サービスを使えば可能です。もし、最期の看取りということであれば1週間前後のことですので、ご家族への負担も長く続くわけではありません。

このように考えることが、本来の介護保険制度の目的であったはずです。ところが、ご家族の方に自宅での看取りを勧めると、多くの場合は「自宅で看取りはできません」という返事が返ってきます。それが高齢者介護の現実なのです。

今回のように高齢で多重疾患、複数障害を抱えながらも回復の見込みのない人たちに対する治療の継続やリハビリテーションの依頼が散見されます。理由は医師側だけでなく、患者家族の両方にあります。医師は、家族に対してこれ以上の改善は難しいということを言い出せないでいるし、家族側も患者を看取る覚悟ができていないのです。人にはそれぞれの人生があり、人生の物語がありますが、医師の治療方針には診療ガイドライン以外の選択肢がありません。ガイドラインには治療中断の指針は書かれていません。家族も一方的な愛情だけで患者本人の苦痛や意思の尊重にまで考えが及ばない。いや、肉親の生死を目前にどのような判断をしてよいかわからないのです。そこで結論を先延ばしにするための方便が「リハビリテーションをお願いします」ということになるわけです――ちなみに、長期寝たきり高齢者に対するリハビリテーションは診療報酬上で認められていません――。

このようなケースは紹介状を見れば予想がつきます。事例によっては、ご家族と面談して、病状を説明して、これ以上の治療継続は本人のためにならないだろうことをお話しして、看取りの覚悟を促します。そして最期を現在入院中の病院にお願いするのか、自宅か介護施設かを提案して看取りの具体的イメージを持っていただくようにすると多くの方たちが看取りの選択をされるようです。

コラム

物語の医療（Narrative Based Medicine）

前述の「根拠に基づく医療（ＥＢＭ）」に対して、「物語の医療（ＮＢＭ）」という概念が１９９８年に英国のTrisha Greenhalgh教授らによってはじめて提唱されました。この概念は、病気の状態や検査データ以外にも患者が持つ個人的背景（身体的、精神的、社会的）や物語（それまでの人生や価値観）にも考慮して全人的に医療を行うことを推奨する考え方です。ＥＢＭとＮＢＭは本来対立したものではなく、いずれも患者中心の医療を展開するための考え方です。ＥＢＭについても本来「科学的根拠（エビデンス）」のほかに医師の経験・知識や患者の価値観を統合したものであったはずですが、現在のＥＢＭは、「科学的根拠（エビデンス）」のみが突出してしまっている印象を受けます。その結果、全人的アプローチが忘れ去られてしまい、患者の年齢や状態に関係なく延々と治療が続けられる事態を招いている。そこに歯止めをかけるのが、ＮＢＭの考え方ではないかと思います。ＮＢＭの考え方を基本とすれば、後期高齢者、特に平均寿命を超えようとしている人たちに対する厳しい医学的管理や癌に対する積極的治療などにどのような意味があるのかを医師は考えて判断すべきと思います。

第 5 章

リハビリテーション医療の実情

リハビリテーション医療の状況

各リハビリテーション医療施設は、その機能により急性期、亜急性期（回復期、地域包括ケア）、維持（慢性）期の各ステージで分けられ、さらに疾患や障害の種類、重症度などにより、入院日数期限、訓練時間などが細かく定められています。このため医療提供の場では、疾患別に脳卒中連携パス（脳パス）、大腿頚部骨折連携パス（骨パス）といったものが定められ、この連携パスに沿って急性期から回復期、維持期のリハビリテーションをそれぞれの期限内で受けることになります。これを聞けば、皆さんは、国のいう「切れ目のない医療サービス」が誰でも受けられる体制にあると思うでしょう。

ところが前述の通り、疾患別・障害別に細かく訓練時間や提供期間が定められているため、必ずしも思い通りにリハビリテーションが受けられないのが現状です。また、リハビリテーションの診療報酬は個々の専門的技術に対してではなく、施設基準に対して定められているため、施設によって医師の専門性や看護ケアあるいはセラピストの技術にもばらつきが見られます。

こうした状況を改善するため、日本リハビリテーション医学会は「リハビリテーション医療の標準化」を目指したいといっています。ただ、先の疾患別ガイドラインを見ればわかる通り、標準化と質の向上は本来異なるものです。仮に標準化が実施された場合、下位レベルの底上げにはなっても、全体としては画一的なものに陥りやすくなり、本来の医療に求められる個別性、専門性から遠のくものになっていく危険性を孕んでいます。さらに、繰り返しになりますが、リハビリテーションの診療報酬は施設基準に対して定められているのであって技術に対する評価ではありませんので、形ばかりの標準化で終わってしまう可能性が高いと思います。

リハビリテーション病院は、外部から見たら同じように見えるかもしれませんが、施設基準が同じでも、その専門性は大きく異なっている場合があります。そのため、専門的外科手術を受ける時と同様に、年齢や障害、あるいは訓練目標に見合った施設の選択が重要となってきます。

・急性期リハビリテーション

脳卒中や骨折などを発症した直後（術後）、急性期病床で受ける短期間のリハビリテーションが「急性期リハビリテーション」です。急性期は、患者さんの状態によっては積極的な訓練ができない場合がありますが、寝かせてばかりでは急速に関節が硬くなったり、体力や筋力も低下したりしてしまいます。特に高齢者は、沈下性肺炎や四肢体幹浮腫、下肢静脈血栓症、褥瘡発生などの合併症を起こす可能性が高まります。

そうしたことを予防するために、ベッドサイドで関節可動域訓練（四肢関節を動かす）、徒手筋力強化（人力による筋力強化）、マッサージなどの最低限の訓練を提供します。状態によっては、起き上がりからトイレ動作、病棟内での歩行訓練まで行う場合もあります。これらは機能回復というより、急性期療養中の体力低下や合併症を予防することがおもな目的になります。訓練時間は概ね20～40分といったところです。

急性期でしっかりリハビリテーションが行われていると、褥瘡もできにくいし、亜急性期以降のリハビリテーションの経過にも良い影響を与えます。

・亜急性期リハビリテーション

リハビリテーション医療の観点からすれば、「亜急性期（地域包括ケア・回復期）」が最も訓練効果が期待できる期間となります。逆に、この時期に適切なリハビリテーションを受ける機会を逃すと、取り返しがつかないことになるおそれも出てきます。

亜急性期リハビリテーションには、代表的なものとして「地域包括ケア病棟」と「回復期リハビリテーション病棟」の二つの施設基準があり、それぞれに特徴があります。以下に各施設基準の概要を書いてみます。

地域包括ケア病棟

地域包括ケア病棟は、①「急性期治療を経過した患者の受け入れ」、②「在宅で療養を行っている患者等の受け入れ」、③「在宅復帰支援」の３つを担うのが役割とされています。さらに入院患者の受け入れ先、重症者の割合、在宅復帰率などにより、４段階の施設基準が定められています。

いずれも入院期間は60日以内と定められており、入院中は包括（定額）的医療が提供されます。ここでのリハビリテーション機能は、一つの病棟に常勤の理学療法士、作業療法士または言語聴覚士を1名以上配置して1日平均2単位（1単位20分）以上のリハビリテーションを提供することが義務付けられています。

疾患内容は特に限定はされていませんが、在宅復帰を目指して訓練をしたいが、回復期リハビリテーション病棟の基準に合わない患者さんたちが対象となります。

回復期リハビリテーション病棟

回復期リハビリテーション病棟は、病室、訓練室の広さや、医師、看護ケア、リハビリテーションスタッフ、その他の専門職配置数、受け入れている患者の重症度の割合、身体機能や生活機能の改善率、在宅復帰率などにより、6段階の病棟基準に分けられています。また、利用できる疾患が限定されていますので、誰でも回復期リハビリテーション病棟に入院できるわけではありません。さらに疾患別、障害別によって入院期間も異なります。詳細は書面の関係上別書に譲ります。

この病棟は、施設基準が高いほどスタッフ数も多く、施設の機能も充実しています。しかし、だからといってリハビリテーション医療の専門性も高いかというと、そうとは言い切れません。これは、患者さんから見た場合にわかりにくい部分でもあります。リハビリテーション医療の専門性と見分け方等については、拙書『患者が知っておくべき脊髄損傷リハビリ』（幻冬舎）で詳しく説明していますので、詳しい内容を知りたい方は参考にしてみてください。

・維持期リハビリテーション

比較的長期療養を目的とした「医療型療養病棟」というものもあります。これは、医療度の高い「慢性期」の患者さんに対して継続した治療とケアを提供する施設として位置づけられています。この病棟は厚生労働省が定めた病態、処置に応じた医療区分と介護を要する状態（日常生活動作区分）の組み合わせからなる「患者分類」にしたがって、施設基準と診療報酬が細かく決められています。基本的には「包括医療」であり、あまりにも重度で医療経費が重なると病院負担が大きくなるため、高額な薬や注射が必要な患者さんは入院を敬遠される傾向があります。また、リハビリテーションスタッフの配置基準等は施設基準として設定されていません。

医療型療養病棟の入院患者は、基本的には高齢者が多くを占めています。訓練効果が期待できない高齢者を中心とした長期療養者に対するリハビリテーションの診療報酬は、原則1か月間で13単位（1単位20分）しか算定できません。そのため、リハビリテーション機能が充実した医療型療養病棟は、全国でも極わずかしか存在しないというのが現実です。

ちなみに当院の医療療養型病床（37床）は、難治性心不全、呼吸不全、神経難病、頚髄損傷後遺症などを持つ医療度が極めて高い対象者のうち、さらに亜急性期病床への入院が困難な患者を対象としています。そのため、当院の入院患者さんは若年者から高齢者まで幅広く平均年齢は70歳代前半となっています。２０２２年12月の時点ではリハビリテーションスタッフは常時10名、看護スタッフも基準より7名多く配置して、積極的なリハビリテーションとケアを提供しています。

また、入院患者さんのうち、一部は月13単位の患者（2022年12月末現在は1名のみ）さんですが、それ以外は毎日2～6単位のリハビリテーションを提供しており、退院患者の90％は在宅復帰を果たしています。

・介護保険によるリハビリテーション

医療保険と異なり、介護保険サービスを受けるためには「要介護認定」を受ける必要があります。認定までの流れは、まず介護保険の申請書を提出すると、行政職員による訪問調査が行われます。その際の訪問調査票と主治医意見書をもとに要介護認定審査会が開催されます。

審査会では、政府が開発した一次判定ソフトにより要介護認定等基準時間が算出され、この時間をもとに一次判定が行われます。その後、認定審査会を通じて二次判定（要支援1、2、要介護1～5）が行われます。

介護保険によるリハビリテーションには通所リハビリテーション（デイケア）と通所介護（デイサービス）、訪問リハビリテーションなどがあり、入所施設では老人保健施設で期限付きのリハビリテーションを受けることができます。ただ、医療機関併設の一部のデイケアを除けば、いくら専門スタッフが配置されているとはいえ、実際に提供できるのは集団での維持的リハビリテーション（体操レベル）が精一杯です。

また、介護保険対応の介護医療院にもリハビリテーション機能は併設されていますが、入所対象者の大半が高齢の重度介護者であることから、機能回復が期待できるリハビリテーションを提供するのは現実的には難しいようです。

リハビリテーションにおける地域連携パス

リハビリテーション治療の対象となる病気のうち、脳卒中と大腿頸部骨折に関しては、「急性期」――「回復期リハビリテーション病棟」――「維持期医療機関」の間で、疾患別地域連携パスが機能するようになっています。病気の発症後、急性期を過ぎて積極的にリハビリテーションが必要な時期になると、定められたルールに沿って急性期から回復期リハビリテーション病棟（病床）に転院して、期限内での訓練を受けます。そして回復期病棟での目標が達成されると、次は維持期の医療機関へ移動していくという道筋が決められています。これが地域連携パスというものです。

ただし、連携パスの流れに乗れなかった人や基準に合わない人たちは、最初からこのサービスの範囲外に除外されます。また、いったん連携パスの流れに乗ることができても、訓練がうまく進まなければ、負のバリアンス（逸脱）として取り扱われることになります。

これは言い換えれば、医療における疾患別地域連携パスの多くは一本道であるということです。規定から外れれば最初から乗れませんし、途中で落ちこぼれると、ほかの道は用意されていないということになります。そして、リハビリテーション病棟にはアウトカム（結果）が義務づけられているため、ＦＩＭ利得率（回復度合いの指標）や一定の割合で在宅（家庭）復帰させなければならないようになっています。

しかし、重度障害者や高齢者のなかには、思う通りに回復しない人も多く、期限内に回復できなかったり、在宅といっても介護者がいなかったりなどの理由で家庭復帰が難しい人がたくさんいます。その結果、在宅復帰率を上げるために回復が期待できない人は早めに施設入所となったり、在宅復帰率を達成するために、在宅もどきの高齢者施設への転院が誘導されたりしているのです。

当初、日本の医療が目標として掲げていた「病院から在宅医療へ」そして、「住み慣れたところで最後まで自分らしく生きる」という理念は、いつの間にか消えてしまったような気がしています。また、在宅への復帰は、全人的復権（身体的、精神的、社会的に人間らしく生きる権利）を目指すものでしたが、現在は、運良く自宅に帰ることができても、ケアプランに沿った通年の介護サービスを受けるだけの人生を過ごす人がたくさんいる状態になっています。

若い障害者も同様です。脳卒中で倒れ、幸いにも急性期医療により命をつなぎ、リハビリテーション医療を受け、後遺障害を残しながらも自宅に帰ることができたとします。障害者手帳が交付され、障害者年金もあり、とりあえずの生活には困らなくなっても、病前の社会に復帰することはかないません。そうなると通所サービスを利用して1日を老人とともに過ごすか、パチンコやゲームセンターで1日を過ごすのが日課になります。実際、そうなっている人は非常に多いのです。

交通事故や労災で重度障害を負った人も同じです。65歳を過ぎれば、すべての制度に介護保険が優先されることになっているため、一定の期限を過ぎ、自宅に介護能力がなければ、通常の高齢者施設で天井を見ながら一生を過ごすことになりかねません。

介護保険対象外の障害者施設は、制度上あまり整備されていないため、長期療養医療施設あるいは数少ない障害者病棟で、やはり同じような生涯を送るしか道がありません。これは日本の医療に残された大きな課題です。

リハビリテーションの事例から

リハビリテーション医療の問題を考えるためのヒントとして、以下に脳梗塞や頚髄損傷などを発症した患者さんの事例をお示しします。現場の状況を知ることで、入院した際に必要な行動も見えてくるかと思われますので、参考にしてみてください。

・H・Sさん(78歳男性)の場合

ある日、H・Sさんは、畑で草取りをしていた時に急に右手足がしびれて動かなくなり、たまたま自宅を訪れた家族が発見して救急病院に緊急搬送となりました。急性期診断は脳梗塞でした。

発症から間もなかったため、直ちに線溶療法(血栓を溶かす治療)が開始されましたが、出血性脳梗塞(脳梗塞と同部位で起こる脳出血)を併発したため線溶療法は中断され、ICU(集中治療室)での経過観察となりました。その後、重度の誤嚥性肺炎を併発し、呼吸状態と心不全の悪化があり、救命のため気管切開が施され人工呼吸器管理となりました。

そして15病日に危険な状態は脱したとして、その後の全身管理とリハビリテーションを目的に転院となります。その時のH・Sさんは、まだ気管切開され酸素につながれている状態でした。また、嚥下機能が麻痺しているため経鼻チューブが挿入され、膀胱内にはカテーテルが留置されている全介助の状態でした。

まだ肺炎が完全に治癒していないのか尿路感染なのか、微熱が続いており、血液検査では強い炎症反応も見られました。それでも高度急性期や救命センターには長く入院することはできないので転院を迫られます。ところが、回復期リハビリテーション病棟は包括医療であり、かつスタッフ数も急性期ほど多くはないので、重症の患者さんだと管理は極めて難しい。それ以前に積極的にリハビリテーションを行うことができない患者をこの病棟に受け入れることはできません。

そこで救急搬送からしばらく経ったころ、まずは回復期リハビリテーション病院に併設された一般病棟に入院して、継続治療と同時に急性期と回復期の中間程度の訓練を行いながら状態の安定を待ちました。その後、発熱が落ち着き膀胱内カテーテルを抜去、酸素も中止され、１日の訓練時間も４～６単位（１単位20分）くらいできるようになったところで回復期病棟に移動しました。

回復期病棟では、１日９単位までの訓練が診療報酬上で認められます。また、同病棟では多職種によるチーム医療により、患者の最終ゴールを視野に入れながら毎月の短期目標を設定し、社会復帰を目指していくことになります。

入院期間は、通常の脳梗塞であれば150日以内（高次脳機能障害等あれば180日）です。H・Sさんは一人暮らしなので、自宅退院には一定程度の身の回り動作ADL（Activity of Daily Life）能力の改善が求められます。もし、重介助のままであれば自宅復帰はあきらめて介護施設入所も検討しなければならないし、在宅療養であれば、それ相応の介護サービスの利用は必須となります。

こうした状況に対応するためにも、早めに介護保険は申請しておかなければなりません。そうしないと期限内に退院できなくなってしまいます。もし期限内に退院できないと、施設基準外の算定となり、病院側は大きな損失を被ることになってしまいます。

・Y・Yさん（48歳男性）の場合

Y・Yさんは、一般道路で信号無視の乗用車に追突されるという事故に巻き込まれてしまいました。ドクターヘリで高度救命救急センターに搬送され、急性期治療を受けて一命は取り留めましたが、気がつけば、首は装具で固定され、気管切開された喉には気管カニューレが挿入されていました。

重度の四肢麻痺のため、手足もどの程度動くのかさえわかりません。頚髄損傷は回復期リハビリテーション病棟の対象疾患ではありますが、頚髄損傷患者の全身管理と適切なリハビリテーションが行える医療機関は極めて少ないのが現状です。多くの場合、脊髄疾患の急性期から亜急性期を担う公的医療センターに入院となります。

しかし、そうした公的医療センターも数は決して多くはありませんし、専門性の低い「リハビリテーション専門病院」に入院してしまった場合、それこそ取り返しがつかないことになりかねません。だからこそ、急性期の病院で情報を集め、亜急性期、維持期のことを踏まえた病院選びが必要となってきます。ここでは詳細を説明する枚数がありません。病院選びについて知りたい方は、拙書『患者が知っておくべき脊髄損傷リハビリ』（幻冬舎）を参考にしてください。

・H・Mさん（75歳女性）の場合

Ｈ・Ｍさんは、２０２０年12月９日に歩行中に自動車にはねられ、高度救命救急センターに緊急搬送されました。診断は外傷性脳出血脳挫傷、骨盤骨折、多発椎体骨折などでした。開頭血腫除去術、骨盤骨折、動脈損傷などに対して外科的処置が行われましたが、重度の遷延性意識障害、気管切開後の人工呼吸器管理および経鼻経管栄養管理となりました。

受傷から１か月余り経過した翌1月５日には、回復困難と判断され、ＤＮＡＲ（Do Not Attempt Resuscitation）の合意のもとに、長期療養を目的にＢ病院に転院となっています。Ｂ病院では全身管理を行いながらリハビリテーションを試みたようですが、術後誤嚥性肺炎を繰り返すなどの影響で、徐々に呼吸状態が低下していきました。そのため、家族の要望により、国土交通省指定のＮＡＳＶＡ病棟への転院希望がありました。

しかし、人工呼吸器患者の受け入れは困難となったため、重度交通事故障害者の在宅支援を行っている当院に転院の相談が来ました。そして家族（夫、娘）との面談を行い、ＤＮＡＲの状態は変わらないこと、最初の3か月をチャレンジ期間として、リハビリテーションの効果が出なければ、今の長期療養の病院に戻ることなどを条件に、２０２1年6月15日に入院を受け入れることにしました。まずは一般病棟で脳刺激の点滴を行いながら、経鼻経管栄養から胃瘻管理へと変更していき、人工呼吸器を装着しながら、モニター監視で可能な限りのリハビリテーションによる脳と身体の刺激を行ってみました。

やがて2週間過ぎたあたりから、入院時はまったく輝きがなかった目に光が戻り、わずかではあるけれども追視（物の動きを追うような目の動き）が見られるようになり、手足の浮腫も軽減するなど、ご家族と一喜一憂の日々が続きました。そして当院入院後2か月が経過した8月22日、呼吸状態が安定したため、日中は人工呼吸器からの離脱が可能となったのです。その時点で当院の医療療養病棟に転棟を行い、現在も訓練を続けています。

最終的に恒久的人工呼吸器から離脱できるかどうかの瀬戸際ではあるものの、ＣＰＡＰに変更できるだけでも、療養上はかなりの負担軽減になります。四肢の循環、栄養状態も改善して、顔の表情も引き締まってきています。リクライニング車椅子での生活時間も、6時間ほどの長さに増えてきました。

ところが医事課からの連絡で、Ｈ・Ｍさんのリハビリテーションに関する保険診療の半分が適応外ということで減額査定されているという事実が判明しました。理由は、「人工呼吸器をつけているような患者にリハビリテーションができるはずもなく、必要もないリハビリテーションには診療報酬は払えない」ということでした。そのため、不服申し立てを行いましたが、いったん減額されたものが返戻される可能性は極めて低いのが現状です。
いわゆる生活習慣病に関連した疾患や加齢に伴う寝たきり状態ならいざ知らず、75歳ながら元気で働いていた人が交通事故で重度障害になった場合でも、同じ扱いしかしない行政の方針には憤りを感じざるを得ません。ましてや改善の兆しがあるにもかかわらず、診療報酬を認めないというのは言語道断にしか思えません。その後、H・Mさんへのリハビリは不当として全額減額査定扱いとされました。この怒りをどこにもっていけばいいのか。これも今後の大きな課題です。

コラム

国土交通省独立行政法人自動車事故対策機構

NASVA（National Agency for Automotive Safety & Victims' Ad）、通称「ナスバ」は、2003年10月に設立された組織です。そのおもな業務は、自動車事故の発生防止および自動車事故の被害者の保護を増進するための活動です。重度遷延性意識障害者に関しては2007年12月からNASVA病棟が全国で7ヵ所設置され、受け入れを行っています。在宅療養中の重度障害者に対しては、別途、短期入院事業を実施する施設として2020年1月31日時点で、194ヵ所の短期入院協力病院と、127ヵ所の短期入所協力施設が指定されており、短期入院（入所）、介護指導などを目的に利用できるようになっています。

ただ、今のところは、レスパイト入院（在宅ケアをしている家族や介護者の肉体的、精神的負担を軽減するための入院）が中心であり、リハビリテーション機能が充実している施設は極めて少ない状況です。いずれにしても、全国の重度障害者を一部の病院だけで受け入れていくことは甚だ困難です。また、家族等の介護なきあとをどのようにケアしていくかという点も今後の大きな課題となっています。

こうした課題に取り組むためには、全国のリハビリテーション専門病院に付随する療養病棟におけるリハビリテーションと看護ケア機能をさらに強化していく必要があります。また、亜急性期以降の維持期リハビリテーションと在宅支援までを一貫して提供していく機能を持たせた少数ベッド単位での「小規模ＮＡＳＶＡ病床」構想などを提案していきたいと考えています。このためには、厚生労働省と国土交通省による「省庁をまたぐ議論」が必要不可欠といえるでしょう。

第 6 章

老いを受け入れることは難しいけれど

年齢なりに生きてみる

日々、外来患者さんと接していると、老いを受け入れられない人があまりにも多いということに気づきます。

社会学者の上野千鶴子さんが、「老化には、生理的、心理的、社会的、文化的という四つの次元があるけれども、四つの次元の間にズレが生じて葛藤が生じる」と紹介されていました。つまり、生理（肉体）的には衰えてきているのに、気持ち（心理的）は若いつもりでいるようなケースがあるということです。

例えば、加齢的変化であっても、何か病気があるに違いないと思い込んでしまい、異常がないと言われても病院を転々としてしまう人がいます。誰だって年齢を重ねれば、疲れやすくなるし、肩、腰、膝などどこかに痛みは持っています。物忘れも多くなるし、たまにはめまいや頭痛、咳もするでしょうが、病気に固執するあまり抑うつ的になってしまう人もいます。

診察後に、年齢に伴う変化であることを伝えると、「先生は、私の言うことを聞かずに、すぐに歳のせいにする。私はそんなに年寄りじゃない」という患者さんがいます。「70歳も過ぎれば、そりゃ歳だろう」というと不機嫌になる。しかし私は、「別に歳だからあきらめろ」と言っているわけではなく、「歳をとったことを認めなければ、適切な対応ができない」と言っているだけなのですが、その理解が難しいわけです。

２０１９年時点の日本人の健康寿命は男性で72・68歳、女性で75・38歳となっています（厚生労働省資料）。つまり70歳を超えたあたりから、少しずつ体の不具合を感じ始めるお年頃といいうことになります。しかも身体は、全体が均等に老化していくのではなく、臓器によっても老化の速度はバラバラであり個人差もあります。健康な臓器と病気あるいは老化した臓器が共存している状況です。しかも私たちは生まれて初めて自分の老化と向き合い、しかも身体が不均衡に老化していくイメージをつかむことが難しいのです。

それでは、この心と身体の感覚のズレをどうしたら受け入れられるのか。「歳ですよ」と言っても「はい、そうですか」とすんなり受け入れることができる人は少なく、もともと活動的であった人、自己愛が強い人ほど難しいように思います。ドクターショッピングを一回り、二回りしても納得いく答えが得られず、一度落胆したあとにようやく、自分の身体との問答が始まります。私自身も71歳になりますが、医者であってもこの葛藤があります。やはり自分で経験していくほかないかと思っています。なんでも病気のせいにして、薬に依存しているとすべての力は確実に衰えていきます。ちなみに、「〇〇は免疫力を高める、あるいは自律神経を強くする効果が認められています」といったフレーズをよく耳にしますが、そんなことはありません。免疫力も自律神経もバランスが大事なのであって、強くても弱くてもだめなのです。

もちろん、加齢とともに病気もしがちになるので、油断はできません。だから、身体の異変に気づけば、一度は状況に応じて検査を受けることは必要になるのです。それで病気であった場合は、年齢と状態に応じた治療方針を立てないといけません。歳をとって検査をすればなにがしかの異常値が見つかるかもしれませんが、だからといって異常値が体の不具合のもとになっているとは限りません。加齢に伴う変化を病気として、あるいは病気の予備軍として治療を始めるのは得策とはいえません。

そもそも急性期の病気とは異なり、慢性疾患、とりわけ生活習慣病というようなものは長い年月をかけて出てきた結果なので、アプローチが異なります。治すというより少しでも改善していく、それ以上悪くならないようにする、あるいはうまく共存していくことを考えていくものです。強引に治そうとすると不要な検査を何度も受けたり、効果もない薬を延々と飲み続け身体を痛めてしまったりすることにもなりかねません。

第1章でも触れましたが、高齢者と若年成人では、検査の基準値や治療方針は違って当然です。それにもかかわらず、同じような基準で管理がなされている現状にも強い違和感を覚えます。

ドクターショッピングをしていると、いつの間にか保険病名がいくつもついて、薬が山ほど処方されている場合があります。保険病名とは症状の訴えや検査の結果に合わせて薬や検査を出すための病名です。高齢になれば、不眠症、逆流性食道炎、骨粗しょう症、脊柱管狭窄症、認知症、高血圧症、脂質異常症、神経因性膀胱、夜間頻尿、眼性疲労、動脈硬化症、ラクナ梗塞など病気と老化の境目にあるような病名がたくさんあります。医師によっては、説明するより薬を処方したほうが面倒ではないので、患者さんの希望に合わせて薬を処方します。そうすると、あっという間に10種類を超える処方となってしまいます。一時的にはプラシーボ（偽薬）効果もあって良くなったような気がするかもしれませんが、良くなったわけではないし、薬の飲み合わせによっては具合が悪くなっていても気づかずに、さらに受診を繰り返し迷路に入ってしまうことになります。健康管理に年齢というものは非常に大きな因子です。加えて病気の種類、病期（急性期なのか慢性期なのか）などを考慮していくことが大切です。

例えば、平均寿命をとりあえずのゴールと考えれば、40歳の人なら40から50年先まで考えなければならないけれど、80歳の人は10年くらいを目安に1年を無事に維持していける治療計画を立てていく。その後命があれば「儲けもの」といったくらい大らかに考えればいいと思うのです。


先日、81歳車椅子のご主人と最近、両側乳がんで手術をしたばかりの78歳のご夫婦が外来に見えて、こんな話をされました。

「主人のがん検診をお願いします。実は永年がん保険をかけていますが、保険料がもったいないので止めようと思っています。私はがん保険が役に立ちましたが、主人は82歳になろうとしているところです。今更、がんになってもどうすることもできないでしょうから、現時点でがんがなければ契約を中止しようと家族で話し合いました」

その時のご夫婦の表情は、とても穏やかに見えました。

誰だって老いる

老いについては、一般論だけ話しても意味はありません。老いは間違いなく自分のこととして受け止めなければならないからです。ということで、私のこともお話しします。

私は１９５１年生まれで、この本を書いている現在は71歳、２０２３年で72歳になります。

思い起こせば、子供の頃から青年時代は楽しくもあり、つらい時期もあり、その後、家庭を持ち、３人の子供に恵まれ、喜怒哀楽のなかでいつの間にか時が流れ、ふと気づけば国がいう前期高齢者（65歳以上）、介護保険制度でいえば1号被保険者という括りの中に分類された自分がいる、あと数年すれば、後期高齢者（75歳以上）ということになります。

昔と決定的な違いは、ほんの少し前までは脳裏をかすめもしなかった人生の終着点が見え始めているということです。過去を振り返れば大学卒業後、勤務医となり、転勤を繰り返し34歳で現在の病院の常勤医師となりました。何か人生に物足りなさを感じていた時、テレビでトライアスロンレースを見て、循環器科医から見れば「なんと馬鹿なことをやっているのだろう」と思う反面、こんなことができたら何でもできそうな気がして、1年かけて自主トレーニングを行い、１９８６年11月３日、35歳の時、地元の久留米トライアスロン大会（Swim1.0km、Bike60km、Run12km）に参加しました。まさに死ぬ思いでゴールしました。

それをきっかけに、年間で数回のオリンピックディスタンス（Swim1.5km、Bike40km、Run10km）大会出場で経験を重ねながら、２０００年4月、49歳で初めてロングタイプの宮古島トライアスロン大会（当時Swim3.2km、Bike160km、Run42.195km）に参加し、制限タイムぎりぎりで完走しました。さらに、51歳でベストタイム（といっても全体の半分くらいの順位）を出し、55歳くらいまで続けました。その後、持病の脊柱管狭窄症が悪化して走れなくなり、65歳で腰の手術をしましたが、レース復帰には至らずアスリートとしては現役を引退しました。

本業の医療も大変でしたが、それなりに充実した日々を送っていました。60歳を過ぎたころまでは、これが還暦という年回りかと思うくらいで、年齢を感じることはまずもってありませんでした。腰の手術後は思うように体が動かない、疲れやすいなど感じるようになりながらも、健康維持のために週2回ほどのジム通いは続けていました。しかし、気づけばエアロバイクの負荷量、ロードランナーのスピードも全盛期の半分程度になっていました。

ジムのサウナでは、肌の張りがなくなったとか、鏡を見るたびに筋肉が落ちた、髪が薄くなった、白髪が増えた、肩や腰が痛いとか気になり始めていても、脳は若かりし頃の自分の体を、つい先日のように覚えています。そのせいでピーク時の自分と比較してしまい、何か不具合があると、どこか悪いのだろうかと心配になったりしていましたが、最初の宮古島完走からすでに20年あまり経過しています。

この心身のギャップに戸惑いながら、私の祖父は享年68（脳梗塞）、祖母は83（老衰）、父は74（大腸がん）、母は57（乳がん脳転移）であったことを思えば、これが年を重ねるということかと思っていた矢先のことです。69歳の誕生日を目前にして、トレーニング帰りの居酒屋で突然脳梗塞を発症し、緊急入院となりました。幸い後遺症なく社会復帰を果たしましたが、今度は71歳の誕生日を前にして切迫狭心症を発症し、これまた緊急で冠動脈拡張術を受けました。今回も運よく最悪の状況は免れ、社会復帰して、発作前と同様に週2回程度のジムトレーニングにも通っています。2度にわたって救急車で運ばれ適切な治療を受けることができたことは幸いでした。感謝の限りです。

以前と異なることといえば、毎日の常備薬が2倍に増えたこと、お酒の量が半分程度になったこと、夜遅く帰ると妻の目が厳しくなったということでしょうか。最近では自分のなかで心身がようやく折り合いをつけ始めています。だからといって老け込んだりしているわけではありません。

本来の自分を受け止めてしまえば、今の自分を大切に、また最大限に活かすことを考えて生きていけばよいと思うようになりました。運動も遊びも無理ない範囲で続けながら、仕事は世間に恩返しのつもりで、他人の迷惑にならない範囲で一生続けていこうと思っています。

仏教でいう「生老病死」は、全人類にとって必然の出来事ではあるけれども、一人ひとりにはそれぞれの人生があり、それぞれの老いがあります。厄介なのは、他人と違い、自分や家族の老いや死は客観的に受け止めることがなかなか難しいということです。人生100年時代といわれても、私たちはその時々を初めて経験して生きています。

私は外来患者に対してたびたび、「私も初めて71歳になったけど、わからないことばかりだね。解体新書で有名な杉田玄白という人を知っている？『歳をとれば年齢相応に病気や不具合が増えるので厄介だ。なってみて初めてわかった』と書いてあったよ」と話します。また、フランスの哲学者ボーボワールの言葉に、「If you live long enough, you'll see that every victory turn into a defect.（長生きすると、人生の成功がすべて敗北へと変わっていくのを見ることになる）」とあります。若い頃の成功体験が忘れられないと、老いていく自分が受け入れられなくなるということでしょうか。老いていく自分に対する、強烈な自己否定です。

しかし、私はそうは思いません。徐々に老いていく自分に抗うことはできません。心身合わせて自分ですが、精神的に自己愛が強すぎると身体の衰えを客観的に受け入れることができなくなる。過去は過去として、自分の身体と対話しながら、身体の不具合と折り合いをつけていくことを学ばなければなりません。これまでの不摂生を詫び、ここまで頑張ってきた自分の身体を愛おしく思えばいいのです。老いていく自分を愛おしく思うことができるようになれば、心に余裕が出き、それまで以上に家族や他人にも優しくなれるような気がします。

人生は一度きり、命は貯金も貸し借りもできません。人生にはタラレバもありません。楽しんでも悔やんでも一生に変わりはありません。人生は楽しく、命は一滴も残さず使い切ると自分に言い聞かせています。

私の好きな高杉晋作の辞世の句に、「面白きこともなき世におもしろく　住みなすものは心なりけり」というのがあります。人生は、良くも悪くもその人の考え方次第ということでしょう。そして息を引き取る前には「ああ面白かった」と言ったとか。これこそ、理想的な人生の幕引きといえるのではないでしょうか。

コラム

良く生き、良く逝く

人はこの世に生を受け、成長過程を過ぎれば必ず老いていきます。また、病気になるか、生理的現象として老化が進むと、やがて寿命を迎えます。死は人だけでなくすべての生命体に対して公平に訪れます。仕事や役職は変わってもらうことは可能でも代わりに死んでもらうことはできません。これを「代理不可能性」（存在と時間：ハイデガー）といいます。人の死ぬ確率は１００％なのです。

秦の始皇帝（紀元前210年）が、永遠の生を求めて不老不死の薬の研究を部下に命じ、完成した不老薬（霊薬）を飲み、その薬のせいで49歳の若さで死んだことは有名です。現代のアンチエイジングの方法も、効果は不明なものが多い印象です。多くの高齢者にとっては、プールに目薬1滴程度の効果と考えておいたほうが、がっかりせずに済みそうな気がしています。平均寿命を超えてくれば、どんなに健康な人でも死は身近なものとして近づいてきます。それにもかかわらず、死を目前にして受け入れられない人は本当に多いのです。

良く逝くためには、良く生きなければならないといいます。重度の病に伏したとき、どのような状態になったら積極的な治療を止めて、安らかな最期の準備をするのかを、元気なうちから話し合っておくことが必要です。実際に「親父は日頃から延命はするなと言っていました」とか「母は、いつも痛いことはしないでと言っていました」と言って、穏やかな看取り希望をされる人たちもいます。一方では、末期の重度呼吸障害の患者さんでしたが「私の母（98歳）は一生（永遠に）死なないと思っていました。何とかしてください」と娘さんに泣きつかれたこともあります。

人は、生まれてくることの選択はできませんが、生き方と逝き方は自分で決めることができます。確かに、家族に自分の生死を決断させることは、家族にとって大きな負担となります。どんなに瀕死の状態であっても、治療の中止を家族に決めさせることは、自分が親を殺したという罪悪感を生み出す原因になりかねません。どう逝くかを決め、家族に伝えておくことは、私たち自身の責任ではないかと思います。

運よく死ぬ直前まで健康でいられたら、人生でやり残したこと、次世代のためにできることは何でもやっておく。中途半端でも良い。自分は自分の人生を生き切る。できなかったことは後世に託す。どんなにあがいても、死は必ず訪れます。そして死んだ後のことはわかりません。だから考えるだけ無駄なのです。生まれ変わりがあるのかないのか誰にもわかりませんが、あるかもしれない。それならそれで、死ぬ楽しみが増えるというものです。

コラム

耄耋独語（ぼうてつどくご）

江戸時代の蘭医・杉田玄白（1777～1816年）の書に『耄耋独語（ぼうてつどくご）』というものがあります。「耄」は70歳で頭髪が白くて耄耄としているさま、「耋」は80歳で皮膚が鉄のようになったさまだそうです。いずれも歳をとり老いぼれたなりを指しており、題名は老いぼれの独り言といった意味合いです。70歳には70歳の、80歳には80歳なりの衰えがあるものであり、その歳なりの辛さがあるということを知らなければならないといっています。

玄白は85歳で亡くなっていますが、「耄耋独語」は84歳の時に書き記したとされています。玄白は「年老いた時のみじめさはなってみないとわからない」といっていますが、江戸時代と異なり、私たち現代人は歳をとっても楽しく生きていける時代にいます。

アンチエイジングもいいけれど、歳をとることを恐れ、必要以上に忌みし余生を無駄に過ごさないように、気をつけたいものです。

患者ー医療のパートナーシップ（共同）の重要性

病院で検査や治療を受ける時、医師は患者に対して検査や治療に関して、わかりやすく説明をして、同意を得ることが求められています。これをインフォームド・コンセント（Informed Consent、説明と同意）、医療従事者の間では通常I・C（アイシー）といいます。具体的には、病名、病気の程度、治療に必要な検査のほか、あらゆる治療をしない場合の将来予想（予後）、最善と考えられる治療計画の提示、予想される利点と危険性、そのほかに考えられる治療方法などが含まれます。一方患者にも、医師に対して自分の身体に関する情報、それまでの治療歴などを正しく伝えることが求められます。「患者と医師が情報と責任を共有して、ともに意思決定を行い、共同して治療に取り組むこと」とされており、そのために、お互いが、努力をしなければならないとし、これを、患者ー医療のパートナーシップと呼んでいます。

しかし、医学的知識の少ない一般市民にとって、難しい説明を何度されてもやっぱりわかりません。おまけに、命にかかわるような難しい選択を求められた場合、結果的に、よくわからないままに同意をしてサインをせざるを得なかったり、とりあえず「お任せします」としか言いようがなかったりする場合もあるでしょう。これを支えるのが、お互いの信頼関係ということになります。

一方で、「何でもかんでも病院の責任」といった態度をとる人を見かけます。このような人たちは、自身あるいは家族の健康や生活に対して、持たなければならない責任や義務を忘れた人たちです。これでは、真っ当な治療はできません。医療は万能ではないし、その前に医師は完全ではありません。人間の寿命と同じように、個々の回復力にも限界があり、治るか治らないかは、個々の病状や回復力にも大きく左右されます。医師（医療）は、病気回復の手助けをするのであって、どんな名医でも、すべての病気や障害を完治させる力は持ち合わせていないのです。

患者としては、医師の説明をしっかり聞いて治療方針を選択する。あとは、医師を信じて委ねる。医師は信頼にこたえ、最善を尽くす。お互いの信頼が必要なのです。すべて病院の責任とばかりに、医療従事者に対して横柄な態度をとる人がいますが、感謝の気持ちを持ち得ない人に、パートナーシップは期待できません。

また、医療側の医師や看護師などにも、とても権威主義的な人がいるのも事実であり、やはりパートナーシップは期待できないでしょう。繰り返しますが、医療は万能ではありません。後悔しない医療を受けるために、そして、より良い医療を実現するためには、契約関係以前に信頼関係がなければなりません。そこに患者と医療側のパートナーシップが醸成されるわけです。

パートナーシップの対極にあるのが、パターナリズム（父権主義・家父長主義）です。「医療におけるパターナリズムは、治療に複数の選択肢があったとしても、医師が望ましいと判断した治療法だけを示すことで、事実上患者には治療の選択権がない状態」をいいます。それでも昔は、医師は社会的に威厳があり、患者さんからクレームが出ることはほとんどなかったわけです。ところがその関係が崩れて、事あるごとに患者からのクレームが出てくるようになってくると、医療側には自己防衛のための手段が必要となってきます。

そこで現れたのがアイシーです。治療に関して事前に説明の上、同意を求めておくことで、医療側は責任回避を行い、患者側は自己責任を負うことになります（必ずしも法的根拠にはなりません）。ところが一般の患者さんの知識では、今の医学の進歩には到底ついていけるものではありません。一方で医師側は、医療全体がシステムの中に取り込まれているために、アイシー自体が決められた書類を機械的に説明して、サインを残すことが目的となっています。患者側から見ても、まるでスマホや生命保険などの契約の際に理解不十分のまま同意書にサインするようなものになってはいないでしょうか。パターナリズムの弊害を回避するために始まったアイシーが形骸化して、ガイドラインや施設基準を基本とした新たなパターナリズムが生み出されていないでしょうか。入院経験がある方はおわかりかと思いますが、入院の際にサインを求められる書類の多さに辟易します。さらに入院中にも何かにつけて説明と同意のための儀式が退院するまで何度も繰り返されていきます。なぜかというと、入院診療計画書、栄養指導、薬剤指導、リハビリテーション計画書、診療情報提供書など多くの書類には患者側に説明をして同意を得たというサインがないと診療報酬上で認められないからです。

患者側は自分一人だけでも大変ですが、医療従事者は複数の患者から同意書をもらう業務を毎日行い、同意のための説明をどのように行ったか、患者の理解の程度はどの程度かを診療録に記載して残さなければならないことにもなっているのです。ある程度機械的にならざるを得ません。患者の中には、認知症、高度難聴、価値観の偏った人、自己決定が怪しい人、理解が困難な人、同意を求めても最初から判断を拒否する人などが珍しくありません。私の説明能力の貧しさを差し引いても、「説明と同意」の原則が空しく感じられることは多々あります。

このような時、原点に返り、患者側に立ち最善の治療を選択して治療を提供していく善意のパターナリズムも必要ではなかろうかと思うことがあります。しかし、そこには前段階として医師と患者側の契約関係とは違う信頼関係が成立していなければなりません。信頼関係を醸成していくには、医師には「病気を診ずして病人を診よ（東京慈恵医科大学の理念）」の精神が必要であり、患者側にも医師の説明をよく聞き「信頼の意」を表することが大切かと思います。

おわりに

現在の医療制度全体が悪いとはけっして思いませんが、現在の健診受診率と健康・平均寿命の関係を見る限りにおいては、40歳から74歳の年齢に達するものを特定健診の対象として、定められた基準値で篩(ふるい)にかけ、特別の病気がなくても、病気の予防という理由で、特定保健指導という形で行政や医療が介入し、安易に薬物を中心とした治療を持ち込むのは間違いではないのかと感じています。75歳以上にも、同様の理由で後期高齢者健康診査を実施することになっていますが、後期高齢者に対する生活習慣病予防など、はたして意味があるのか。後期高齢者に対する早期発見・早期治療の考えは、ただ有病率を増やすだけではないか。慢性期疾患を急性期と同じ尺度で治療すべきではないのではないか。さらには、高齢者および寝たきり要介護者（要介護3以上）や、多重疾患を有する患者に診療ガイドラインを適応させる時はもっと慎重であるべきではないかなど、多くの悩ましい課題が頭をよぎります。

急性感染症、外傷性疾患などの急性期の病気は、治癒すれば治療は完結します。ところが、慢性期の病気である高血圧症、糖尿病、維持期の心脳血管疾患、慢性心腎不全、慢性呼吸障害などは、どれをとっても完治する病気ではないため、治療は一生続きます。認知症や骨粗しょう症などの予防に至っては、予防効果も曖昧ななかで無症状の人にも幅広く治療が継続されることになります。

成人病、生活習慣病といっていた時代の初期治療はもっぱら栄養指導と運動療法でした。いつの間にかメタボリックシンドローム（通称メタボ）と名称が変わり、特定健診が国主導で始められたころからおかしくなってきました。実はその前から予兆があって、「内臓脂肪型肥満」「糖尿病」「脂質異常症」「高血圧症」が同時にあると「死の四重奏」などとショッキングな名称が使われ始め、検査に一定の基準値を定め、基準値を逸脱すると死が待ち構えていると言い始めました。そうすると、今度は一つでもあったら心筋梗塞や脳卒中、寝たきりになると不安にかられることになってしまうのです。

「死の四重奏」は、１９８９年にアメリカの医師カプランによって提唱された概念ですが、我が国でも予防医学が積極的に推奨されるようになって30年以上が経過しました。しかし、高齢者医療費はちっとも減りません。それは当たり前で、もともと日本は世界一の長寿国ですし、おまけに認知症、骨粗しょう症、動脈硬化など、年を取れば誰にでも起こる加齢による変化まで病気として保険診療の対象となったのですから。

極端にいえば、国民全体が加齢とともに自覚症状がないまま、病人予備軍として監視や治療の対象となっているのです。さらに歳を重ねれば、いずれ病気を発症します。おまけに２０４０年まで高齢者数は増加していきます。これでは、医療費は減るどころか、増えていくのは当たり前です。「（失礼ながら）枯れ木に花を咲かせましょう」と、せっせと若者の何倍もの薬を根腐れするほど処方しているのが現状ですが、若返りの薬はどこを探してもありません。治るわけがないのです。副作用として、国民が穏やかに歳をとっていくことができなくなってしまいました。

生きることの最大の目的が長生きすることであるかのように、死ぬまでなにがしかの治療が続けられていきます。過去には98歳の僧侶が老衰で亡くなる時に、「家族から何とかしてくれ」と懇願されたことがありました。あの時は「坊主に説教することになるとは……」と思いましたが、国の方針は変わりません。というよりも、走り出すと止めようがないのです。診療ガイドラインには治療の中止基準や適応させてはならない基準がありません。ブレーキのない車と一緒です。

エビデンスがあるといえば、それだけで疑いなく信じ込んでしまうことの危うさ。このことは本編でご紹介した患者さんの事例で、ご理解いただけたかと思います。

日本は国民皆保険を達成し、介護保険制度により介護の社会化も達成している、世界でも極めてまれな国家です。医療技術も高いレベルにあることは間違いありません。医療介護施設も、ごく一部を除けば全国に整備されています。国民にとってこんなにありがたいことはありません。国力がなければこのような体制は作ることができなかったでしょう。

これまで述べてきた通り、急速に進む少子高齢化に伴い、我が国では、医療再編により急性期から維持期まで期間限定付きの連携パスというシステムのなかで、診療ガイドラインで推奨されたＥＢＭを実践していく体制が整備されました。一方、地域では地域包括ケアシステムの中核機関として生活圏域ごとに地域包括支援センターが設置され、地域住民の総合支援、介護予防、医療と介護に関する連携体制が整備されました。公的介護保険サービスとしては、介護保険制度において要介護認定ソフトで算出された予測介護時間を基準に要支援１、２、要介護１～５に区分けされ、ケアマネジャーによるケアプランに沿って基準限度額内で介護ケアを提供する仕組みが確立しました。これにより政府的には効率的で適切な医療と介護サービスを切れ目なく提供できる体制を整備したことになるかもしれませんが、現実には標準化や効率化と多様性は相反するものであり、柔軟性に乏しいシステムとして大きな課題を残したままといえます。

しかも国がいうほど効率的でもなく、現システムがこのまま維持されていくとも思えません。政府には社会保障システムを維持していく責務があり、そのために良くも悪くも生権力・生政治を強化していく傾向になります。しかし、それは政府の都合であって、必ずしも国民のためになるとは限りません。

戦後の高度成長期には、日本の環境・公衆衛生に関する諸問題が急速に改善されました。感染症対策、栄養状態の向上、医療の発達も相俟って乳児死亡率は低下し、救急医療の整備などにより急性期の救命率は格段に改善し、国民の平均寿命も急速に延びていきました。しかし、冒頭で示したようにこれだけの医療と介護システムが整備されたにもかかわらず、この10年を見る限りでは、医療は国民の健康寿命や平均寿命の延伸には貢献していない可能性があります。

それはなぜか。政府は、膨らみ続ける社会保障費に対応するため、必要以上に国民の健康管理に介入しすぎている可能性も否定できません。一方、国民側の健康やアンチエイジングに対する過度の期待は、確率１００％の死を前提とした人生設計を忘れ、単なる生に執着し、自らの人生を毀損していないか。私を含めて医療人は、政府や国民の双方に対して責任ある対応ができていないのではないかと考えるわけです。

政府や内部批判にならないように何度も書き直しましたが、それでも私の考えが皆さんに伝わるかどうか心配です。

　私たちには、いくら元気であっても人生の最後を想定した人生設計（アドバンス・ケア・プランニングＡＣＰ）が必要です。設計図がなければ人生の物語が描けないばかりか、終末期がどうなるのかは、本書でお示しした通りです。

　一方、かかりつけ医には、ＥＢＭ（根拠に基づく医療）の知識を持ちながら、患者に対してはＮＢＭ（物語の医療）を基本とし、自身の経験知をもとに、患者の未来をともに創造していく存在であってほしいと願います。

　今後、政府は少子化対策には積極的に予算増額を検討するにしても、高齢者医療や介護、および障害者福祉の予算は自然増を超えて増額していく可能性は低いでしょう。

　良く生きるために何が望ましいかを国民自らが考え、選択し行動しなければなければならない時代が来たのではないかと思います。

　そのためには、医療や健康に関するリテラシーを身につけることが求められます。国民の健康に関する権利は、医療や介護事業者からの押し付けではなく、自分に見合った良質のサービスを自分で選択し受けることができる権利です。今日からでも行使できます。政府や、医師の言うことがすべて正しいわけではありません。そのことは覚えておいてください。とはいえ、この情報過多の時代に正しい知識を得ることはそんなに優しいことではありません。それをサポートしてくれるのが、信頼関係で結ばれた経験豊かな本当の意味での「専門医」であり、あなたにとっての「かかりつけ医」ではないかと思います。

自分を元気づける一番の良い方法は、
誰かほかの人を元気づけてあげることだ。

The best way to cheer yourself up is to
try to cheer somebody else up.

死の恐怖は生きることへの不安から来る。
充実した生活を送っている者は、
いつ死んでもいい覚悟ができている。

The fear of death follows from the fear of life.
A man who lives fully is prepared to die at any time.

死んだら葬儀屋も悲しんでくれるくらいに
一生懸命生きよう。

Let us endeavor so to live that when we come to
die even the undertaker will be sorry.

マーク・トウェインの名言集より

1835.11.30 – 1910.4.21

柴田元（しばた・はじめ）

医療法人かぶとやま会理事長、久留米リハビリテーション病院院長。
1977年、久留米大学医学部卒。門司市民病院、大阪国立循環器病研究センター、産業医科大学リハビリテーション科非常勤講師などを経て現職。現在、日本循環器学会循環器専門医、日本リハビリテーション医学会リハビリテーション科専門医/指導医、福岡県筑後地区介護予防支援センター代表、一般社団法人くるめ地域支援センター（久留米市地域包括支援センター受託法人）理事長、同市介護保険認定審査会会長、財団法人日本医療機能評価機構訪問調査者/評価部会員などを兼任。著書に『患者が知っておくべき脊髄損傷リハビリ』（2022年、幻冬舎）がある。

「老い」を受け入れる

2023年5月18日　第1刷発行

著者　**柴田元**

発行者　寺田俊治

発行所　**株式会社 日刊現代**
東京都中央区新川1-3-17　新川三幸ビル
郵便番号　104-8007
電話　03-5244-9620

発売所　**株式会社 講談社**
東京都文京区音羽2-12-21
郵便番号　112-8001
電話　03-5395-3606

印刷所／製本所　**中央精版印刷株式会社**

表紙・本文デザイン　華本達哉（aozora）
編集協力　ブランクエスト

C0047

ISBN978-4-06-532361-8